内科系统疾病诊断与临床进展

张 欢 等◎主编

吉林科学技术出版社

图书在版编目（CIP）数据

内科系统疾病诊断与临床进展 / 张欢等主编. -- 长
春：吉林科学技术出版社，2022.4
ISBN 978-7-5578-9257-9

Ⅰ．①内… Ⅱ．①张… Ⅲ．①内科－疾病－诊疗
Ⅳ．①R5

中国版本图书馆 CIP 数据核字 (2022) 第 091577 号

内科系统疾病诊断与临床进展

主　　编　张　欢等
出 版 人　宛　霞
责任编辑　刘建民
封面设计　济南皓麒信息技术有限公司
制　　版　济南皓麒信息技术有限公司
幅面尺寸　185mm×260mm
字　　数　287 千字
印　　张　12.25
印　　数　1-1500 册
版　　次　2022年4月第1版
印　　次　2023年3月第1次印刷

出　　版　吉林科学技术出版社
发　　行　吉林科学技术出版社
地　　址　长春市福祉大路5788号
邮　　编　130118
发行部电话/传真　0431-81629529 81629530 81629531
　　　　　　　　　　81629532 81629533 81629534
储运部电话　0431-86059116
编辑部电话　0431-81629518
印　　刷　三河市嵩川印刷有限公司

书　　号　ISBN 978-7-5578-9257-9
定　　价　98.00元

编　委　会

主　编　张　欢（曹县人民医院）

朱玉华（青岛市城阳区人民医院）

苗　镛（山东省寿光市圣城街道卫生院〈寿光市

市立医院〉）

刘　越（郓城县中医医院）

王月盟（青岛市第八人民医院）

曲体乾（山东省荣成市上庄中心卫生院）

目　　录

第一章　呼吸系统疾病

第一节　急性上呼吸道感染

上呼吸道的解剖范围包括鼻腔-鼻旁窦、咽(鼻咽、口咽、喉咽)、喉和中耳以及隆嵴以上的气管,因此凡是这些部位的感染统称为上呼吸道感染。

急性上呼吸道感染是最常见的呼吸道感染性疾病,它主要由病毒引起,其次是细菌、真菌及螺旋体,显然它不是一个单独的病原体引起的疾病。它也不是一个疾病诊断,而是一组疾病。其发病不分年龄、性别、职业和地区,每年发病人数约占急性呼吸道疾病的半数以上。某些病种或病原体感染如流行性感冒尚具有很强的传染性。临床可以表现为温和的鼻炎到广泛的播散,甚而致命性的肺炎。其发病率高,部分患者可继发支气管炎、鼻窦炎,甚至肾炎、风湿病等。同时它也是引起慢性支气管炎急性发作的常见原因之一。另外,某些急性传染病的早期常表现为上呼吸道感染的症状,若不仔细辨认,易造成误诊。

一、病因

急性上呼吸道感染绝大部分是由病毒引起,约占 70%～80%,由细菌引起者仅占一小部分。健康人的鼻咽部常有这些微生物寄生,正常情况下不引起炎症,一旦机体抵抗力降低,如受寒、淋雨或局部循环发生障碍等情况下,这些局部寄生的病毒或细菌就可生长繁殖,感染致病。

二、诊断标准

根据病史、流行情况、鼻咽部发生的症状和体征,结合周围血象和胸部 X 线检查可做出临床诊断。进行细菌培养和病毒分离,或病毒血清学检查、免疫荧光法、酶联免疫吸附法、血凝抑制试验等,可能确定病因诊断。

(一)临床表现

根据病因不同,临床表现可有不同的类型。

1.普通感冒

俗称"伤风",又称急性鼻炎或上呼吸道卡他,以鼻咽部卡他症状为主要表现。成人多为鼻病毒引起,其次为副流感病毒、呼吸道合胞病毒、埃可病毒、柯萨奇病毒等。起病较急,初期有咽干、咽痒或烧灼感,发病同时或数小时后,可有喷嚏、鼻塞、流清水样鼻涕,2～3天后变稠。

可伴咽痛,有时由于耳咽管炎使听力减退,也可出现流泪、味觉迟钝、呼吸不畅、声嘶、轻微咳嗽等。一般无发热及全身症状,或仅有低热、不适、轻度畏寒和头痛。检查可见鼻腔黏膜充血、水肿、有分泌物,咽部轻度充血。如无并发症,一般5～7天后痊愈。

2.流行性感冒

简称"流感",是由流行性感冒病毒引起。潜伏期1～2日,最短数小时,最长3天。起病多急骤,症状变化很多,主要以全身中毒症状为主,呼吸道症状轻微或不明显。临床表现和轻重程度差异颇大。

(1)单纯型:最为常见,先有畏寒或寒战、发热,继之全身不适、腰背发酸、四肢疼痛,头昏、头痛。部分患者可出现食欲缺乏、恶心、便秘等消化道症状。发热可高达39～40℃,一般持续2～3天。大部分患者有轻重不同的喷嚏、鼻塞、流涕、咽痛、干咳或伴有少量黏液痰,有时有胸骨后烧灼感、紧压感或疼痛。年老体弱的患者,症状消失后体力恢复慢,常感软弱无力、多汗,咳嗽可持续1～2周或更长。体格检查:患者可呈重病容,衰弱无力,面部潮红,皮肤上偶有类似麻疹、猩红热、荨麻疹样皮疹,软腭上有时有点状红斑,鼻咽部充血水肿。本型中轻者,全身和呼吸道症状均不显著,病程仅1～2日,颇似一般感冒,单从临床表现颇难确诊。

(2)肺炎型:本型常发生在两岁以下的小儿,或原有慢性基础疾患,如二尖瓣狭窄、肺心病、免疫力低下以及孕妇、年老体弱者。其特点是在发病后24小时内可出现高热、烦躁、呼吸困难、咯血痰和明显发绀。全肺可有呼吸音减低、湿啰音或哮鸣音,但无肺实变体征。X线胸片可见双肺广泛小结节性浸润,近肺门较多,肺周围较少。上述症状可进行性加重,抗菌药物无效。病程1周至1个月余,大部分患者可逐渐恢复,也可因呼吸循环衰竭在5～10日内死亡。

(3)中毒型:较少见。肺部体征不明显,具有全身血管系统和神经系统损害,有时可有脑炎或脑膜炎表现。临床表现为高热不退、神志昏迷,成人常有谵妄,儿童可发生抽搐。少数患者由于血管神经系统紊乱或肾上腺出血,导致血压下降或休克。

(4)胃肠型:主要表现为恶心、呕吐和严重腹泻,病程约2～3日,恢复迅速。

3.以咽炎为主要表现的感染

(1)病毒性咽炎和喉炎:由鼻病毒、腺病毒、流感病毒、副流感病毒以及肠病毒、呼吸道合胞病毒等引起。临床特征为咽部发痒和灼热感,疼痛不持久,也不突出。当有吞咽疼痛时,常提示有链球菌感染,咳嗽少见。急性喉炎多为流感病毒、副流感病毒及腺病毒等引起,临床特征为声嘶、讲话困难、咳嗽时疼痛,常有发热、咽炎或咳嗽。体检可见喉部水肿、充血,局部淋巴结轻度肿大和触痛,可闻及喘鸣音。

(2)疱疹性咽峡炎:常由柯萨奇病毒A引起,表现为明显咽痛、发热,病程约为1周。检查可见咽充血,软腭、悬雍垂、咽及扁桃体表面有灰白色疱疹及浅表溃疡,周围有红晕。多于夏季发病,多见于儿童,偶见于成人。

(3)咽结膜热:主要由腺病毒、柯萨奇病毒等引起。临床表现有发热、咽痛、畏光、流泪、咽及结膜明显充血。病程4～6天,常发生于夏季,游泳中传播。儿童多见。

(4)细菌性咽-扁桃体炎:多由溶血性链球菌引起,次为流感嗜血杆菌、肺炎链球菌、葡萄球菌等引起。起病急,明显咽痛、畏寒、发热,体温可达39℃以上。检查可见咽部明显充血,扁桃体肿大、充血,表面有黄色点状渗出物,颌下淋巴结肿大、压痛,肺部无异常体征。

（二）实验室检查

1.血常规

病毒性感染,白细胞计数多为正常或偏低,淋巴细胞比例升高。细菌感染者白细胞计数和中性粒细胞增多以及核左移。

2.病毒和病毒抗原的测定

视需要可用免疫荧光法、酶联免疫吸附法、血清学诊断和病毒分离鉴定,以判断病毒的类型,区别病毒和细菌感染。细菌培养可判断细菌类型和进行药物敏感试验。

3.血清 PCT 测定

有条件的单位可检测血清 PCT,有助于鉴别病毒性和细菌性感染。

三、治疗原则

上呼吸道病毒感染目前尚无特殊抗病毒药物,通常以对症处理、休息、忌烟、多饮水、保持室内空气流通、防治继发细菌感染为主。

（一）对症治疗

可选用含有解热镇痛、减少鼻咽充血和分泌物、镇咳的抗感冒复合剂或中成药,如对乙酰氨基酚、双酚伪麻片、美扑伪麻片、银翘解毒片等。儿童忌用阿司匹林或含阿司匹林药物以及其他水杨酸制剂,因为,此类药物与流感的肝脏和神经系统并发症(Reye 综合征)相关,偶可致死。

（二）支持治疗

休息、多饮水、注意营养,饮食要易于消化,特别在儿童和老年患者更应重视。密切观察和监测并发症,抗菌药物仅在明确或有充分证据提示继发细菌感染时有应用指征。

（三）抗流感病毒药物治疗

现有抗流感病毒药物有两类:即离子通道 M_2 阻滞剂和神经氨酸酶抑制剂。其中 M_2 阻滞剂只对甲型流感病毒有效,治疗患者中约有 30% 可分离到耐药毒株,而神经氨酸酶抑制剂对甲、乙型流感病毒均有很好作用,耐药发生率低。

1.离子通道 M_2 阻滞剂金刚烷胺和金刚乙胺

(1)不良反应:金刚烷胺和金刚乙胺可引起中枢神经系统和胃肠副反应。中枢神经系统副作用有神经质、焦虑、注意力不集中和轻微头痛等,其中金刚烷胺较金刚乙胺的发生率高。胃肠道反应主要表现为恶心和呕吐,这些副作用一般较轻,停药后大多可迅速消失。

(2)肾功能不全患者的剂量调整:金刚烷胺的剂量在肌酐清除率≤50mL/min 时酌情减少,并密切观察其副反应,必要时可停药,血透对金刚烷胺清除的影响不大。肌酐清除率<10mL/min 时,金刚乙胺推荐减为 100mg/d。

2.神经氨酸酶抑制剂

目前有 2 个品种,即奥司他韦和扎那米韦。我国目前只有奥司他韦被批准临床使用。

(1)用法和剂量:奥司他韦:成人 75mg,每天 2 次,连服 5 天,应在症状出现 2 天内开始用药。1 岁以内不推荐使用。扎那米韦:6 岁以上儿童及成人剂量均为每次吸入 10mg,每天 2

次,连用 5 天,应在症状出现 2 天内开始用药。6 岁以下儿童不推荐作用。

(2)不良反应:奥司他韦不良反应少,一般为恶心、呕吐等消化道症状,也有腹痛、头痛、头晕、失眠、咳嗽、乏力等不良反应的报道。扎那米韦吸入后最常见的不良反应有头痛、恶心、咽部不适、眩晕、鼻衄等。个别哮喘和慢性阻塞性肺疾病(COPD)患者使用后可出现支气管痉挛和肺功能恶化。

(3)肾功能不全的患者无需调整扎那米韦的吸入剂量。对肌酐清除率<30mL/min 的患者,奥司他韦减量至 75mg,每天 1 次。

(四)抗菌药物治疗

通常不需要抗菌药物治疗。如有细菌感染,可根据病原菌选用敏感的抗菌药物。经验用药,常选青霉素、第一代和第二代头孢菌素、大环内酯类或氟喹诺酮类。

第二节　慢性阻塞性肺疾病

慢性阻塞性肺疾病(COPD)是一种具有气流受限特征的可以预防和治疗的疾病,气流受限不完全可逆、呈进行性发展,与肺部对香烟烟雾等有害气体或有害颗粒的异常炎症反应有关。COPD 主要累及肺脏,但也可引起全身的不良效应。肺功能检查对确定气流受限有重要意义。当患者有慢性咳嗽、咳痰或呼吸困难症状和(或)疾病危险因素接触史时,应考虑COPD。慢性咳嗽、咳痰常先于气流受限许多年存在,但不是所有有咳嗽、咳痰症状的患者均会发展为 COPD。部分患者可仅有不可逆气流受限改变而无慢性咳嗽、咳痰症状。

COPD 与慢性支气管炎和肺气肿密切相关。通常,慢性支气管炎是指在除外慢性咳嗽的其他已知原因后,患者每年咳嗽、咳痰 3 个月以上,并连续 2 年者。肺气肿则指肺部终末细支气管远端气腔出现异常持久的扩张,并伴有肺泡壁和细支气管的破坏而无明显的肺纤维化。当慢性支气管炎、肺气肿患者肺功能检查出气流受限,并且不能完全可逆时,则可诊断为COPD。如患者只有"慢性支气管炎"和(或)"肺气肿",而无气流受限,则不能诊断为 COPD。

COPD 由于其患病人数多,病死率高,社会经济负担重,已成为一个重要的公共卫生问题。COPD 目前居全球死亡原因的第 4 位,世界银行/世界卫生组织公布,至 2020 年 COPD 将位居世界疾病经济负担的第 5 位。在我国,COPD 同样是严重危害人民身体健康的重要慢性呼吸系统疾病。近期对我国 7 个地区 20245 名成年人群进行调查,COPD 患病率占 40 岁以上人群的 8.2%,其患病率之高十分惊人。

一、病因

引起 COPD 的危险因素包括个体易感因素以及环境因素两个方面,两者相互影响。

(一)个体因素

某些遗传因素可增加 COPD 发病的危险性。已知的遗传因素为 α_1-抗胰蛋白酶缺乏。重度 α_1-抗胰蛋白酶缺乏与非吸烟者的肺气肿形成有关。在我国 α1-抗胰蛋白酶缺乏引起的肺气肿迄今尚未见正式报道。支气管哮喘和气道高反应性是 COPD 的危险因素,气道高反应性可能与机体某些基因和环境因素有关。

(二)环境因素

1.吸烟

吸烟为 COPD 重要发病因素。吸烟者肺功能的异常率较高,FEV_1 的年下降显较快,吸烟者死于 COPD 的人数较非吸烟者为多。被动吸烟也可能导致呼吸道症状以及 COPD 的发生。孕期妇女吸烟可能会影响胎儿肺脏的生长及在子宫内的发育,并对胎儿的免疫系统功能有一定影响。

2.职业性粉尘和化学物质

当职业性粉尘及化学物质(烟雾、过敏原、工业废气及室内空气污染等)的浓度过大或接触时间过久,均可导致与吸烟无关的 COPD 发生。接触某些特殊的物质、刺激性物质、有机粉尘及过敏原能使气道反应性增加。

3.空气污染

化学气体如氯、氧化氮、二氧化硫等,对支气管黏膜有刺激和细胞毒性作用。空气中的烟尘或二氧化硫明显增加时,COPD 急性发作显著增多。其他粉尘如二氧化硅、煤尘、棉尘、蔗尘等也刺激支气管黏膜,使气道清除功能遭受损害,为细菌入侵创造条件。烹调时产生的大量油烟和生物燃料产生的烟尘与 COPD 发病有关,生物燃料所产生的室内空气污染可能与吸烟具有协同作用。

4.感染

呼吸道感染是 COPD 发病和加剧的另一个重要因素,肺炎链球菌和流感嗜血杆菌可能为 COPD 急性发作的主要病原菌。病毒也对 COPD 的发生和发展起作用。儿童期重度下呼吸道感染与成年时的肺功能降低及呼吸系统症状发生有关。

5.社会经济地位

COPD 的发病与患者社会经济地位相关。这也许与室内外空气污染的程度不同、营养状况或其他和社会经济地位等差异有一定内在的联系。

二、诊断标准

对任何有呼吸困难、慢性咳嗽和(或)咯痰,和(或)有危险因素接触史的患者都应该考虑到 COPD 临床诊断。具备以上情况者,应进行肺功能检查。如吸入支气管扩张剂后 $FEV_1/FVC<70\%$,可确定存在气流受限,继而诊断 COPD。

(一)临床表现

1.症状

(1)慢性咳嗽:通常为首发症状。初起呈间歇性,早晨较重,以后早晚或整日均有咳嗽,但夜间咳嗽不显著。

(2)咯痰:一般为少量黏液性痰,合并感染时痰量增多,常变为脓性。

(3)呼吸困难:是 COPD 标志性症状,早期在劳力时出现,后逐渐加重,以致在日常活动甚至休息时也感到气短。

（4）全身性症状：晚期患者有体重下降，食欲减退等。

2.体征

早期体征不明显。随疾病进展出现以下体征。

（1）视诊及触诊：胸廓前后径增大，剑突下胸骨下角增宽——桶状胸。有些患者呼吸变浅，频率增快，缩唇呼吸等。

（2）叩诊：心界缩小，肝浊音界下降，肺部过清音。

（3）听诊：两肺呼吸音减弱，呼气延长，有些患者可闻干性啰音和（或）湿性啰音。

此外，患者常有吸烟史，有的有粉尘、烟雾或有害气体接触史，多于中年以后发病，常有反复急性加重史。

（二）辅助检查

1.肺功能检查

是判断气流受限的主要客观指标，对 COPD 诊断、严重程度评价、疾病进展有重要意义，有呼吸系统症状和（或）有危险因素接触史者应当检查。

一秒钟用力呼气容积占用力肺活量百分比（FEV_1/FVC）是评价气流受限的一项敏感指标。吸入支气管扩张剂后 $FEV_1/FVC<70\%$ 者，可确定为不能完全可逆的气流受限；一秒钟用力呼气容积占预计值百分比（$FEV_1\%$预计值），是评估 COPD 严重程度的良好指标，其变异性较小，易于操作；肺总量（TLC）、功能残气量（FRC）和残气量（RV）增高，肺活量（VC）减低，表明肺过度充气，有参考价值，由于 TLC 增加不及 RV 增高程度大，故 RV/TLC 增高；深吸气量（IC）减低，IC/TLC 下降，是反映肺过度膨胀的指标，与呼吸困难程度甚至 COPD 生存率有关；一氧化碳弥散量（DLCO）及 DLCO 与肺泡通气量（VA）比值（DLCO/VA）下降，该项指标供诊断参考。

2.胸部 X 线检查

COPD 早期胸片可无变化，以后可出现肺纹理增粗、紊乱等非特异性改变，也可出现肺气肿改变。X 线胸片改变对 COPD 诊断意义不很大，主要作为确定肺部并发症及与其他肺疾病鉴别之用。

3.胸部 CT 检查

CT 检查不应作为 COPD 的常规检查。高分辨率 CT，对有疑问病例的鉴别诊断有一定意义。

4.血气检查

确定是否发生低氧血症、高碳酸血症及酸碱平衡紊乱。

5.其他

COPD 合并细菌感染时，血白细胞增高，中性粒细胞核左移；痰细菌培养可能检出病原菌；常见病原菌为肺炎链球菌、流感嗜血杆菌、卡他莫拉菌、肺炎克雷柏杆菌等。

三、治疗原则

COPD 病程分期：急性加重期（慢性阻塞性肺疾病急性加重）指患者出现超越日常状况的

持续恶化,并需改变基础 COPD 常规用药者;通常在疾病过程中,短期内咳嗽、咯痰、气短和(或)喘息加重、痰量增多,呈脓性或黏液脓性,可伴发热等症状。稳定期则指患者咳嗽、咯痰、气短等症状稳定或症状轻微。

(一)稳定期治疗

(1)教育和劝导患者戒烟;因职业或环境粉尘、刺激性气体所致者,应脱离污染的环境。

(2)支气管舒张剂包括短期按需应用以暂时缓解症状及长期规则应用以预防和减轻症状两类。

①短效 β_2 受体激动剂:主要有沙丁胺醇气雾剂,每次 $100\sim200\mu g$($1\sim2$ 喷),数分钟内开始起效,疗效持续 $4\sim5$ 小时,每 24 小时不超过 $8\sim12$ 喷。特布他林气雾剂亦有同样作用。

②长效 β_2 受体激动剂:有沙美特罗、福莫特罗等制剂,其中福莫特罗吸入后 $1\sim3$ 分钟起效,作用持续 12 小时以上,常用剂量为 $4.5\sim9\mu g$,每日 2 次,每 24 小时不超过 $32\mu g$。

③短效抗胆碱药:主要品种为异丙托溴铵气雾剂,雾化吸入,起效较沙丁胺醇慢,持续 $6\sim8$ 小时,每次 $40\sim80\mu g$(每喷 $20\mu g$),每天 $3\sim4$ 次。

④长效抗胆碱药:噻托溴铵选择性作用于 M_3 和 M_1 受体,为长效抗胆碱药,作用长达 24 小时以上,吸入剂量为 $18\mu g$,每天 1 次。

⑤茶碱类:缓释茶碱,每次 $0.2g$,早、晚各 1 次;或氨茶碱 $0.1g$ 每日 3 次。

(3)吸入糖皮质激素:长期规律吸入糖皮质激素适用于 $FEV_1<50\%$ 预计值(Ⅲ、Ⅳ级),有临床症状,并反复急性加重的 COPD 患者,糖皮质激素和长效 β_2 受体激动剂联合制剂吸入比各自单用效果好。

(4)祛痰药:对痰不易咳出者可应用。常用药物有盐酸氨溴索,$30mg$,每日 3 次,或 N-乙酰半胱氨酸等。

(5)氧疗:长期家庭氧疗应在Ⅳ级即极重度 COPD 患者应用,具体指征是:①$PaO_2\leqslant55mmHg$ 或动脉血氧饱和度(SaO_2)$\leqslant88\%$,有或没有高碳酸血症。②PaO_2 $55\sim60mmHg$,或 $SaO_2<89\%$,并有肺动脉高压、心力衰竭所致水肿或红细胞增多症(红细胞比积$>55\%$)。长期家庭氧疗一般是经鼻导管吸入氧气,流量 $1.0\sim2.0L/min$,吸氧持续时间$>15h/d$。长期氧疗的目的是使患者在海平面水平,静息状态下,达到 $PaO_2\geqslant60mmHg$ 和(或)使 SaO_2 升至 90%。

(二)急性加重期治疗

(1)确定急性加重期的原因及病情严重程度。最多见的急性加重原因是细菌感染或病毒感染。

(2)根据病情严重程度决定门诊或住院治疗。

(3)支气管舒张剂:药物同稳定期有严重喘息症状者可给予较大剂量雾化吸入治疗,如应用沙丁胺醇 $2500\mu g$,异丙托溴铵 $500\mu g$ 或沙丁胺醇 $1000\mu g$ 加异丙托溴铵 $250\sim500\mu g$ 雾化吸入,每日 $2\sim4$ 次。

(4)控制性吸氧:发生低氧血症者可鼻导管吸氧,或通过 Venturi 面罩吸氧。$FiO_2=21+4\times$氧流量(L/min),公式对估计吸入氧浓度有参考价值。一般吸入氧浓度应为 $28\%\sim30\%$,避免因吸入氧浓度过高引起二氧化碳潴留。

(5)抗生素:当患者呼吸困难加重,咳嗽伴痰量增加、有脓性痰时,应根据 COPD 严重程度及相应的细菌分层情况,结合当地区常见致病菌类型及耐药流行趋势和药敏情况尽早选择敏感抗生素。

(6)糖皮质激素:COPD 加重期住院患者宜在应用支气管舒张剂基础上,口服或静脉滴注糖皮质激素,建议口服泼尼松 30～40mg/d,连续 7～10 日后逐渐减量停药。也可以静脉给予甲泼尼龙 40mg,每天 1 次,3～5 日后改为口服。

(7)机械通气:有创机械通气在 COPD 加重期的具体应用指征。

①严重呼吸困难,辅助呼吸肌参与呼吸,并出现胸腹矛盾呼吸。

②呼吸频率＞35 次/分。

③危及生命的低氧血症 $PaO_2 < 40mmHg$ 或 PaO_2/FiO_2（200mmHg）。

④严重的呼吸性酸中毒(pH＜7.25)及高碳酸血症。

⑤呼吸抑制或停止。

⑥嗜睡,意识障碍。

⑦严重心血管系统并发症(低血压、休克、心力衰竭)。

⑧其他并发症(代谢紊乱、脓毒血症、肺炎、肺血栓栓塞症、气压伤、大量胸腔积液)。

⑨无创性正压通气治疗失败或存在无创性正压通气的使用禁忌证。

(8)其他治疗措施:在出入量和血电解质监测下适当补充液体和电解质;注意维持液体和电解质平衡;注意补充营养,对不能进食者需经胃肠补充要素饮食或予静脉高营养;对卧床、红细胞增多症或脱水的患者,无论是否有血栓栓塞性疾病史,均需考虑使用肝素或低分子肝素;注意痰液引流,积极排痰治疗。

(9)预防急性加重:COPD 急性加重常可预防。减少急性加重及住院次数的措施有:戒烟、流感和肺炎疫苗、单用吸入长效支气管扩张剂或联用吸入激素等。

第三节　肺脓肿

肺脓肿是表现为肺实质破坏的化脓性感染,产生一个或多个大的空腔,可形成液气平面。有学者把类似表现的多发的直径小于 2cm 的小脓腔的肺部感染定义为坏死性肺炎。肺脓肿和坏死性肺炎是同一病理过程的不同表现。其早期表现与普通肺炎相类似,没有产生空腔或脓肿,但由于得不到有效治疗,疾病进展为肺脓肿或坏死性肺炎。

一、病因及发病机制

肺脓肿最重要的背景因素是吸入,通常与意识改变相关,常见的包括酗酒、脑血管意外、全身麻醉、药物过量或吸毒、癫痫发作、糖尿病昏迷等。其他容易引起吸入的因素还包括因食管疾病或神经系统疾病引起的吞咽困难、肠梗阻、扁桃体切除术、拔牙,以及一些影响贲门括约肌功能的情况,如鼻饲管、气管插管等。有研究用放射性跟踪技术发现,70％深昏迷的患者和

45％处于深睡眠状态的健康人存在吸入。而吸入在深昏迷的患者更频繁、更广泛。正常的清除机制受损或大量吸入,超过机体清除能力导致肺部感染。酗酒和住院或护理院的患者,通常口咽部有革兰阴性杆菌定植,特别是气管插管和服用 H_2 受体阻滞剂或制酸剂的患者。导致肺脓肿或坏死性肺炎的第二类常见因素是牙周病或牙龈炎。没有牙齿的人很少发生肺脓肿。如果这类患者患有肺脓肿,需警惕支气管肺癌的可能。其他的一些易患因素包括支气管扩张,肺栓塞继发感染、脓栓栓塞、吸入细菌气溶胶、腹腔感染蔓延等。支气管阻塞继发化脓性感染是另一个重要机制。其他一些因素还包括糖尿病昏迷、恶性肿瘤、获得性免疫缺陷性疾病以及其他一些免疫妥协的情况。接受免疫抑制剂治疗的患者可因奴卡菌或其他细菌感染出现多发性肺脓肿。

病原体常为上呼吸道、口腔的定植菌,包括需氧、厌氧、兼性厌氧菌。90％的患者合并有厌氧菌感染,通常是混合感染,毒力较强的厌氧菌在部分患者可单独治病。常见的其他病原体包括金黄色葡萄球菌、化脓性链球菌、肺炎克雷伯杆菌和铜绿假单胞菌。大肠埃希菌和流感嗜血杆菌也可引起坏死性肺炎。根据感染途径,肺脓肿可分为吸入性肺脓肿、继发性肺脓肿、血源性肺脓肿。

一项对于 26 例肺脓肿的前瞻性研究发现:26 例经气管吸引的标本中 24 例培养出厌氧菌,其中 16 例只检出厌氧菌,包含 4 例为单一厌氧菌菌株,其余 8 例同时培养出需氧菌及兼性需氧菌;平均每个患者分离出 3.1 株细菌(厌氧菌 2.6 株)。分离出的厌氧菌以革兰阴性杆菌和革兰阳性球菌多见。

另一研究显示,28 例厌氧性坏死性肺炎中,20 例只检出厌氧菌,所有患者中平均每例含 2.3 株厌氧菌和 0.4 株需氧菌。分离出的厌氧菌主要包括坏死梭杆菌、其他一些类杆菌属、厌氧或微厌氧的链球菌、球菌等。放线菌可直接引起坏死性肺炎。

对厌氧性或混合厌氧性脓胸的回顾性研究表明,平均每个标本含 3.5 株厌氧菌和 1.1 株需氧菌或兼性厌氧菌。另一 46 例肺脓肿的研究表明,只分离出厌氧菌的仅 19 例,主要的非厌氧菌是溶血性链球菌,主要的厌氧菌主要为有色或无色的普氏菌属、类杆菌属(包括脆弱杆菌属、核粒梭杆菌、消化链球菌)等。尽管梭状菌属,包括梭状芽孢杆菌,可引起坏死性肺炎、脓胸和其他一些厌氧菌肺部感染,但相关的临床研究却不多。

来源于社区或者住院患者吸入的病原有很大差别。社区获得性吸入性肺炎主要是厌氧菌感染,有研究表明 38 例患者中 35 例分离到厌氧菌,其中 25 例为单一菌株。而院内获得性吸入性肺炎的病原体与其他院内感染的病原体相类似,主要包括葡萄球菌、各种需氧或兼性需氧的革兰阴性杆菌,如肺炎克雷伯杆菌、绿脓杆菌、变形杆菌等。最近社区获得性肺脓肿细菌谱出现一个重要改变,21％肺脓肿由肺炎克雷伯杆菌感染所致,另外,青霉素及克林霉素耐药的厌氧菌及米勒链球菌感染比例亦较以往明显增加。Nichols 和 Smith 的研究表明,与正常人相比,十二指肠溃疡出血或梗阻、胃溃疡、恶性肿瘤等患者的胃中含更复杂的菌群,包括口咽部的各种细菌如链球菌、各种厌氧菌以及大肠杆菌,甚至脆弱杆菌。这部分患者吸入胃内容物更容易引起肺部感染,且引起感染的细菌与常规的又有所差别。长期服用 H_2 受体拮抗剂和制酸剂的患者,胃液 pH 值改变,胃及口咽常出现革兰阴性杆菌逆行性定植。

引起坏死性肺炎常见的其他几个细菌包括金黄色葡萄球菌、化脓性链球菌、肺炎克雷伯杆菌、铜绿假单胞菌等。肺炎链球菌偶然也可导致肺脓肿的发生。另外，一些革兰阴性杆菌，如大肠杆菌、军团菌甚至变形杆菌等可导致肺坏死。其他一些不常见的但值得注意的细菌还包括奴卡（放线）菌属、红球菌属、沙门菌、分枝杆菌等。一些非细菌性病原体亦可致肺脓肿，包括寄生虫（如并殖吸虫属、阿米巴属等）、真菌（如曲霉、隐球菌、组织胞质菌、芽生菌属、球孢子菌属等）。

血源性肺脓肿主要由三类细菌血行播散到肺引起，包括革兰阳性球菌，尤其是葡萄球菌、革兰阴性肠杆菌以及厌氧菌。多发的肺脓肿很可能是血源性的，常因为菌血症或脓栓栓塞引起。最常见的引起血源性肺脓肿的是葡萄球菌菌血症。革兰阴性肠杆菌感染导致的血源性肺脓肿常与尿路感染、诊疗性操作、肠道手术、人工流产术后以及一些院内感染等相关。厌氧性或微厌氧性链球菌和革兰阴性厌氧杆菌感染性肺脓肿常继发于腹部或盆腔感染。其他一些导致血源性肺脓肿的罕见病原包括炭疽、鼠疫、霍乱弧菌等。

二、病理

感染物阻塞细支气管，小血管炎性栓塞，致病菌繁殖引起肺组织化脓性炎症、坏死，形成肺脓肿，继而坏死组织液化破溃并经支气管部分排出，形成有气液平的脓腔，空洞壁表面常见残留坏死组织。病变有向周围扩展的倾向，甚至超越叶间裂波及邻接的肺段。若脓肿靠近胸膜，可发生局限性纤维蛋白性胸膜炎，发生胸膜粘连；如为张力性脓肿，破溃到胸膜腔，则可形成脓胸、脓气胸或支气管胸膜瘘。如在早期抗生素干预了此自然过程，病变可完全吸收或仅剩少量纤维瘢痕。

如急性肺脓肿治疗不彻底，或支气管引流不畅，导致大量坏死组织残留脓腔，炎症迁延3个月以上称慢性肺脓肿。脓腔壁成纤维细胞增生，肉芽组织形成，使脓腔壁增厚，并可累及周围细支气管，至其变形或扩张。

三、诊断标准

根据有口腔手术、昏迷、呕吐、异物吸入等病史，结合临床表现如急性或亚急性起病，畏寒发热，咳嗽和咯大量脓性痰或脓臭痰，外周血白细胞总数和中性粒细胞比例显著增高，胸部X线检查显示肺部大片浓密炎性阴影中有脓腔及液平的征象，可以做出急性肺脓肿的诊断；血、痰培养，包括需氧菌与厌氧菌培养，有助于病原学诊断。有皮肤创伤感染、疖肿等化脓性病灶者，出现发热不退、咳嗽、咯痰症状，胸部X线显示双肺多发性小脓肿，可诊断血源性肺脓肿。

（一）临床表现

1.症状

（1）急性吸入性肺脓肿：起病急骤，患者畏寒、发热，体温可高达39～40℃。伴咳嗽、咯黏液痰或黏液脓痰。炎症波及局部胸膜可引起胸痛，呼吸时加重。病变范围较大者，可出现气急。此外，还有精神不振、乏力、纳差等。如感染不能及时控制，约1～2周后，咳嗽加剧，肺脓肿破溃于支气管，咳出大量脓臭痰及坏死组织，每天可达300～500mL，臭痰多为厌氧菌感染所致。约有1/3的患者有痰血或小量咯血，偶有中、大量咯血。如治疗及时有效，一般在咯出大量脓臭痰后体温即明显下降,全身毒性症状随之减轻,数周以后一般情况逐渐恢复正常,获得治愈。如机体抵抗力下降和病变发展迅速时,脓肿可破溃到胸膜腔,出现突发胸痛、气急等脓气胸症状。

(2)继发性肺脓肿:多继发于肺部其他疾病,如细菌性肺炎或支气管扩张、支气管肺癌、空洞型肺结核等,由继发于葡萄球菌性肺炎、肺炎杆菌肺炎、流感嗜血杆菌肺炎及军团菌肺炎等,可在发病后2～3周,此时肺炎本应治愈或好转,再出现高热、脓痰量增加,常伴乏力等症状。

(3)血源性肺脓肿:多常有肺外感染史,先有原发病灶引起的畏寒、高热等全身的脓毒血症的症状,经数日至2周才出现咳嗽、咯痰,痰量不多,极少咯血。

(4)慢性肺脓肿:急性阶段未能及时有效治疗,支气管引流不畅,抗菌治疗效果不佳、不充分、不彻底,迁延3个月以上即为慢性肺脓肿。患者常有慢性咳嗽、咯脓痰、反复咯血、不规则发热、贫血、消瘦等慢性毒性症状。

2.体征

体征与肺脓肿的大小和部位有关。疾病早期病变较小或肺深部病变,肺部可无异常体征,或患侧出现湿性啰音等肺炎体征。病变继续发展、病变较大时,可出现实变体征,叩诊呈浊音或实音,可闻及支气管呼吸音,有时可闻湿啰音。疾病较晚时,肺脓肿脓腔较大时,支气管呼吸音更明显,可有空嗡音或空洞性呼吸音。如病变累及胸膜可闻及患侧胸膜擦音或出现胸腔积液体征。产生脓胸或脓气胸时可出现相应的体征。慢性肺脓肿患者患侧胸廓略塌陷,叩诊浊音,呼吸音减低,常有杵状指(趾)。血源性肺脓肿体征大多阴性。

(二)辅助检查

1.血常规

外周血白细胞总数升高,总数可达$(20\sim30)\times10^9/L$,中性粒细胞在90％以上,核明显左移,常有中毒颗粒。慢性肺脓肿患者的白细胞可稍升高或正常,但可有轻度贫血,红细胞沉降率加快。

2.病原学检查

痰液涂片革兰染色检查、痰液培养、包括厌氧菌培养和细菌药物敏感试验。可采用纤维支气管镜防污染毛刷采集标本或经胸腔穿刺采集胸腔脓液,进行厌氧菌和需氧菌培养。血源性肺脓肿患者的血培养可发现致病菌。

3.影像学检查

肺脓肿的X线表现根据类型、病期、支气管的引流是否通畅以及有无胸膜并发症而有所不同。

(1)吸入性肺脓肿在早期化脓性炎症阶段,其典型的X线征象为大片密度较高的炎性模糊浸润阴影,边缘不清,分布在一个或数个肺段,与细菌性肺炎相似。脓肿形成后,大片密度高的炎性阴影中出现圆形透亮区及液平面。在消散期,脓腔周围炎症逐渐吸收,脓腔缩小而至消失,最后残留少许纤维条索阴影。

(2)慢性肺脓肿脓腔壁增厚,内壁不规则,周围炎症略消散,但不完全,伴纤维组织显著增生,并有程度不等的肺叶收缩,胸膜增厚。纵隔向患侧移位。

(3)血源性肺脓肿在一侧或两侧圆形多发的浸润阴影,中心可见透亮区及液平。

（4）肺脓肿并发脓胸时，患侧胸部呈大片浓密阴影；若伴发气胸则可见液平。

（5）胸部CT扫描较普通的胸部平片敏感，胸部CT检查可发现多发类圆形的厚壁脓腔，脓腔内可有液平出现。脓腔内壁常表现为不规则状，周围有模糊炎性阴影。

4.纤维支气管镜检查

纤维支气管镜检查有助于明确病因、病原学诊断及治疗。如见异物取出可以解除梗阻，使气道引流恢复通畅；如怀疑肿瘤，可通过组织活检做病理检查明确诊断；经支气管镜保护性防污染采样，做相应的病原学培养，可明确病原。借助支气管镜吸引脓液和病变部位注入抗生素，可促进支气管引流和脓腔愈合。

四、治疗原则

1.一般治疗

肺脓肿患者一般多有消耗性表现，特别是体质差者应加强营养支持治疗，如补液、高营养、高维生素治疗；有缺氧表现时可以吸氧。

2.抗生素治疗

在应用抗生素之前，应送痰、血和胸腔积液等标本做需氧和厌氧菌培养和药物敏感试验，应根据药物敏感试验结果调整抗生素。

吸入性肺脓肿是以厌氧菌感染为主的混合性感染，一般对青霉素敏感，疗效较佳，因此经验治疗应首选青霉素。根据病情，每天剂量为静脉滴注240万～1000万U，严重感染时可用2000万U/d。对厌氧菌感染还可以选用或联合其他抗厌氧菌感染治疗。如林可霉素1.8～2.4g/d，静脉滴注；克林霉素0.6～1.8g/d，分2～3次肌内注射或静脉滴注；甲硝唑1.0～1.5g/d，分2～3次静脉滴注。当疗效不佳时，应根据细菌培养的药敏结果选用合适的抗生素。

血源性肺脓肿多为金黄色葡萄球菌感染，可选用耐青霉素酶的半合成青霉素如苯唑西林钠6～12g/d，分次静脉滴注，亦可加用氨基糖苷类或第二代头孢菌素；耐甲氧西林金黄色葡萄球菌（MRSA）应选用万古霉素；革兰阴性杆菌感染时，常用第二代、第三代头孢菌素（头孢西丁、头孢噻肟、头孢他定）、氟喹诺酮（左旋氧氟沙星、莫西沙星），必要时可联合使用氨基糖苷类抗生素；如嗜肺军团杆菌所致的肺脓肿，红霉素和氟喹诺酮治疗有良效；对阿米巴原虫引起的肺脓肿，应选择甲硝唑治疗。

抗生素治疗的疗程一般为8～12周左右，直到临床症状完全消失，X线片显示脓腔及炎性病变消散，或残留条索状纤维阴影为止。

在全身用药的基础上，可以加上抗生素的局部治疗，如环甲膜穿刺经鼻导管气道内或经支气管镜局部给药，常用青霉素40万～80万U，5～10mL生理盐水稀释。滴药后，按脓肿部位采取适当体位静卧1小时。

3.痰液引流

有效的痰液引流可以缩短病程、提高疗效。一般可采用体位引流，辅助以祛痰药、雾化吸入和纤维支气管镜吸引等。

4.外科治疗

急性肺脓肿经有效抗生素治疗后，大多数患者可治愈，少数治疗效果不佳，在全身状况和肺功能允许的情况下,可考虑外科手术治疗。其手术适应证如下。

(1)慢性肺脓肿经内科治疗 3 个月以上脓腔仍不缩小,感染不能控制或反复发作。

(2)并发支气管胸膜瘘或脓胸,经抽吸冲洗脓液疗效不佳者。

(3)大咯血经内科治疗无效或危及生命时。

(4)支气管阻塞疑为支气管肺癌致引流不畅的肺脓肿。

第四节　支气管扩张

支气管扩张症是常见的慢性呼吸道疾病,病变不可逆转。支气管扩张症是由于不同病因引起气道及其周围肺组织的慢性炎症,造成气道壁损伤,继之管腔扩张和变形。典型的症状有慢性咳嗽、咳大量脓痰和反复咯血。主要致病因素为支气管感染、阻塞和牵拉,部分有先天遗传因素。患者多有麻疹、百日咳或支气管肺炎等病史。支气管扩张合并反复感染可严重损害肺组织和功能,严重影响生活质量。

一、病因

见表 1-1。

表 1-1　支气管扩张症的病因

感染	是引起支气管扩张的最常见原因。肺结核、百日咳、腺病毒肺炎可继发支气管扩张。曲霉菌和支原体以及可以引起慢性坏死性支气管肺炎的病原体也可继发支气管扩张
先天性和遗传性疾病	引起支气管扩张最常见的遗传性疾病是囊性纤维化。另外,可能是由于结缔组织发育较弱,马方综合征也可引起支气管扩张
纤毛异常	纤毛结构和功能异常是支气管扩张的重要原因。Kartagener 综合征表现为三联征,即内脏转位、鼻窦炎和支气管扩张。本病伴有异常的纤毛功能
免疫缺陷	一种或多种免疫球蛋白的缺陷可引起支气管扩张,一个或多个 IgG 亚类缺乏通常伴有反复呼吸道感染,可造成支气管扩张。IgA 缺陷不常伴有支气管扩张,但它可与 IgG_2 亚类缺陷共存,引起肺部反复化脓感染和支气管扩张
异物吸入	气道内长期存在异物可导致慢性阻塞和炎症,继发支气管扩张

二、诊断标准

支气管扩张的诊断应根据既往病史、临床表现、体征及实验室检查等资料综合分析确定,胸部高分辨 CT(HRCT)是诊断支气管扩张的主要手段。明确诊断后还需要通过病史和相应的检查了解有无相关的基础疾病。

(一)临床表现

咳嗽是支扩最常见的症状,且多伴有咳痰,痰常为脓性,清晨为多,可伴有呼吸困难。半数患者可出现咯血,多与感染相关,咯血量大小不等,可痰中带血至大量咯血。仅有咯血而无咳嗽及咳痰的称干性支气管扩张。原有症状中任一症状加重（痰量增加或脓性痰、呼吸困难加重、咳嗽增加、肺功能下降、疲劳乏力加重）或出现新症状（发热、胸膜炎、咯血）、需要抗菌药物治疗往往提示感染导致的急性加重。反复发作者可有食欲减退、消瘦和贫血等全身症状。

听诊时于病变部位闻及粗糙的湿啰音是支气管扩张特征性的表现，以肺底部最为多见，多自吸气早期开始，吸气中期最响亮，一直持续至吸气末，且部位固定，不易消失。1/3 的患者也可闻及哮鸣音或粗大的干啰音。杵状指（趾）较常见。

常见的并发症有反复肺部感染、脓胸、气胸和肺脓肿等，小部分患者可出现肺心病。

（二）辅助检查

1.胸部 X 线检查

X 线胸片诊断支扩的敏感性及特异性均较差，病程早期胸片可能正常。也可有特征性的气道扩张和增厚，表现为类环形阴影或轨道征，囊性支气管扩张时可出现特征性的卷发样阴影。也可在同一部位反复出现炎症或炎症消散缓慢。

2.胸部 HRCT

胸部 HRCT 诊断支气管扩张症的敏感性和特异性均达到了 90％以上，可代替支气管碘油造影确诊支气管扩张。支扩在 HRCT 上的主要表现为支气管内径与其伴行动脉直径对比的增大（正常比值为 0.62±0.13），称为"印戒征"，此外还可见到支气管呈柱状及囊状改变（呈"双轨征"或"串珠"状），气道壁增厚、黏液阻塞，细支气管炎时可出现树芽征及马赛克征。

3.支气管碘油造影

可明确支气管扩张的部位、性质和范围，但由于此检查为创伤性检查，合并症较多，现已逐渐被胸部 HRCT 所取代，临床上很少应用。

4.支气管镜检查

有助于除外异物堵塞等病因，通过支气管镜检查获取下呼吸道分泌物有助于明确病原菌，经支气管冲洗可清除气道内分泌物，解除气道阻塞。

5.肺功能检查

所有患者均建议行肺通气功能检查并至少每年复查一次，多数患者表现为阻塞性通气功能障碍，弥散功能下降，33％～76％患者存在气道高反应性。合并气流阻塞者应行舒张试验评价用药后肺功能改善情况。

6.实验室检查

血炎症标记物（血常规白细胞和中性粒细胞计数，ESR，CRP，PCT）可反映疾病活动性及感染导致的急性加重严重程度；血清免疫球蛋白（IgG，IgA，IgM）测定和血清蛋白电泳可除外体液免疫缺陷；血清 IgE 测定、烟曲霉过敏原皮试及烟曲霉特异性 IgE、IgG 测定有助于除外变应性支气管肺曲霉菌病；必要时可检测类风湿因子、抗核抗体、ANCA 除外结缔组织病；血气分析可判断是否合并低氧血症和（或）高碳酸血症。

7.微生物学检查

所有支扩患者均常规留取合格痰标本行微生物学检查，急性加重时应在应用抗菌药物前留取痰标本，痰培养及药敏试验对抗菌药物的选择具有重要的指导意义。

8.其他检查

糖精试验和(或)鼻呼出气-氧化氮测定可用于筛查纤毛功能异常,疑诊者需须进行鼻和支气管黏膜活检的电镜检查;两次汗液氯化物检测及 CFTR 基因突变分析有助于除外囊性纤维化。

三、治疗原则

支气管扩张症的治疗目的为确定并治疗潜在病因以阻止疾病进展,维持或改善肺功能,减少日间症状和急性加重次数以改善生活质量。

1.病因治疗

积极查找并治疗导致支气管扩张症的基础疾病,如合并体液免疫功能低下者可定期输注免疫球蛋白。

2.物理治疗

包括排痰和康复训练,可单独或联合应用体位引流、震动拍击、主动呼吸训练、雾化吸入盐水、胸壁高频震荡技术等祛痰技术,每日 1～2 次,每次持续时间不应超过 20～30 分钟,急性加重期可酌情调整持续时间和频度。

3.对症治疗

(1)黏液溶解剂:临床常用的祛痰药如氯化铵、溴己新、盐酸氨溴索、乙酰半胱氨酸、羧甲司坦等或吸入高渗药物如高张盐水均可促进痰液排出,短期吸入甘露醇疗效尚不明确,不推荐吸入重组人 DNA 酶。

(2)支气管舒张剂:支气管扩张症患者常常合并气流阻塞及气道高反应性,可应用支气管舒张剂缓解症状,治疗前应进行支气管舒张试验评价气道对 β_2 受体激动剂或抗胆碱能药物的反应性以指导用药。

(3)氧疗:对合并呼吸衰竭有氧疗指证的患者应给予氧疗。

(4)无创通气:合并慢性呼吸衰竭的支扩患者应用无创通气可改善生活质量,缩短住院时间。

4.抗菌药物治疗

支气管扩张症患者出现急性加重合并局部症状恶化[咳嗽、痰量增加或性状改变、脓痰增加和(或)喘息、气急、咯血]和(或)出现发热等全身症状时,应考虑应用抗菌药物。急性加重一般是由定植菌群引起,最常分离出的细菌为流感嗜血杆菌和铜绿假单胞菌。应当定期评估患者支气管细菌定植状况,根据有无铜绿假单胞菌感染的危险选择抗菌药物。若有一种以上的病原菌,应尽可能选择能覆盖所有致病菌的抗菌药物。若因耐药无法单用一种药物,可联合用药。急性加重期抗菌药物治疗疗程应不少于 14 天。

5.抗感染治疗

慢性气道炎症是支气管扩张症重要的发病机制。吸入糖皮质激素可拮抗气道慢性炎症,减少痰量,改善生活质量,铜绿假单胞菌定植者改善更为明显,但对肺功能及急性加重次数并无影响。大环内酯类药物也有抗炎的作用,尚需有效证据支持。

6.外科手术治疗

大多数支气管扩张症患者不需要手术治疗。手术适应证包括：①积极药物治疗仍然难以控制症状。②大咯血危及生命或经药物、介入治疗无效者。③局限支气管扩张，术后至少能保留 10 个肺段。手术的相对禁忌证为非柱状支气管扩张、痰培养出铜绿假单胞菌、切除术后残余病变及非局限性病变。

7.预防

加强锻炼，改善营养可增强体质；接种流感疫苗、肺炎疫苗可减少急性加重次数；免疫调节如气管炎疫苗，卡介苗提取素可能对预防支气管扩张症的感染有效。

8.患者教育管理

教育的主要内容是使其了解支气管扩张的特征并及早发现疾病的急性加重；还应向其介绍支气管扩张症治疗的主要手段，包括排痰技术、药物治疗及感染控制，并制订个性化的随访及监测方案；还应向其解释痰检的重要性；不建议患者自备抗菌药物自行治疗。

第二章　循环系统疾病

第一节　血脂异常

血脂主要指血浆内的胆固醇和甘油三酯。血脂虽仅占全身脂类的极小部分,但因其与动脉粥样硬化的发生、发展有密切关系,故备受公众关注。

一、病因

从原因上分,一类是由遗传因素所决定;另一类则取决于后天的环境因素。后一类占大多数。主要由四方面因素造成:

(1)生活方式,包括膳食营养、体力活动、精神应力、情绪变化、烟酒嗜好等。

(2)药物作用,诸如噻嗪类利尿剂、β受体阻滞剂、肾上腺皮质激素、口服避孕药等。

(3)内分泌代谢障碍,主要有糖尿病、甲状腺功能异常、肥胖、高尿酸血症等。

(4)某些疾病,如肾病综合红斑狼疮、骨髓病等。

此外,血脂(蛋白)的测定可明显受实验室和受检者取血时状况的影响。抽血应在保持平素饮食半个月、禁食12小时后进行,前一天不饮酒和做剧烈活动;正常情况下,血脂(蛋白)水平可有增减10%的波动,实验室允许有3%～5%的变异。

1.糖尿病

尤其是2型糖尿病伴肥胖症者,血胆固醇、低密度脂蛋白胆固醇、甘油三酯升高,而高密度脂蛋白胆固醇和载脂蛋白a降低。

2.肾病综合征

肾病综合征时血总胆固醇和低密度脂蛋白胆固醇明显升高,甘油三酯也升高。

3.与肥胖的关系

肥胖人的脂肪代谢特点是:血浆游离脂肪酸升高,胆固醇、甘油三酯、总脂等血脂成分普遍增高。说明脂肪代谢紊乱。肥胖人的血浆胆固醇水平在5.2毫摩尔/升以上的可占55.8%。男子在60岁以后,女子在50岁以后,血浆胆固醇水平都将显著升高。

患肥胖病时,机体对游离脂肪酸的动员利用减少,血中的游离脂肪酸积累,血脂容量升高。碳水化合物引起的高甘油三酯血症的患者容易肥胖。当这类患者进食的碳水化合物较多或正常时,血浆的甘油三酯升高;而减少碳水化合物的摄入量,高脂血症就可好转甚至消失。同样,体重下降也能使这些患者的血浆甘油三酯下降至正常水平。血浆胆固醇和甘油三酯的升高与肥胖程度成正比。血脂水平的下降对于防止动脉粥样硬化及冠心病都具有重要意义。所以说肥胖者控制饮食、减轻体重是十分必要的。

二、诊断

各国制定的标准以及不同国家检测仪器的参考标准并不一致，由此造成认识上的混乱也是难免的。《中国成人血脂异常防治指南》根据国人的实际情况设定了血脂的新标准，如下：TC<200 毫克/分升为合适范围，200～239 毫克/分升之间为边缘升高，≥240 毫克分升为升高；LDL-C<130 毫克分升为合适范围，130～159 毫克/分升之间为边缘升高，≥160 毫克/分升为升高；TG 150 毫克/分升以下为合适范围，150～190 毫克/分升之间为边缘升高，≥200 毫克/分升为升高。HDL-C，男性不应<40 毫克/分升，女性不应<50 毫克分升。当然，上述标准是指正常人而言，对于有多种心血管病危险因素和心血管病发生危险增高的患者，则另当别论。

三、鉴别诊断

血脂异常不同于高血脂，血脂检查通常共 4 项，即总胆固醇(英语缩写 TC)、低密度脂蛋白胆固醇(LDL-C)、高密度脂蛋白胆固醇(HDL-C)和甘油三酯(TG)。高血脂一般指的是除 HDL-C 以外的三项升高，属于心血管疾病的危险因素。但 HDL-C 升高则有利于心血管病的防治，而 HDL-C 的下降才是心血管病的危险因素。因此，"血脂异常"比"高血脂"这一术语更能概括人们对血脂变化的关切。

各国制定的标准以及不同国家检测仪器的参考标准并不一致，由此造成认识上的混乱也是难免的。《中国成人血脂异常防治指南》根据国人的实际情况设定了血脂的新标准，如下：TC<200 毫克/分升为合适范围，200～239 毫克/分升之间为边缘升高，≥240 毫克分升为升高；LDL-C<130 毫克分升为合适范围，130～159 毫克/分升之间为边缘升高，≥160 毫克/分升为升高；TG 150 毫克/分升以下为合适范围，150～190 毫克/分升之间为边缘升高，≥200 毫克/分升为升高。HDL-C，男性不应<40 毫克/分升，女性不应<50 毫克分升。当然，上述标准是指正常人而言，对于有多种心血管病危险因素和心血管病发生危险增高的患者，则另当别论。

四、调脂治疗

1.调脂治疗对动脉硬化斑块的作用

研究显示，随着胆固醇水平和 LDL-C 水平的增加，缺血性心血管病危险性增高。而 HDL-C 水平越低，则缺血性心血管病危险性增加。我国的流行病学研究资料也表明，血脂异常时冠心病发病的危险性与西方人群相同，因此对我国患者进行血脂异常防治有着重要的公共卫生意义。

目前大量证据表明，斑块演变既可以从动脉硬化恶化方向发展，也可以从促进斑块生理功能改善方向发展，研究发现积极降脂治疗能使斑块含脂量下降，内膜纤维组织含量增加，同时因巨噬细胞积聚引起的炎症反应减少,炎症介质表达下降,调脂治疗还能抑制氧化应激产物生成,促进内皮细胞扩血管作用。有趣的是,研究证实斑块生理功能得到改善的同时不伴随血管固定狭窄处管径的改变。近期磁共振研究也发现,斑块容积改变同时,无血管管径的显著改善。上述研究结果提示降脂治疗能逆转斑块,改善狭窄;还能降低组织因子、炎症前介质等产生及活性。因此,研究的重点也从"逆转"斑块到"稳定"斑块。尽管抗动脉粥样硬化治疗中生活方式干预是最重要的基石,他汀类药物积极有效地降低临床事件、改善预后也使其在临床治疗中得到广泛应用,既能降低血脂水平,又有直接的抗炎症作用,这种作用可能独立于降 LDL 作用。

2.调脂治疗目标

血脂异常治疗最主要目的是为了防治动脉粥样硬化临床事件,以冠心病为主要代表,所以应根据已有冠心病或冠心病等危症以及有无心血管危险因素,结合血脂水平进行全面评价,以决定治疗措施及血脂的目标水平。

由于血脂异常与饮食和生活方式有密切关系,所以饮食治疗和改善生活方式是血脂异常治疗的基础措施。无论是否进行药物调脂治疗,都必须坚持饮食控制和生活方式调整。根据血脂异常的类型及治疗需要达到的目的,选择合适的调脂药物。在选择药物治疗时,需全面了解患者冠心病极其伴随的危险因素情况。调脂治疗应将降低 LDL-C 作为首要目标,根据不同危险人群,开始药物治疗的 LDL-C 水平以及需要达到的 LDL-C 目标值有较大不同。

我国人群血清的理想水平是 LDL-C < 1.7mmol/L(65mg/dL),HDL-C ≥ 1.04mmol/L(40mg/dL)。对于特殊的血脂异常类型,如轻、中度 TG 升高[2.26～5.63mmol/L(200～500mg/dL)],LDL-C 仍为主要目标,非 HDL-C 达标为次要目标,非 HDL-C = TC-HDL-C,其目标值为 LDL 目标值 + 0.78mmol/L(30mg/dL)。重度高三酰甘油血症[≥5.65mmol/L(500mg/dL)],为防止急性胰腺炎的发生,首先应积极降低 TG。

3.调脂治疗原则

首诊发现血脂异常时,应立即开始必要的饮食控制和生活方式干预,6～8 周后,检测患者血脂水平,如果已达标或有明显改善,应继续饮食和生活方式干预。不能调脂达标者,应考虑加用药物治疗。

4.血脂治疗进展

美国 NCEPATPⅢ公布后,陆续又有临床试验结果发表,如 HPS,PROSPER,ALLHAT-LIT,ASCOT-LIA,PROVEIT-TIMI 22 等,大量新证据的问世促使 2004 年公布了 ATPⅢ的修订版,其主要内容如下。

(1)高危患者,推荐 LDL-C 的目标值为 2.6mmol/L(100mg/dL),对于极高危患者,可将 LDL-C 控制低于 1.82mmol/L(70mg/dL),即根据现有临床证据,对基线 LDL-C 低于 2.6mmol/L(100mg/dL)的极高危患者可进一步用药降低 LDL-C 至 1.82mmol/L(70mg/dL)以下。

(2)高危患者,若存在高甘油三酯或低 HDL-C 水平,可在应用降 LDL-C 药物同时加用贝特类药物或烟酸类药物。

(3)中度危险性患者(2 个或以上危险因子,10 年危险性为 10%～20%者),LDL-C 应控制于3.38mmol/L(130mg/dL)以下,不过根据近期研究结果,可建议LDL-C控制于2.6mmol/L(100mg/dL)以下。因此,对于基线LDL-C在2.6~3.35mmol/L(100~129mg/dL)的中危患者,可进一步用药降低LDL-C。

(4)对已用降LDL-C药物治疗的患者,建议治疗的强度应至少使LDL-C下降30%~40%。

(5)对高危或中高危伴有生活方式相关危险因子的患者(如肥胖、久坐生活方式、高三酰甘油或代谢综合征者),无论其LDL-C水平,都必须积极进行生活方式调整。

(6)对低危患者,近期临床研究未修改其治疗目标值。

五、药物治疗

临床上供选用的调脂药物可分为5类:①他汀类。②贝特类。③烟酸类。④胆固醇吸收抑制剂。⑤胆酸螯合剂。⑥其他。

(一)他汀类

他汀类为HMG-CoA还原酶抑制剂,具有竞争性抑制细胞内胆固醇合成早期过程中限速酶的活性,继而上调细胞表面LDL受体,加速血浆LDL的分解代谢,还可抑制肝脏VLDL的合成。因此,他汀类能显著降低TC、LDL-C和apo-B水平,同时也降低TG水平和轻度升高HDL-C。此外,他汀类还可能具有抑制炎症反应,改善斑块稳定性,降低C反应蛋白。他汀类药物在发挥降脂作用前,就能快速发挥血管内皮细胞保护功能。随着LDL-C和C反应蛋白降低外,20世纪后期,大量大规模临床试验陆续发表,他汀类药物治疗被证实在冠心病防治史上具有里程碑式的意义,除显著降低LDL-C外,冠心病患者死亡率和致残率明显下降。它众多额外有益作用是独立于其降LDL-C作用之外的。

无论是一级预防(有危险因素患者预防血管事件)还是二级预防(已有血管事件发生者,预防再发事件),他汀类药物都有相似的作用。他汀类对男性或女性作用相似,对高龄人群的作用与其他年龄群相似,对糖尿病、高血压患者降低心血管事件作用尤其显著。在与活性药物进行对照的研究提示,更强有力降LDL-C(更强作用他汀类药物或更大剂量的他汀类药物),能更显著降低心血管事件,安全性未受影响。

目前国内上市的他汀类药物有辛伐他汀、普伐他汀、氟伐他汀、阿托伐汀、洛伐他汀和瑞舒伐他汀。他汀类药物降低TC和LDL-C的作用与剂量有相关性,但不呈直线相关关系,当剂量加倍时,其降低TC的幅度仅增加5%,降低LDL-C的幅度增加6%。他汀类药物不同剂量疗效比较见表2-1。

表2-1　部分他汀类药物降低LDL-C水平30%~40%所需剂量

药物	剂量(mg/d)	LDL-C降低(%)
阿托伐汀	10	39
洛伐他汀	40	31
普伐他汀	40	34
辛伐他汀	20~40	5~41

续表

药物	剂量（mg/d）	LDL-C 降低（%）
氟伐他汀	40～80	25～35
瑞舒伐他汀	5～10	39～45

大多数人对他汀类药物耐受性良好，仅 0.5%～2.0% 病例发生肝酶升高，且呈剂量依赖性，由此引起肝功能进展恶化罕见。减量或停药肝酶可回落至正常。目前指南推荐，对他汀类药物引起肝脏丙氨酸转氨酶 3 倍以上增高，或结合胆红素增高并伴临床症状者，停用他汀类药物。对肝酶 1～3 倍增高的患者，需随访肝功能，无需停药。他汀类药物可引起肌病，包括肌痛、肌炎和横纹肌溶解。标准剂量他汀类药物治疗很少发生肌病，但剂量增大或与其他药物合用时，肌病发生率增加。

（二）贝特类

此类药物通过激活过氧化物酶增生体活化受体 α（PPARα），刺激脂蛋白酯酶（LPL）、apo AⅠ和 apo AⅡ基因的表达，增强 LPL 的脂解活性，有利于去除血液中富含 TG 的脂蛋白，降低血浆 TG 和提高 HDL-C 水平，促进胆固醇的逆向转运，并使 LDL 亚型由小而密颗粒向疏松颗粒转变。作为 PPARα 激动剂，贝特类药物也能降低炎症因子，如白介素-6，纤维蛋白原，C 反应蛋白和肿瘤坏死因子 α 等。

贝特类药物是一线的降低三酰甘油的药物，其降低三酰甘油的幅度与基线三酰甘油水平有关，平均降低空腹三酰甘油水平 30%～50%，它能升高三酰甘油血症患者的低 HDL-C，但贝特类药物降低 LDL-C 能力低于他汀类药物，其降低高胆固醇血症患者 LDL-C 幅度为 10%～20%。高敏 CRP 是冠心病的独立危险因素，减肥、运动、阿司匹林、他汀类都被证实能降低 CRP，大量研究表明贝特类药物也能降低 CRP。脂蛋白相关磷脂酶 A_2（LpPLA$_2$）也被认为是血管性疾病的生物标记物之一，如脑卒中等，近期的研究发现贝特类药物降低 2 型糖尿病合并血脂异常患者 LpPLA$_2$ 水平与他汀类药物相似。代谢综合征患者血尿酸增高非常常见，后者也被认为是心血管疾病的独立预测因子，贝特类药物有降低尿酸作用（通过增加肾脏分泌）。

临床常用药物有非诺贝特、苯扎贝特、吉非贝齐。目前比较不同贝特类药物的临床研究较少，但已有资料表明推荐剂量的不同贝特类药物降低三酰甘油水平和增高 HDL-C 的能力相似。临床试验，如 HHS、VA-HIT 等研究都证实，贝特类药物可能延缓冠脉病变进展，降低主要冠脉事件。

对混合型高脂血症患者，20 世纪 80～90 年代曾用他汀类药物和非诺贝特合用，但发现此两类药物合用后肌病和横纹肌溶解危险性显著增加，因此尽管此两药合用降低 LDL-C 和 TG 的作用显著，但药代动力学有相互作用，吉诺贝特能使他汀类药物的曲线下最大浓度增高，肾脏清除减少，提示临床应谨慎合用，以防肌病发生。而非诺贝特与他汀类药物合用未发现有上述药代动力学改变，故近期的他汀—贝特类联用研究都选用了非诺贝特或非诺贝特酸，后者是非诺贝特的有效成分，它与他汀类合用降低三酰甘油、升高 HDL 作用优于单用他汀类，且促使 LDL 分子由小而密转化为中等到大而疏，研究未观察到单用他汀或他汀-贝特联用肌肉不良事件有差异。近期临床研究还提示非诺贝特与依折麦布合用调脂作用优于任一单药作用，且安全性良好。

贝特类药物常见不良反应为消化不良、胆石症等，也可引起肝酶升高和肌病。绝对禁忌证是严重肾病和严重肝病。

贝特类药物的临床应用指征：

（1）血三酰甘油＞5.5mmol/L。

（2）男性、无冠心病史、非 HDL 胆固醇＞5.2mmol/L（200mg/dL），尤其是 LDL/HDL＞5合并三酰甘油＞2.2mmol/L，和（或）不能耐受他汀类药物。

（3）2 型糖尿病无心血管疾病，且不能耐受他汀类药物。

（4）男性有冠心史、低 HDL-C、LDL-C 接近达标，尤其是不能耐受他汀者。

（5）高危患者，血三酰甘油＞2.2mmol/L 伴非 HDL-C 不达标者，可将他汀与非诺贝特合用。

（6）持续而严重的高三酰甘油血症，可联用烟酸和（或）omega-3 脂肪酸。

（三）烟酸

烟酸为 B 族维生素，当用量超过作为维生素作用的剂量时，可有明显的降脂作用，其降脂机制可能与抑制脂肪组织中的脂解和减少肝脏中 VLDL 合成和分泌有关。一系列研究表明，烟酸有显著降脂作用，在男性患者中，总胆固醇平均下降 8%～21%，三酰甘油下降 29%～55%，在女性患者中分别为 25%～26% 和 36%～59%。烟酸 4g/d，持续 6 周，血胆固醇下降14%，三酰甘油下降约 26%，VLDL 胆固醇下降 47%，LDL 胆固醇下降 16%，Lp(a)下降40%，HDL 水平显著上升。更需指出的是，调脂药物中，烟酸是唯一对 Lp(a)有强大作用的药物，它也是一个能强力降低高三酰甘油血症患者的三酰甘油水平，使胰腺炎并发症显著下降。

目前，烟酸在高脂血症中的治疗地位主要受 CDP 研究结果影响，该研究是在 1966—1974年间开展的多中心、5 个调脂药物的安慰剂对照随机双盲研究，受试者是有心电图证实的心梗患者，主要终点事件是全因死亡，平均随访 6.2 年，在烟酸 3g/d 与安慰剂对照的亚组研究中，全因死亡无显著差别（24.8% vs 25.9%，P＝NS），但烟酸组显著降低了非致死性心梗发生率（烟酸组 10.7% vs 安慰剂组 14.8%，P＝0.001）。烟酸组和安慰剂组在 5 年随访时全因死亡或冠心病死亡无显著差别，烟酸组心律失常、胃肠道反应等不良反应增加，用药依从性差。基于这些结果，当时的 CDP 研究者建议冠心病患者应谨慎应用烟酸类药物，但在此后的 8.8 年随访发现烟酸组全因死亡低于安慰剂组（52% vs 58.2%，P＝0.0004），其中主要是冠心病死亡率较安慰剂组显著下降（36.5% vs 41.3%，P＝0.005）。因此，在以后的多年中，开展了一系列烟酸类药物抗动脉粥样硬化的前瞻性随机双盲临床研究，如 CLAS-I，CDP 等证实，烟酸能降低主要冠脉事件，延缓冠脉粥样硬化斑块的进展。在一项包含 11 个临床研究结果的荟萃分析中，比较了 5 个调脂药物（安慰剂、贝特类、他汀类、他汀—烟酸合用或烟酸/降 LDL-C 药物合用）对血脂各组分、冠脉狭窄腔径和心血管终点事件的影响，发现他汀类或贝特类药物单用能中等程度减缓狭窄进展，而他汀类与烟酸合用或烟酸与其他降 LDL-C 药物合用能有非常显著意义的冠脉狭窄逆转作用，尽管逆转程度非常轻微。

烟酸有速释和缓释两种剂型，速释剂不良反应明显，一般难以耐受。缓释型烟酸不良反应明显减轻,较易耐受。虽然烟酸能全面降低血脂中各组分,但其降 LDL-C 不如他汀类,故他汀类药物与烟酸合用时目前可以选择的一种治疗方法,每日一次固定剂量的他汀类药物(辛伐他汀或瑞舒法他汀)与缓释烟酸的复方制剂正在临床研发中。

烟酸的常见不良反应有颜面潮红、上消化道不适等。烟酸会引起胰岛素抵抗使空腹血糖增高约 5%,理论上,烟酸可能引起新发糖尿病增多,但在 CDP 研究中,烟酸并未引起新处方降糖药物或胰岛素制剂增多,近期的研究数据也提示糖尿病患者能安全应用烟酸类药物。缓释烟酸,一般每日两次用药,其肝毒性较速释制剂大,但每次 1g、每日 2 次用药还是安全的。烟酸可使其尿酸水平增高 10% 左右,主要是其竞争性地抑制肾小管分泌尿酸,在部分患者中会引起痛风。

(四)胆固醇吸收抑制剂

胆固醇吸收抑制剂依折麦布口服吸收迅速,广泛的结合成依折麦布-葡萄糖苷酸,作用于小肠细胞的刷状缘,有效地抑制胆固醇和植物固醇的吸收。由于减少胆固醇向肝脏的释放,促进肝脏 LDL 受体的合成,加速 LDL 的代谢。

依折麦布 II 期临床研究选择了轻中度高胆固醇血症患者[LDL-C 3.38～6.5mmol/L(130～250mg/dL)伴 TG≤3.85mmol/L(350mg/dL)],给予依折麦布 10mg/d,与安慰剂对照,治疗 12 周,发现 LDL-C 水平下降 17.3～28.5%,LDL-C 的下降在 2 周内出现,持续至 12 周,各年龄、种族和性别相似。此外,HDL-C 水平有轻度升高(2.3%～2.9%),不良事件发生率,包括肝酶与肌酶增高都与安慰剂相似。

尽管他汀类药物降 LDL-C 作用显著,仍有许多患者单用他汀类药物并不能获得 NCEP ATPIII 推荐的降脂目标,联合应用不同作用途径的药物能获得更有效的降 LDL-C 的效果。如依折麦布合用他汀(80mg)比单纯将他汀从 40mg 上调至 80mg 效果降 LDL-C 作用增强 4 倍。依折麦布与他汀合用的安全性和耐受性与单用他汀类药物相似,两类药物合用未见有临床意义的药物间药代动力学相互作用,因为依折麦布不通过肝脏细胞色素 P450 代谢。目前依折麦布与瑞舒伐他汀、辛伐他汀、普伐他汀和阿托伐他汀合用已得到美国 FDA 批准,低剂量他汀与依折麦布合用比他汀类药物剂量翻倍更有效,它能额外降低 14%～18% LDL-C,10% TG,上调 5% HDL-C。

依折麦布有明显调脂作用,但近年来陆续公布的以靶器官损害或心血管临床事件为观察终点的研究中,尚未发现其有降低心脏事件风险的作用。ARBITER6-HALTS 研究将已长期应用他汀类药物的患者随机分入依折麦布或烟酸组,结果发现烟酸组能显著降低颈动脉内中膜厚度,而依折麦布组患者颈动脉内中膜厚度则上升,且烟酸组主要心血管事件低于依折麦布组。ENHANCE 研究中,将已服用辛伐他汀 80mg/d 的家族性高胆固醇血症患者,加用依折麦布 10mg/d,亦未发现有明显颈动脉内中膜厚度差异。而在 SANDS 研究中,依折麦布则显示有减缓颈动脉内中膜增厚的进展作用。根据目前证据对依折麦布临床疗效进行最终评价还为时过早,因为以颈动脉内中膜厚度作为心脏事件的替代终点还存争议。预计在 2012 年可完成的 IMPROVE-IT 研究,入选了 18000 例 ACS 患者,采用辛伐他汀合并或不合并依折麦布治疗,以期达不同 LDL-C 靶目标水平,届时将得到更有力的关于依折麦布合并他汀类药物进一步降低 LDL-C 能否更好改善 ACS 患者心血管预后的信息。

有意义的是,在一个近期研究中,阿托伐汀与依折麦布合用比单用阿托伐汀提供额外的10%的CRP降低,提示此两药合用抗炎症作用加强,而CRP被认为是调脂药物保护动脉硬化的另一种可能机制。此外,研究还发现依折麦布有潜在的治疗其他心血管危险因素和疾病的可能性,如改善胰岛素敏感性、治疗非酒精性脂肪肝并降低这类患者发生胆石症的高风险性、协助治疗慢性肾衰和器官移植相关的血脂异常和心血管风险等。

依折麦布常见不良反应为头痛和恶心。

(五)胆酸螯合剂

胆酸螯合剂能通过阻断胆汁肠肝循环,降低肝脏合成LDL-C,其单药治疗能降低LDL-C为5%~30%,有剂量相关性。与他汀类药物合用,能降低LDL-C最大至60%。临床试验证实它有抑制动脉硬化、减少心血管事件的作用。但其给药需大量多次使用,临床用药不方便,且易致胃肠道副作用,因此目前仅把胆酸螯合剂作为高胆固醇血症的二线用药,或患者因安全性需要时考虑,如儿童或拟怀孕妇女。常用的胆酸螯合剂有消胆胺和降胆宁。此类药物因不吸收,故安全性很好。常见不良反应主要是胃肠道反应,如便秘,可发生在10%~30%用药患者中。胆酸螯合剂可加重高三酰甘油血症,在TG>4.4mmol/L(400mg/dL)患者中,禁止单用胆酸螯合剂。对基线TG正常的患者,胆酸螯合剂升高TG作用微弱,但基线TG>2.2mmol/L(200mg/dL)者,胆酸螯合剂会引起TG明显升高。

(六)其他

普罗布考:此药通过掺入大脂蛋白颗粒中影响脂蛋白代谢,产生调脂作用。可使血浆TC降低20%~25%,LDL-C降低5%~15%,而HDL-C也明显降低(可达25%)。普罗布考还有抗氧化作用。常见副作用包括恶心、腹泻和消化不良等。

六、治疗过程的随访

高血脂患者,饮食与生活方式调整3~6个月应复查血脂水平,对不能调脂达标的患者,应开始药物治疗,药物治疗开始后4~8周复查血脂及ALT、AST和CK,如能达到目标值,逐步改为6~12个月复查一次,对不能达标者,应调整药物剂量或种类,再经4~8周复查。饮食控制和调脂药物治疗必须长期坚持,才能获得临床益处,对高危的心血管病患者,调脂治疗更应积极。

七、特殊人群的调脂治疗

(一)糖尿病

众所周知,胰岛素抵抗是糖尿病的重要标记,而胰岛素抵抗与异常血脂及脂蛋白代谢紧密联系。大量证据证实,血脂异常通常与胰岛素抵抗同时存在,甚至有些患者尚未出现高血糖或糖耐量异常时,血脂已有明显异常,与无胰岛素抵抗患者相比较,其血脂异常表现为低HDL-C伴高TG水平,且小而密LDL分子比例增加,而总胆固醇水平与无胰岛素抵抗者相似。除上述空腹血脂状态异常外,胰岛素抵抗和2型糖尿病患者都存在餐后血脂代谢异常,其餐后血脂异常的严重程度与其空腹TG水平密切相关。目前众多研究都提示这样一个趋势,LDL目标越低,心血管终点事件下降越明显,如 TNT 研究、IDEAL 研究和 PROVEIT-TIMI22 研究等都证实了他汀类剂量加大,LDL 水平越低,主要或次要心血管终点事件显著减少。TNT 研究中,有代谢综合征患者强力降脂能得到与非代谢综合征者相似的临床益处,但在各治疗组内,有代谢综合征者心血管事件发生率大于无代谢综合征者。在以糖尿病为对象的 CARDS 研究中,不管基线胆固醇水平,阿托伐汀应用都有降低主要心血管事件的作用。

普通人群及糖尿患者群中,无论是一级还是二级预防,LDL-C 控制仍是调脂治疗的主要目标,但在高危患者中,HDL-C 和 TG 越来越得到重视。NCEPATPⅢ建议,代谢综合征患者的血脂异常定义为 TG 大于 1.65mmol/L、HDL-C 低于 1.04mmol/L(男性)和 1.3mmol/L(女性),当 TG 中重度增高(2.2~5.5mmol/L),非 HDL-C 必须作为次要治疗目标,应控制于 LDL-C 目标值+0.78mmol/L,LDL-C 目标根据不同危险程度有所不同。当 TG<2.2mmol/L 时,治疗应以提高低 HDL-C 为主。

(二)高龄

高龄患者血脂异常非常普遍,尤其是高龄女性患者,TC/HDL 比值是老年人群中冠心病事件的重要预测因子之一,随着年龄增大,男性患者其比值有所下降,而女性患者上升,80 岁以上,男女性比值相当。高龄患者血脂各组分在冠心病预防中的作用曾经有过争议,如美国的 Framingham heart study 没有发现 70 岁以上人群 TC 和冠心病全因死亡显著相关,这导致部分学者不鼓励高龄患者采用调脂治疗进行一级预防,但 Framingham 研究中,TC 在高龄女性患者中仍是冠心病的预测因子,且高龄人群冠心病归因危险度明显上升,与年轻人群相比,血脂干预对降低整体心血管疾病有重要作用,大量研究也证实了高龄人群血脂各组分异常是冠心病和心血管疾病的重要危险因素,尤其是 TC/HDL 比值。

生活方式调整在高龄人群中仍具保护作用。高龄人群一般活动量减少,且体脂含量增加,高血压者增多,因此正规的 CRET 方案能使高龄人群明显得益。观察性研究如 LDS hospital/university of utah cohort study、CHS 研究,以及一些随机对照研究都表明高龄患者采用他汀类药物进行一级或二级预防的可显著获益。CHS 研究中 1250 女性、664 例男性 65 岁以上无冠心病史者,平均随访 7.3 年,他汀类药物治疗能使心血管事件下降 56%,全因死亡下降 44%。随机对照研究证实,高龄患者采用他汀类药物治疗,有较年轻患者相似或更加有益的降低心血管事件作用。

尽管他汀类药物在高龄人群中应用安全性和耐受性较好,但以下因素可使高龄患者易于出现他汀类药物相关的不良事件,如女性、低体重、多系统疾病(尤其是慢性肾病和糖尿病)、围手术期、过量酒精摄入、脂肪肝、甲状腺功能减退以及多种药物同用。

除他汀类药物外,其他药物(如依折麦布,烟酸和贝特类)也能用于高龄患者,单用,或在极高危患者中联合用药,以期达到降脂目标。

(三)急性冠脉综合征(ACS)

急性冠脉综合征包括不稳定型心绞痛和急性心肌梗死,尽管目前药物和介入治疗获得很大进展,但这类患者仍有早期复发缺血事件的极高危险性,其 6 个月的死亡或复发非致死性心梗的危险性接近 10%。很长一段时间,降脂药物被认为是降低心血管事件的一项长期治疗措施,直至近年来,研究发现 ACS 患者积极降脂治疗对近期预后也有很大改善。

ACS 后,他汀类药物的早期抗炎症作用显得非常重要,临床资料显示,冠脉粥样硬化处炎症反应加重,它不局限于"犯罪"病变处,而且广泛扩散于各冠状动脉内。ACS 后循环内的炎症标记物如 CRP,LpPLA2 等显著升高,且与不良预后相关。体外和体内研究都发现他汀类药物有快速抗炎症作用。动脉硬化与冠脉内皮功能损害相关,而高脂血症进一步损害内皮功能。他汀类药物可通过上调内皮细胞一氧化氮合成酶部分改善内皮功能,同时促进循环中内皮祖细胞修复被损害的内皮细胞,它的这些作用是独立于降 LDL-C 作用外的。他汀类药物还有抗血栓形成作用,高脂血症可促进血小板激活,改变细胞内 pH 值,减少一氧化氮合成,增加组织因子释放,他汀类药物短期治疗即能纠正上述异常。

ACS 后早期应用他汀类药物的临床证据来源于观察性研究和一些随机对照研究。2 万名瑞士 AMI 患者出院随访 1 年,在经 42 个协变量校正后,出院时被处方他汀类药物者较未被处方他汀类药物者死亡率降低(相对危险度 0.75,P＝0.001)。还有大量证据证实,住院期间开始他汀类治疗能降低住院期间心血管事件,一项研究中,AMI 住院 24 小时内开始他汀类药物治疗者,住院期间死亡的危险性较未用他汀类药物者显著降低(相对危险度 0.46)。三项大规模研究为 ACS 后早期应用他汀类药物提供强力的临床证据,MIRACL 研究采用大剂量他汀类药物(阿托伐汀 80mg/d)与安慰剂对照,随访 4 个月,主要终点事件(死亡、再发心梗、心脏骤停或再发不稳定心绞痛)发生率分别为 14.6％和 17.2％(P＝0.048),分析提示,ACS 早期采用大剂量他汀类药物治疗 4 个月,每 38 例患者中能预防 1 例死亡或再发心梗;PROVE-IT 研究比较大剂量他汀类药物(阿托伐汀 80mg/d)与中等剂量(普伐他汀 40mg/d),随访 2 年,终点事件(死亡、卒中、不稳定心绞痛和计划外的冠脉血运重建)发生率分别为 22.4％和 26.3％,P＝0.005,统计学显著差异在治疗 6 个月后即开始体现;A to Z 研究分二阶段开展,先将中等强度他汀类药物(辛伐他汀 40mg/d)与安慰剂对照 4 个月,接着将高剂量他汀类药物(辛伐他汀 80mg/d)与低剂量他汀类药物(辛伐他汀 20mg/d),随访 2 年,在 4 个月安慰剂对照期间,中高剂量他汀类药物未显示有显著临床益处,但在后期 2 年治疗中,高剂量他汀类药物组事件发生率显著低于低剂量组。因此 A to Z 研究也支持 ACS 后大剂量他汀类药物治疗的有效性。这些大剂量他汀类药物治疗 ACS 的有效性并非完全源于 LDL-C 水平的降低,抗炎症作用在他汀类药物早期疗效中也非常重要。因上述研究结果的问世,美国国家胆固醇教育计划推荐对心血管事件发生极高危患者,可将 LDL-C 控制低于 1.82mmol/L(70mg/dL)。

第二节　高血压

高血压一般分为原发性高血压和继发性高血压两种。原发性高血压,通常简称为高血压是指在静息状态下动脉收缩压和(或)舒张压增高(≥140/90mmHg),常伴有脂肪和糖代谢紊乱以及心、脑、肾和视网膜等器官功能性或器质性改变,以器官重塑为特征的全身性疾病。休息 5 分钟以上,2 次以上非同日测得的血压≥140/90mmHg 可以诊断为高血压。目前医学界认为,原发性高血压是一终身性疾病,目前任何药物均不可能彻底治愈高血压,高血压需要终身服用抗高血压药物治疗,以达到最好的生活状态。患者不应相信所谓的彻底治愈/告别高血压之类的欺诈性广告,以免延误病情。

大量的流行病学调查和临床研究证实,高血压是引起致死性和致残性心脑血管事件的最主要危险因素,例如脑卒中、心肌梗死、心力衰竭、肾功能衰竭等,血压水平越高,心血管不良事件的危险也越大。

有关高血压的诊断标准,国内外的学者已经争论了许多年。在自然人群中,动脉血压水平是随着年龄的增加而升高的,在正常和血压升高之间很难划出一个明确的界限。"正常血压"和"高血压"的分界线,只能人为地以一种实用的方法加以规定,理论上这个分界线应该是能区别有病和无病的最佳血压水平。目前主要是将流行病学调查资料、高血压人群的治疗随访数据,以及严格实施的降压药物临床随机对照试验结果,进行综合评估和相互印证,确定出在某一血压水平,高于此血压水平的人群接受降压治疗后,可以减少人群的心脑肾并发症,改善其预后,则这种血压水平就是高血压。因此,高血压的诊断标准并不是一成不变的。随着流行病学和临床研究不断发展与进步,在若干年后,再来评价原先采用的高血压诊断标准是否完善,常常重新修订血压分类的标准。目前国际和国内对血压的分类标准见表2-2~表2-4。

表 2-2 2007 年欧洲高血压学会(ESH)/欧洲心脏病学会(ESC)血压水平的定义和分类

类别	收缩压(mmHg)	舒张压(mmHg)
理想血压	<120	<80
正常血压	120~129	80~84
正常高值血压	130~139	85~89
1 级高血压(轻度)	140~159	90~99
2 级高血压(中度)	160~179	100~109
3 级高血压(重度)	≥180	≥110
单纯收缩期高血压	≥140	<90

若患者的收缩压和舒张压分属不同级别时,则以较高的分级为准。舒张压<90mmHg 的单纯性收缩期高血压也可按照收缩压水平分为 1、2、3 级。

表 2-3 2003 年美国 JNC7 成人(≥18 岁)血压水平的定义和分类

血压分类	收缩压(mmHg)	舒张压(mmHg)	
正常	<120	和	<80
高血压前期	120~139	或	80~89
1 期高血压	140~159	或	90~99
2 期高血压	≥160	或	≥100

表 2-4 《中国高血压防治指南》血压水平的定义和分类

类别	收缩压(mmHg)	舒张压(mmHg)
正常血压	<120	<80
正常高值	120~139	80~89

类别	收缩压(mmHg)	舒张压(mmHg)
高血压	≥140	≥90
1级高血压(轻度)	140～159	90～99
2级高血压(中度)	160～179	100－109
3级高血压(重度)	≥180	≥110
单纯收缩期高血压	≥140	<90

血压水平从115/75mmHg开始,心脏病和脑卒中的危险随着收缩压和舒张压的增高呈连续且几何级数的增加。当血压数值超过140/90mmHg时,治疗的获益将大于风险。《中国高血压防治指南》中的"正常高值"与美国JNC7中的"高血压病前期"相同,是对血压的一种新划分,指的是血压轻度升高达到120/80mmHg至139/89mmHg的状态,这种血压水平的患者今后发展到高血压的可能是血压低于120/80mmHg者的2倍,并且与较低血压者相比,其心血管危险仍然成连续的对数线性增加的关系。血压120/80mmHg的心血管病死率低于140/90mmHg者,大约为后者的一半。

2009年11月,美国高血压学会高血压写作组更新了高血压的定义及分类,提出按有高血压性心血管病(CVD)标志物及靶器官损害证据将高血压病划分为正常、1期、2期及3期,而无需考虑血压水平。该新定义认为高血压病是一种由多种病因相互作用所致、复杂的、进行性的心血管综合征,血压本质上是高血压病的一个生物标志。由于心脏、血管的功能与结构重塑,肾脏、脑组织损伤等脏器亚临床或临床表现,均可能发生在血压升高之前,若仅仅根据血压数值判断疾病的严重程度存在很大缺陷。新定义是对以往过度强调血压水平在高血压诊断和预后评估中意义的纠偏,是对高血压疾病本质的深入认识。但这种分期的目的在于病理生理上评价疾病的进展程度,提示未来高血压的防治趋势必定是越早越好。但在现实世界的临床实践中实用性不如高血压分级中的总体心血管危险评估,后者基于血压水平,结合靶器官损害或临床疾病状态,预测患者未来10年或更长时期内的心血管事件风险,并指导降压治疗策略选择以及其他危险因素的处理。

一、病因及病理生理

对90%～95%的高血压患者来说,无法明确存在单一的、可逆性致血压升高的病因,这些高血压患者即为原发性高血压。然而,绝大多数原发性高血压患者可确认存在稳定的行为因素——习惯性过多摄入能量、盐分和酒精,促进血压升高。其余5%～10%的高血压患者中,可确诊一种少见而明确的机制,即为继发性高血压。在器官系统水平,高血压是有关促进血管收缩和肾脏钠潴留的功能机制增强或血管舒张和肾脏钠排除的功能机制逐步丧失的结果。神经、激素以及血管等诸多机制均参与其中。越来越多的证据表明,神经激素的活化削弱血管功能(如内皮依赖的血管舒张)和结构(如内向重构),在高血压出现之前的早期发病中具有重要意义。

影响血压的最重要行为因素与饮食摄入热量和盐分有关。在各种人群中,高血压的患病率随体重指数呈线性增加。由于在发达国家和不发达国家均出现明显的肥胖流行,人们越来越多地关注代谢综合征,而代谢综合征常常合并高血压。代谢综合征指一组常见的临床表现簇:以高血压和腹部肥胖(男性肥胖类型)、胰岛素抵抗和葡萄糖耐量异常,以及以三酰甘油(甘油三酯)升高和高密度脂蛋白胆固醇低下为特点的血脂异常类型。Franungham 心脏研究中,新发高血压患者中肥胖高达60%。体重增加导致高血压的机制尚未完全阐明,但是,已有大量证据显示,体重增加可致血浆容量扩张以及交感神经过度活化。一般认为,交感神经过度活化是为了代偿性消耗脂肪,但是,却引起周围血管收缩,肾脏的水钠潴留,以及血压升高。某些肥胖患者,睡眠呼吸暂停是高血压的重要原因。此类人群即使在清醒时段,由于反复的动脉血氧饱和度低下,使颈动脉窦化学感受器敏感性增高,导致持续性交感神经过度活化而致血压升高。

饮食中钠盐摄入是人类高血压的另一个关键行为因素。在全球52个不同地点完成INTERSALT研究显示,30年里成人高血压发病与饮食中钠盐摄入量呈紧密的线性相关。然而,不同个体间的血压对饮食钠盐负荷和限钠饮食的反应存在显著的差别,提示遗传背景在钠盐与血压关系中的重要性。

遗传学研究已经明确了数十个孟德尔型遗传基因可导致高血压或低血压。这些基因均与肾脏处理水盐代谢的机制相关,因而强烈提示肾素-血管紧张素-醛固酮系统在人体血压调控中至关重要的地位。然而,所有确认的高血压孟德尔型仅占高血压患者中的极少数。目前几乎没有证据表明,任何这些基因单独或联合的微小变异,会对普通人群在日常环境中的血压升高产生增强或削弱的影响。不过,流行病学研究表明,家族内血压的相似性比在无关个体间更为明显,单卵双生子间的血压比双卵双生子间更相似,同一家庭内生物学子嗣间的血压比领养性子嗣间更相近。血压的家族聚集性中70%归咎于相同的基因而不是环境。尽管人类基因组图已经完成,但迄今为止,在全人群中有关血压变异的遗传因素尚未明了。

二、诊断策略

(一)血压测量方法

1.诊所血压

诊所血压是最常用和最基本的血压检测方法,准确地测量诊所血压是高血压诊断以及评估患者心血管危险的基础。正确的测量方法是:患者取靠背坐位,赤裸手臂至于心脏水平,静息5分钟后至少测量2次。将袖带充气至桡动脉搏动消失的更高20mmHg左右,再以3~5mmHg/秒的速度为袖带放气。每次就诊时至少测量2次以上血压值,相隔1~2分钟重复测量,取2次读数的平均值记录。如果收缩压或舒张压的2次读数相差5mmHg以上,应再次测量,取3次读数的平均值记录。取其平均值作为本次就诊时的血压水平并记录。在测量血压前30分钟内不能吸烟和饮用咖啡。

由于正常情况下人体血压在整个24小时内变化明显,因此,高血压的诊断不可基于一次测量的血压水平升高而做出。应根据至少2次非同日就诊时血压水平来诊断是否为高血压,根据目前《中国高血压防治指南》,血压分为正常,正常高值,或高血压。当一个人的平均收缩压和舒张压-收缩压落入不同的血压分级时,采纳更高的分级。

2.家庭自测血压

具有独特优点,可重复性较好,且无白大衣效应。可用于评估血压水平及降压治疗的效果,增强患者对治疗的主动参与,改善治疗的依从性。在诊所外自我监测血压能使患者更关心自己的健康,并为医疗决策提供更好的日常血压估计。家庭自测血压在评价血压水平和指导降压治疗上已经成为诊所血压的重要补充。

推荐使用符合国际标准(BHS 和 AAMI)的上臂式全自动或半自动电子血压计,每个患者的家庭血压测量仪均须在诊所检查以确认其准确性。为了减少测量误差,还应该告知患者固定时段测量血压,并记录所有的测量值。当采用家庭血压自我监测时,血压读数的报告方式可采用每周或每月的平均值。绝大多数患者在诊所血压常常比家庭自测血压或家外日常生活中测量的血压更高一些。家庭自测血压 135/85mmHg 相当于诊所血压 140/90mmHg。

3.动态血压监测

自动测量患者在日常活动中整个 24 小时的血压,包括睡眠的时候。应使用符合国际标准(BHS 和 AAMI)的监测仪。可用于诊断白大衣性高血压、隐蔽性高血压、顽固难治性高血压、发作性高血压或低血压,评估血压升高的严重程度。前瞻性转归研究证实,在不论是接受治疗的还是未接受治疗的高血压患者中,对预测致死和非致死性心肌梗死和脑卒中,动态血压监测优越于标准诊所血压测量。但是目前仍主要用于临床研究,例如评估心血管调节机制、预后意义、新药或治疗方案疗效考核等,不能取代诊所血压测量。

动态血压监测是发现夜间高血压的唯一方法。正常人血压在夜间睡眠时降低而在清晨唤醒开始活动后急剧升高。持续夜间高血压进一步增加了已经积聚在心血管系统上的血压负荷。与白天高血压或诊所高血压相比,夜间高血压预测心血管转归的能力更强。清晨血压急剧升高与脑卒中、心肌梗死和心脏猝死的发病高峰密切相关。因此,理想的降压药物治疗应该精确地将整个 24 小时血压水平调整到正常状态,尤其是对那些高危患者。

诊所血压升高的患者中,家庭自测血压或动态血压监测正常者多达 1/3。"单纯诊所高血压"或"白大衣高血压"指的是:24 小时血压测量完全正常(包括平均白天动态血压低于 130/80mmHg),而诊所血压升高且无靶器官损害。这种血压升高被认为是由于在诊所测量血压时一过性肾上腺反应的结果。多个大规模研究表明,在这样严格定义的白大衣高血压患者中,其 5 年病死率与诊所血压正常者无显著差别。

然而,很多患者并非纯粹的白大衣高血压。相反,常常表现为"白大衣加剧"了患者需要治疗的原有持续性动态或夜间高血压。另外一些患者,由于日常生活中的工作或家庭应激、吸烟或其他肾上腺刺激引起交感神经过度活化,导致日常血压升高,而当患者到诊所就诊时这些刺激已经消逝,故而诊所血压会低估动态血压水平。动态血压监测可以防止对这种"蒙面高血压"的漏诊和漏治,目前,高血压患者中 10%为蒙面高血压,并且心血管危险明显增加(尽管诊所血压正常)。此外,在多达 30%接受治疗的持续诊所血压升高患者中,动态血压监测如实记录血压足够或过度血压控制,避免过度治疗。

(二)高血压患者的心血管危险分层

绝大多数血压水平处于高血压病前期或高血压病诊断范围的患者均同时存在一种或更多

的其他动脉粥样硬化危险因素。其他危险因素的合并存在可大大加剧收缩压水平升高导致心血管危险增加的强度。

《中国高血压防治指南》根据国际高血压流行病学资料以及可获得的我国心血管流行病学数据,总结了适合我国高血压患者心血管风险评估的危险分层。建议按危险度将高血压患者分为以下4组。

低危组:男性年龄<55岁、女性年龄<65岁,高血压1级、无其他危险因素者,属低危组。典型情况下,10年随访中患者发生主要心血管事件的危险<15%。

中危组:高血压2级或1～2级同时有1～2个危险因素,患者应给予药物治疗,开始药物治疗前应经多长时间的观察,医生需予十分缜密的判断。典型情况下,该组患者随后10年内发生主要心血管事件的危险为15%～20%,若患者属高血压1级,兼有一种危险因素,10年内发生心血管事件危险约15%。

高危组:高血压水平属1级或2级,兼有3种或更多危险因素、兼患糖尿病或靶器官损害或高血压水平属3级但无其他危险因素患者属高危组。典型情况下,他们随后10年间发生主要心血管事件的危险为20%～30%。

很高危组:高血压3级同时有1种以上危险因素或兼患糖尿病或靶器官损害,或高血压1～3级并有临床相关疾病。典型情况下,随后10年间发生主要心血管事件的危险最高,达≥30%,应迅速开始最积极的治疗。

(三)排查继发性高血压(表2-5)

对90%～95%的高血压患者来说,无法明确存在单一的可逆性致血压升高的病因,即继发性高血压患者在高血压人群中只是少数。因此,如果对每个高血压患者均彻底排查继发性高血压的病因,耗费巨大,且效益/成本比很低。但是在两种情况下却是至关重要:①初次评估时发现患者存在必须进一步检查的线索。②高血压进展严重以至于多种药物强化治疗无效或者需要住院处理。

表2-5 继发性高血压的评估指南

疑似诊断	临床线索	诊断性检测
肾实质性高血压	估测的GFR<60mL/(min·1.73m²)尿白蛋白/肌酐比值≥30mg/g	肾脏超声影像检查
肾血管疾病	新近血清肌酐升高,初次使用ACEI或ARB后血清肌酐显著升高,顽固性高血压,急性肺水肿,腹部杂音	磁共振成像或CT血管造影,介入性血管造影
主动脉缩窄	上肢脉搏>下肢脉搏,上肢血压>下肢血压,胸部杂音,胸部X线片肋骨凹陷	磁共振成像,主动脉造影
原发性醛固酮增生症	低血钾,顽固性高血压	血浆肾素和醛固酮、24小时尿钾、盐负荷后24小时尿醛固酮和钾、肾上腺CT、肾上腺静脉取血
库欣综合征	中心性肥胖,广泛的皮肤淡紫纹,肌肉无力	血浆可的松,地塞米松使用后检测尿可的松,肾上腺CT

续表

疑似诊断	临床线索	诊断性检测
嗜铬细胞瘤	头痛,阵发性高血压,心悸,冷汗,面色苍白,糖尿病	血浆间羟肾上腺素和去甲肾上腺素,24 小时尿儿茶酚胺,肾上腺 CT
呼吸睡眠暂停	响亮的鼾声,白昼嗜睡,肥胖,项颈肥大	睡眠检查

CT:计算机断层扫描;GFR:肾小球滤过率。

三、治疗策略

治疗高血压的主要目的是最大限度地降低心血管发病和死亡的总危险。因此,在治疗高血压的同时,应全面干预患者所有可逆性危险因素(如吸烟、血脂异常或糖尿病),并适当处理患者同时存在的各种临床情况。危险因素越多,其程度越严重,若还兼有临床情况,主要心血管病的绝对危险就更高,干预和治疗这些危险因素的力度应越大。

(一)降压治疗的启动

对绝大多数高血压患者,一般接受终身抗高血压治疗的起始血压水平为 140/90mmHg;对合并糖尿病或慢性肾病的高危患者,更低的血压水平 130/80mmHg 就应开始接受降压治疗;老年单纯收缩压>150mmHg。

1.无并发症的高血压

目标血压<140/90mmHg。

2.目标血<130/80mmHg 的适应证

(1)糖尿病。

(2)慢性肾病:①肾小球滤过率<60mL/(min · 1.73m^2)。②尿白蛋白/肌酐比值≥30mg/g。

3.其他应考虑目标血压<130/80mmHg 的状况

(1)稳定性冠状动脉疾病。

(2)脑卒中或一过性脑缺血的二级预防。

(3)左心室肥厚。

(二)生活方式改变

在血压水平达到高血压出现之前,如果能够早期采取生活方式改变并持之以恒,那么肯定能预防数以百万计的新发高血压患者。然而,一旦高血压出现,那么终身服药即为有效治疗的基石,生活方式改变只能作为附加措施,而不能替代药物治疗。生活方式改变可以减少需要使用的药物,获得对相关心血管危险因素控制有益的影响,强化患者在控制血压中的主观能动性。

改善生活方式在任何时候对任何患者(包括血压为正常高值和需要药物治疗的患者)都是一种合理的治疗,其目的是降低血压、控制其他危险因素和并存临床情况。改善生活方式对降低血压和心血管危险的作用已得到广泛认可,所有患者都应采用,这些措施包括:戒烟;减轻体重,体重指数(kg/m^2)应控制在 24 以下;节制饮酒,每日酒精摄入<25g;减少钠盐摄入,每人

每日食盐量不超过 6g;适当运动,每周 3~5 次,每次持续 20~60 分钟即可;多吃水果和蔬菜,减少食物中饱和脂肪酸的含量和脂肪总量,注意补充钾和钙;减轻精神压力,保持心理平衡。

(三)药物治疗

高血压的降压治疗目的是通过充分降低血压和减少相关代谢异常,以降低心血管事件和终末期肾病的危险,而不影响患者的生活质量。常常需要采取二药、三药或者更多不同种类药物的多药联合治疗方案,以达到目前推荐的血压控制目标,特别是在那些高危的患者中。低剂量固定药物联合可以发挥协同降压作用,最大程度减少副作用,并且降低药片数量以及药物费用。对大部分高血压患者,小剂量阿司匹林和降脂治疗应作为全面降低心血管危险策略的组成部分。

常用降压药物:目前推荐常用于初始降压并长期维持血压控制的药物主要有以下 5 类,即利尿药、β受体阻滞剂、血管紧张素转换酶抑制剂(ACEI)、血管紧张素 Ⅱ 受体阻滞剂(ARB)、长效钙离子拮抗剂。

其他可用于降压的药物种类还有直接肾素抑制剂(阿利吉伦),α肾上腺素能阻滞剂(哌唑嗪,多沙唑嗪,特拉唑嗪),中枢交感神经抑制剂(胍法辛,可乐定,甲基多巴)和直接血管扩张剂(米诺地尔和肼屈嗪)等。

大多数慢性高血压患者应该在 1~3 个月内逐渐降低血压至目标水平,这样对远期事件的减低有益。推荐应用长作用制剂,其作用可长达 24 小时,每日服用一次,这样可以减少血压的波动、降低主要心血管事件的发生危险和防治靶器官损害,并提高用药的依从性。强调长期有规律的抗高血压治疗,达到有效、平稳、长期控制的要求。临床实践中,给特定的患者选择最适合的降压药物应该基于两方面的考虑:①有效降低血压并能预防高血压并发症,同时副作用最少和花费最小。②同时治疗合并存在的心血管疾病(如心绞痛,心力衰竭)。

1.根据病情选择药物

(1)单纯高血压患者:人们一直期望能够给特定高血压患者以降压疗效最好而不良反应最少,并能最大幅度降低心血管危险的降压药物。目前仅有少量的资料提示可根据 DNA 顺序变化来确定某个个体患者的血压对某种特定药物特别敏感。然而,任何这些报道的作用均尚未足够有力来改变目前临床决策的制定。

根据血浆肾素(PRA)水平将高血压患者分为高、低肾素和中间肾素水平 3 组,并将降压药物分为两类,一类是 R 型降压药物,以拮抗肾素-血管紧张素-醛固酮系统为主要作用机制(包括 ACEI 和 β受体阻滞剂);另一类为 V 型药物,以缩减血容量为主要作用机制的药物(包括 CCB 和利尿剂)。Alderman 等的研究显示,与 V 型降压药物相比,R 型降压药物对低 PRA 患者的降压疗效明显较弱,发生升压反应(收缩压升高>10mmHg)的比例较高(11% 对 5%);无论低、中和高 PRA 水平的患者,V 型降压药物治疗的降压效果均一致,而 R 型药物仅对高 PRA 水平的高血压患者降压反应较好。另有研究表明,高血压患者的血浆肾素水平与不同种类药物降压效果有关,较高肾素水平者对 β受体阻滞剂的降压效应明显,而较低肾素水平者对利尿剂的降压效应明显强于 β受体阻滞剂。英国高血压学会主张对年轻高血压患者(年龄<55 岁)以一种 ACE 抑制剂、ARB 或 β受体阻滞剂("A"或"B"药物)为起始治疗,因为他们常常是高肾素性高血压;对老年或黑人高血压患者,选择一种 CCB 或利尿剂("C"或"D"药物),这

些患者常常为低肾素性高血压。

目前由于检测 PRA 的可及性以及重复性存在相当大问题,尚无法用于临床高血压患者初始药物的选择依据。但是,考虑年龄、地域饮食、疾病等特点,鉴于 CCB 或利尿剂类降压药物适用于各类 PRA 水平的患者,因此,Ⅴ型降压药物可作为常规初始治疗选择,在此基础上增加其他类型降压药物,疗效可能更好。

根据临床观察的结果,JNC7 建议噻嗪类利尿剂作为对大多数高血压患者效益/成本比最好的一线降压药物。对 2 级高血压患者起始即以两种药物治疗(其中一种必须为噻嗪类)。相比之下,欧洲高血压学会和《中国高血压防治指南》没有提出特定某类药物的推荐,其观点是最有效的药物是患者能耐受并坚持服用的那些药物。

(2)特殊高血压患者

①老年人:HYVET 研究证实,即使年龄超过 80 岁的高血压患者接受利尿剂或(和)ACE抑制剂治疗,以收缩压降低至<150mmHg 为目标血压水平,结果显示,降压治疗显著降低心血管不良事件的风险:致死或非致死性卒中减少 30%,卒中所致的死亡下降 39%,全因死亡下降 21%,心源性死亡下降 23%,心力衰竭减少 64%。

②冠心病:稳定性心绞痛时首选 β 受体阻滞剂或长作用钙拮抗剂或 ACE 抑制剂;急性冠脉综合征时选用 β 受体阻滞剂和 ACE 抑制剂;心肌梗死后患者用 ACE 抑制剂、β 受体阻滞剂和醛固酮拮抗剂。

③心力衰竭:首选 ACE 抑制剂和 β 受体阻滞剂;亦可将 ACE 抑制剂、β 受体阻滞剂、ARB和醛固酮受体拮抗剂与袢利尿剂合用。

④糖尿病:首选 ACEI 或 ARB,必要时用钙拮抗剂、噻嗪类利尿剂、β 受体阻滞剂。

⑤慢性肾病:ACEI、ARB 有利于防止肾病进展,为了最大程度保护肾功能,CCB 不应作为起始的降压药物,而应该在 ACE 抑制剂或 ARB 作为起始治疗后一起使用。重度患者可能须合用袢利尿剂。

2.血压水平过低的标准

以血管事件或死亡为终点的随机临床试验及有关降压试验的汇总分析,为高血压治疗提供了一系列证据。与安慰剂对照组比较,降压药治疗高血压患者,使血压降低 10～12mmHg/4～6mmHg可使脑卒中相对危险减少 42%,冠脉事件减少 14%,总死亡减少 14%。降压治疗单纯收缩期高血压患者可使上述事件分别减少 30%、23% 和 13%。FEVER 研究是在中国完成的大规模随机临床试验,入选伴高危因素的高血压患者,在利尿剂应用基础上,随机用非洛地平或安慰剂治疗随访 4 年,结果非洛地平缓释片治疗组脑卒中事件相对危险明显下降;进一步证明降压目标应小于 140/90mmHg。在一定的范围内,降压治疗所能达到的血压水平越低,总的心脑血管事件的风险减少越显著。

2 型糖尿病患者血压高于 130/80mmHg 时,不良心血管事件发生率明显增高。HOT 研究表明,以分别舒张压<90mmHg,<85mmHg,<80mmHg 为降压目标值,三组患者间总体心血管事件危险降低相似,但在合并糖尿病患者中,舒张压<80mmHg 组的心血管事件发生率比舒张压<90mmHg 组降低 51%。因此,现行多种指南均推荐将 2 型糖尿病患者血压控制在 130/80mmHg 以下。ACCORD 研究降压试验是一项明确强化降压治疗能否减少糖尿病患

者严重 CVD 事件风险性的随机对照研究,研究纳入 4733 例伴有临床 CVD 或 CVD 危险因素的 2 型糖尿病患者,并将其随机分至强化降压治疗(目标血压<120mmHg 组,n=2362)或常规降压治疗(目标血压<140mmHg 组,n=2371)。结果表明,在平均随访 5 年的研究期间,强化治疗组的平均血压为 119mmHg,标准治疗组为 134mmHg。在平均随访 5 年后,与常规降压治疗组相比,强化治疗组不仅不能降低 2 型糖尿病患者主要复合终点事件发生率,强化治疗组的 77 例患者出现由血压降低所致的严重并发症,标准治疗组为 30 例。此外,强化治疗组的部分肾功能指标较差。强化治疗组脑卒中风险相对较低。ACCORD 降压试验结果提示试图将 2 型糖尿病患者血压降低至正常或接近正常水平并不会更多获益。

INVEST 研究事后分析入选 6400 例高血压合并冠心病和糖尿病的患者,依据收缩压水平不同将患者分为极严格控制组(≤110mmHg)、严格控制组(110~129mmHg)、标准控制组(130~140mmHg)和未控制组(>140mmHg)。结果显示,与标准控制组相比,未控制组和极严格控制组的心肌梗死性死亡或脑卒中风险显著升高(OR 1.5;P<0.0001;OR 2.1;P=0.005),而严格控制组不良心血管预后风险与标准控制组相似(OR 1.08;P=0.39)。这一结果显示,对糖尿病患者过度强化降压治疗并不能较标准治疗进一步降低心肌梗死和脑卒中,反而有增加全因死亡的风险。强烈提示高危高血压患者的降压治疗并非血压水平越低越好。

2009 年欧洲高血压学会对其高血压指南的再评价中反思了既往过度强调降压治疗追求更低血压水平的趋势,对降压范围进行了新的界定,提出对于高危人群,血压应控制在 130/80mmHg 以下,而且不应低于 120/70mmHg。

3.如何优化降压——降低血压变异性

血压变异性是指一定时间内血压波动的程度。通常以不同时间多次血压读数的标准差、变异系数,或独立于均值的变异系数等来表示。根据观察周期的长短,血压变异分为短时血压变异和长时血压变异,前者指 24 小时内(通过动态血压监测)的血压变异性,后者指数周(家庭血压监测)或数月乃至数年(随访间)内的血压变异性。近期发表的 ASCOT-BPLA 研究19257 例高血压患者的血压数据分析考察了长时血压变异性,结果显示钙拮抗剂氨氯地平和β受体阻滞剂阿替洛尔对 BPV 具有截然不同的作用,至少部分地诠释了两种基础降压药物对脑卒中风险作用的差异。对受试对象为既往有短暂性脑缺血发作患者的 TIA 和 UK-TIA 研究数据分析显示,收缩压变异性越大,脑卒中风险越高。ASCOT-BPLA 研究的 BPV 分析同样显示,降压治疗后,相对于血压水平平均值,血压变异性具有更强的脑卒中和冠脉事件风险预测价值,随访期间收缩压变异性和最大收缩压是独立于平均收缩压的强预测因子。不同类降压药物对血压变异性的作用亦不同。另一项荟萃分析比较不同类别的降压药物对于收缩压变异性的影响,纳入了钙拮抗剂、ACE 抑制剂、血管紧张素受体拮抗剂及β受体阻滞剂、利尿剂等各种降压药物对收缩压标准差影响的所有 389 项随机对照研究进行汇总分析,与其他药物相比,钙拮抗剂可降低收缩压变异性:变异比为 0.81,95% 可信区间为 0.76~0.86,P<0.0001;与安慰剂相比,钙拮抗剂减少收缩压波动的作用最大。结果表明,钙拮抗剂组收缩压变异性最小,脑卒中风险最低,而几类药物的收缩压变异性无显著差异。

血压变异性有可能成为新的高血压诊断指标,亦可能成为预测心血管风险的另一指标,对心脑血管事件进行风险预测,并且还可用来选择降压药物。鉴于 CCB 类药物在降低血压变异性方面的优越性,建议<55岁的高血压患者也应将CCB类药物作为初始降压治疗药物的选择之一。

ASCOT-BPLA研究针对高血压患者选用2种降压方案:一组给予钙拮抗剂氨氯地平联合血管紧张素转化酶抑制剂(ACEI)培哚普利;另一组给予β受体阻滞剂阿替洛尔联合利尿剂苄噻嗪。随访5.5年结果显示:β受体阻滞剂联合利尿剂方案在血压的稳定性、预防脑卒中和心血管事件方面均劣于钙拮抗剂联合ACEI。钙拮抗剂优于β受体阻滞剂,这可能相当大程度上归益于钙拮抗剂组患者血压变异性的降低。血压变异性与心肌梗死和其他冠状动脉事件的风险有直接关联。研究者最后提出今后降低血压变异性将成为治疗高血压病的主要目标,更多关注血压控制的平稳性,而不是仅仅关注血压降低的平均水平。

4.联合降压药物的优化选择

目前临床使用的抗高血压药物单独治疗所可能获得降压达标率不足50%。在新近发表的ASCOT研究中,分别仅有15%和9%的高血压患者在接受单一钙拮抗剂氨氯地平或β受体阻滞剂阿替洛尔后达到血压控制目标。根据已有的临床资料,超过60%的高血压患者需要至少2种以上的抗高血压药物联合治疗才能达到血压控制。

联合抗高血压药物治疗能够以分别较小的剂量获得与单一药物加倍剂量相似或更大的降压幅度,因而大大提高抗高血压药物治疗的降压达标率。在多个抗高血压药物的临床试验中,对轻中度(一级和二级)高血压患者,联合抗高血压药物的降压达标率均达到70%以上;对重度(三级)高血压患者,能获得更好的疗效,降压幅度更大,血压控制达标率更高。同时,由于使用分别较小的剂量以及药物作用机制不同,临床不良反应发生率降低,长期接受治疗的安全性和耐受性显著提高。

ACCOMPLISH研究是第一项研究联合药物在高血压初始治疗中疗效随机双盲前瞻性研究(n=10704),该研究比较了贝那普利/氨氯地平和贝那普利/氢氯噻嗪联合治疗的降压效果及其对临床转归终点事件的影响。其初始剂量分别为20mg/5mg和20mg/12.5mg,最大剂量为40mg/10mg和40mg/25mg,比较了两组间的降压效果和心血管事件发病率和死亡率。

在接受研究规定的联合药物治疗6个月后,平均收缩压和基线时相比出现了较大幅度的下降,从145.5/80.2mmHg降至132.5/74.3mmHg,血压达标率高达73%,与之相对应的是基线时有高达61.1%的患者收缩压≥140mmHg。近92%的受试患者需要较大剂量的联合药物治疗。

可见,无论是ACE抑制剂联合利尿剂还是ACE抑制剂联合钙拮抗剂,均能获得良好的降压效果。即使对基线血压并不很高或已得到一定程度控制的高血压患者,在以ACE抑制剂为基础的联合降压治疗中,都能进一步获得更好的血压控制,降压达标率显著提高。

ASCOT降压研究比较了阿替洛尔+苄氟噻嗪(噻嗪类利尿剂)与氨氯地平+培哚普利两种不同降压药物联合治疗策略对高血压患者的影响。研究结果显示,与阿替洛尔+苄氟噻嗪组患者相比,氨氯地平+培哚普利的降压作用更强,该组患者平均收缩压和舒张压分别比前者降低了2.7mmHg和1.9mmHg;心脑血管死亡、心肌梗死和脑卒中减少了23%,心血管原因的死亡减少了24%;所有原因死亡率减少了11%(P=0.025)。与既往降压药物临床研究中显示的平均收缩压降低1mmHg可使病死率降低1%相比,ASCOT研究中氨氯地平+培哚普利组总病死率减少11%显然不是完全由平均收缩压降低2.7mmHg引起的。该研究提示,不同降压药物的联合治疗可带来临床转归获益的显著差别。ASCOT研究中,各亚组患者,无论年龄、性别、是否吸烟、肥胖,是否存在左心室肥厚、糖尿病、血管疾病史、肾功能异常,以及是否有代谢综合征表现,都能从钙拮抗剂＋ACE抑制剂的联合降压药物治疗中获得一致的、更大的益处。因此,在降压药物的长期治疗过程中,在获得相似降压效果的基础上,使用ACEI或ARB进一步抑制RAS系统的活性,可获得更强的保护高血压患者、改善预后、延长患者寿命等重要益处。

无独有偶,ACCOMPLISH研究结果发现无论是贝那普利十氢氯噻嗪,还是贝那普利＋氨氯地平,血压控制率较基线的37.2%和37.9%均有显著大幅度提高,分别达到72.4%和75.4%,而两组间收缩压平均相差仅仅0.9mmHg时,钙拮抗剂＋ACE抑制剂组进一步显著降低心血管事件风险达20%(P＝0.0002)。ACCOMPLISH研究中氨氯地平＋贝那普利的联合方案不仅达到了非常卓越的血压控制率,并且为高血压患者采用联合治疗减少心血管事件提供了更佳选择。

目前优先推荐ACE抑制剂或ARB＋钙拮抗剂以及ACE抑制剂或ARB＋利尿剂的联合。亦可采用β受体阻滞剂＋利尿剂,钙拮抗剂＋利尿剂,二氢吡啶类钙拮抗剂＋β受体阻滞剂,肾素抑制剂＋利尿剂,肾素抑制剂＋ARB,利尿剂＋保钾利尿剂等。不建议下列联合:ACE抑制剂＋ARB,ACE抑制剂或ARB＋β受体阻滞剂,非二氢吡啶类钙拮抗剂＋β受体阻滞剂,中枢性降压药＋β受体阻滞剂。

5.高血压患者的调脂和抗血小板治疗

在采取抗高血压药物治疗以及生活方式改变的同时,应考虑使用低剂量阿司匹林(100mg)和降脂药物作为综合降低心血管危险的一部分,以获得更大的心血管危险降低。在接受治疗的高血压患者中,收缩压降低至＜150mmHg后,低剂量阿司匹林能降低心肌梗死达36%,而不增加颅内出血的危险。

对存在其他心血管危险因素,并且平均低密度脂蛋白胆固醇为3.38mmol/L中度高血压的患者,在抗高血压药物治疗方案的基础上,加用10mg阿托伐汀可减少36%的致死性和非致死性心肌梗死,并且致死性和非致死性脑卒中减少27%。因此,对此类患者必须给以他汀治疗,将其低密度脂蛋白胆固醇降低至目标值2.6mmol/L以下。

6.降压药物与新发糖尿病

肥胖和高血压均为糖尿病的强大危险因素,并且糖尿病进展将急剧增加高血压相关的心血管危险。已经有大量一致的证据表明,新发糖尿病的危险进一步受抗高血压药物种类的选择所影响。这种危险在使用大剂量噻嗪类利尿剂和标准剂量β受体阻滞剂,尤其是利尿剂与β受体阻滞剂联合治疗后显著增大;钙拮抗剂可能不增加新发糖尿病的危险;而ACE抑制剂或血管紧张素受体拮抗剂以及α受体阻滞剂均能降低此危险。

然而,抗高血压药物相关的糖尿病发病率变化对心血管终点的重要性仍是一个争议颇大的题目。在ALLHAT试验里,不同药物治疗组间血糖水平的绝对差异很小,并且对噻嗪类利尿剂的降压所获心血管保护似乎没有不良影响。另一方面,大多数临床试验为期5年,而5年对考察新发糖尿病的心血管并发症可能为时过短,因为一般需要20年或者更长的时间糖尿病的心血管并发症才能表现出来。对高血压合并糖尿病前期的患者以及需要终身服用降压药物的年轻高血压患者,现在已有比传统的 β 受体阻滞剂与噻嗪类利尿剂联合更好的药物可供选用。

与其他降压药物相比,ARB 和 ACE 抑制剂具有更好的改善胰岛素抵抗作用。然而,DREAM 研究表明,与安慰剂相比,大剂量雷米普利(15mg/d)并不能降低糖耐量异常患者新发糖尿病的风险。与此相反,迄今为止规模最大的前瞻性糖尿病预防研究——NAVIGATOR(那格列奈和缬沙坦对糖耐量异常患者预后影响的研究)研究显示,在严格生活方式干预基础上,降压药物缬沙坦进一步降低糖耐量异常人群新发糖尿病风险 14%,显著降低空腹及糖负荷后 2 小时血糖水平。NAVIGATOR 研究为缬沙坦改善胰岛素抵抗的作用提供了充分、坚实的循证医学证据。NAVIGATOR 研究证实,在采取了严格的治疗性生活方式改变的基础上,缬沙坦在长期降压治疗的同时,能够显著降低糖耐量异常患者新发糖尿病的风险。

第三节　妊娠期高血压综合征

高血压并发于 10%~15% 的妊娠期妇女,它是早产、胎儿宫内生长延迟(IUGR)、羊膜早破以及围生期死亡的第二位因素。妊娠期的高血压可以是原先已存的原发性高血压和继发性高血压,也可以人类妊娠特有的妊娠高血压和先兆子痫。妊娠期的高血压具有特有的血流动力学基础和分子生物学基础,可给孕妇和胎儿带来了巨大的风险和后遗症。妇女在妊娠期间所特有的循环系统适应性及代偿机制使得诊断高血压变得异常的困难。尽管有临床治疗指南可依,但是在抗高血压药物的选择和血压控制目标领域仍然是一个研究热门课题,至今尚无明确的妊娠期高血压的具体治疗方法和血压控制的目标。在大多数无高血压靶器官受损的妊娠期的高血压患者,严格的血压控制似乎没有多大的益处;但是当收缩压升高到 170mmHg 或舒张压升高到 110mmHg 时,高血压脑病的发生在所难免,这时需要紧急处理,治疗的目标应该是避免血压升高到以上水平并及时的识别先兆子痫,因为当出现以上事件时疾病将会逐渐地演变为多器官功能衰竭以及威胁到母子生命的并发症。在治疗的药物选择上要考虑胎儿的安全,如 ACEI 和 AT1 受体阻断药为妊娠妇女禁忌,同时还应充分满足妊妇的意愿,以期达到治疗的最优结果。

一、病因

妊高征的发病原因,至今尚未阐明。简介发病有关因素及主要的几种病因学说。

(一)妊高征发病的有关因素

根据流行病学调查发现,妊高征发病可能与以下几种因素有关:①精神过分紧张或受刺激致使中枢神经系统功能紊乱时;②寒冷季节或气温变化过大,特别是气压高时;③年轻初孕妇或高龄初孕妇;④有慢性高血压、肾炎、糖尿病等病史的孕妇;⑤营养不良,如低蛋白血症者;⑥体型矮胖即体重指数[体重(kg)/身高(cm)^2×100]>0.24;⑦子宫张力过高,如羊水过多、双胎、糖尿病巨大儿及葡萄胎等;⑧家庭中有高血压史,尤其是孕妇之母有妊高征史者。

(二)病因学说

1.子宫-胎盘缺血学说

本学说最早由 Young 提出,认为临床上本病易发生于初孕妇、多胎妊娠、羊水过多,系由于子宫张力增高,影响子宫的血液供应,造成子宫-胎盘缺血、缺氧所致。此外,全身血液循环不能适应子宫-胎盘需要的情况,如孕妇有严重贫血、慢性高血压、糖尿病等,亦易伴发本病。亦有学者认为子宫-胎盘缺血并非疾病的原因,而是血管痉挛的结果。

2.神经内分泌学说

肾素-血管紧张素-前列腺素系统的平衡失调可能与本病的发生有一定关系。过去认为妊高征患者的血循环内有大量肾素(renin),从而使血管紧张素 Ⅱ(A Ⅱ)含量增加,A Ⅱ 使血管收缩,血压升高,并促进醛固酮的分泌,从而增加肾小球回收钠离子。然而,近年来已证实妊高征患者血浆内肾素及 A Ⅱ 含量均较正常孕妇低,特别是重症患者的含量更低。因此,认为妊高征的发病可能与机体对 A Ⅱ 的敏感性增强有关。

前列腺素(PG)与妊高征发病有关,除已确认前列腺素 E_2(PGE$_2$)具有结抗 A Ⅱ 在血管壁肌纤维的作用而使血管扩张及前列腺素 F2α(PGF2α)具有较强的血管收缩作用外,近年来又发现两种新的前列腺素类似物,即前列环素(PGI$_2$)及血栓素 A_2(TXA$_2$)对妊高征的发病可能更具有重要意义,PGI$_2$ 具有抑制血小板凝集及增强血管扩张作用;TXA$_2$ 则具有诱发血小板凝聚及增强血管收缩作用。正常妊娠时,二者含量随妊娠进展而增加,但处于平衡。妊高征时,PGI$_2$ 量明显下降,而 TXA$_2$ 量增高,从而使血管收缩、血压升高并可能引起凝血功能障碍。有资料表明,PGI$_2$ 的减少先于妊高征临床症状的发生,提示 PGI$_2$ 的减少可能参予妊高征的发生。

3.免疫学说

妊娠被认为是成功的自然同种异体移植。正常妊娠的维持,有赖于胎母间免疫平衡的建立与稳定。从免疫学观点出发,认为妊高征病因是胎盘某些抗原物质免疫反应的变态反应,与移植免疫的观点很相似的。从妊高征的免疫学研究发现,母体血浆的 IgG、补体价均低下,而夫妻间组织相容性抗原(HLA)不相容增高。这种 HLA 不相容可能与妊高征的发生有一定关系。有资料表明,妊高征患者 HLA 抗体的检出率明显高于正常妊娠。然而,不是每一例妊高征患者均能查出 HLA 抗体,甚至有重症患者检不出 HLA 抗体。因此,本病与免疫的关系仍未完全明确。

4.慢性弥散性血管内凝血(DIC)学说

妊高征时,特别是重症患者有出血倾向,有各种凝血因子不同程度的减少及纤维蛋白原降解产物(FDP)明显增高,肾的病理检查发现肾小球血管内皮细胞及基底膜有前纤维蛋白沉着以及胎盘梗死等慢性 DIC 所致的改变。但 DIC 是本病病因还是结果,尚难判明。

5.其他

近年对妊高征病因的研究又有新进展,如内皮素、钙、心钠素以及微量元素等,其中以血浆内皮素及缺钙与妊高征的关系较为瞩目。

(1)妊高征与血浆内皮素:内皮素(ET)是血管内皮细胞分泌的一种多肽激素,是强有力的血管收缩因子。ET 与 TXA$_2$ 和血管内皮细胞舒张因子(EDRFs)与 PGI$_2$,正常时保持动态平衡,控制机体的血压与局部血流。妊高征时,患者体内调节血管收缩的 ET 和 TXA$_2$ 增加,而调节血管舒张的 EDRFs 和 PGI$_2$ 却减少,使血管收缩与舒张的调节处于失衡。

(2)缺钙与妊高征:近年认为妊高征的发生可能与缺钙有关。有资料表明,人类及动物缺钙均可引起血压升高。妊娠易引起母体缺钙,导致妊高征发生,而孕期补钙可使妊高征的发生率下降。因此,认为缺钙可能是发生妊高征的一个重要因素,其发生机理尚不清楚。此外,尿钙排泄量的检测可作为妊高征的预测试验。

(3)疱疹病毒与妊高征:据《英国妇产科学杂志》消息,一项由南澳大利亚脑瘫研究组、阿德雷德大学儿科和生殖健康学院、妇女儿童医院微生物学和感染病学分部共同进行的研究首次揭示了病毒感染,尤其是疱疹病毒感染,可能与妊高征和早产具有相关性。

二、临床表现

(一)轻度妊高征

主要临床表现为血压轻度升高,可伴轻度蛋白尿和(或)水肿,此阶段可持续数日至数周,或逐渐发展,或迅速恶化。

1.高血压

孕妇在未孕前或 20 周前,血压(即基础血压)不高,而至妊娠 20 周后血压开始升高≥18.7/12kPa(140/90mmHg),或收缩压超过原基础血压 4kPa(30mmHg),舒张压超过原基础血压 2kPa(150mmHg)。

2.蛋白尿

蛋白尿的出现常略迟于血压升高,量微少,开始时可无。

3.水肿

最初可表现为体重的异常增加(隐性水肿),每周超过 0.5kg。若体内积液过多,则导致临床可见的水肿。水肿多由踝部开始,渐延至小腿、大腿、外阴部、腹部,按之凹陷,称凹陷性水肿。踝部及小腿有明显凹陷性水肿,经休息后不消退者,以"＋"表示;水肿延及大腿,以"＋＋"表示;"＋＋＋"指水肿延及外阴和腹部;"＋＋＋"指全身水肿或伴腹水者。

(二)中度妊高征

血压超过轻度妊高征,但不超过 21.3/14.6kPa(160/110mmHg);尿蛋白(＋)表明 24 小时内尿内蛋白量超过 0.5g;无自觉症状。

(三)重度妊高征

为病情进一步发展。血压可高达 21.3/14.6kPa(160/110mmHg)或更高;24 小时尿内蛋白量达到或超过 5g;可有不同程度的水肿,并有一系列自觉症状出现。此阶段可分为先兆子痫和子痫。

1.先兆子痫

在高血压及蛋白尿等的基础上,患者出现头痛、眼花、恶心、胃区疼痛及呕吐等症状。这些症状表示病情进一步恶化,特别是颅内病变进一步发展,预示行将发生抽搐,故称先兆子痫。

2.子痫

在先兆子痫的基础上进而有抽搐发作,或伴昏迷,称为子痫。少数病例病情进展迅速,先兆子痫征象不明显而骤然发生抽搐。子痫典型发作过程为先表现眼球固定,瞳孔放大,瞬即头扭向一侧,牙关紧闭,继而口角及面部肌颤动,数秒钟后发展为全身及四肢肌强直,双手紧握,双臂屈曲,迅速发生强烈抽动。抽搐时呼吸暂停,面色青紫。持续1分钟左右抽搐强度减弱,全身肌松弛,随即深长吸气,发出鼾声而恢复呼吸。抽搐临发作前及抽搐期间,患者神志丧失。抽搐次数少及间隔长者,抽搐后短期即可苏醒;抽搐频繁持续时间较长者,往往陷入深昏迷。在抽搐过程中易发生种种创伤。如唇舌咬伤、摔伤甚至骨折,昏迷中呕吐可造成窒息或吸入性肺炎。

子痫多发生于妊娠晚期或临产前,称产前子痫;少数发生于分娩过程中,称产时子痫;个别发生产后24小时内,称产后子痫。

三、并发症及其防治

1.妊高征心脏病的临床表现

在重度妊高征基础上,心脏前负荷即舒张末期心室容量不足则出现尿量减少、脉搏加快,此时如盲目扩容治疗可致肺动脉高压、急性肺水肿而有全心衰竭表现,如气急、发绀、端坐呼吸、咳嗽、吐大量粉红色泡沫样痰;体检时心率可达160～180次/分,心尖区闻及Ⅱ～Ⅲ级收缩期杂音或奔马律,两肺有湿啰音;X线胸片可见心脏扩大,肺纹增粗;心电图示有ST段压低和(或)T波倒置。心力衰竭先兆的表现为轻度咳嗽或夜间咳呛,易被临床医师忽视,误认为上呼吸道感染。此外,常有体重急剧增加而下肢水肿很轻,这种隐性水肿也易被忽视,对此必须予以重视。

2.脑血管的临床表现

并发脑出血的妊高征患者在发病前数天或数小时内有以下前驱症状:头痛、眩晕或昏厥、运动或感觉障碍,视力模糊,脑血管意外一旦发生,则可头痛、眩晕加剧,有喷射性呕吐、大小便失禁、偏瘫、意识模糊或昏迷、局限性或全身性抽搐、瞳孔缩小或两侧不等大、对光反射消失。有此典型表现时诊断并不困难,如何早期诊断以改善预后则至关重要。

3.HELLP综合征的临床表现及实验室指标变化

典型的临床表现为乏力,右上腹部不适或疼痛,最近体重过度增加及其他一些描述的症状和体征。少数患者可有黄疸、视力模糊、低血糖、低血钠及肾源性尿崩症。患者常因子痫抽搐、牙龈出血和右上腹或腹侧部严重疼痛及血尿而就诊,也可有恶心、呕吐及上消化道出血或便血者。

实验室检查:贫血呈轻、中或重度,但网织红细胞＞0.005～0.015,外周血涂片可见异形红细胞、钢盔形红细胞、棘红细胞、裂红细胞与三角形红细胞碎片。血小板计数＜100×10⁹/L,重症患者可以＜50×10⁹/L(＜50000/mm³)。乳酸脱氢酶(LDH)＞600IU/L者,必须测血纤维蛋白原及纤维蛋白降介产物(FDP),并需测凝血酶原时间和部分凝血活酶时间。凡妊高征患者必须常规查血小板及肝功能,有异常者即当考虑本症。

4.妊高征并发肾功能衰竭的病程特点:典型的病程可分 3 期:

(1)少尿期的表现为:①水潴留或水肿;②高血压;③心力衰竭或急性肺水肿;④高血压钾及相应的心律失常;⑤高血镁;⑥代谢性酸中毒;⑦出现尿毒症的症状;⑧继发感染。

(2)多尿期:当由少尿期进入我尿期时,如尿量开始超过每日 1000mL 即可算进入多尿期。尿量可为缓慢递增或突然骤增,为期可长达 2～3 周。本期尿量虽多,而氮质潴留等症状可以仍然存在甚或继续加重。在多尿期常伴有脱水、低钠、低钾等严重水盐代谢紊乱,所以必须特别注重。

(3)恢复期:尿量恢复正常,症状好转或消失,体力及肾功能逐渐恢复,但肾功能恢复较慢。

部分患者可呈非少尿型 ARF,这些患者病情较轻,治愈率亦较高,由于有时临床表现不明显而被漏诊,致引起严重并发症,甚至延误抢救时机而危及患者,故应当引以为戒。

妊高征患者产后血压突然下降,患者面色苍白伴大汗淋漓。如产妇无失血及产道损伤,也无引起休克的其他原因而出现上述症状,则当考虑这种少见的产后血液循环衰竭。

5.弥散性血管内凝血

妊高征与弥散性血管内凝血(DIC)的关系:妊高征特别是先兆子痫及子痫患者与 DIC 的关系密切。

6.产后血液循环衰竭

妊高征患者产后并发血液循环衰竭极为少见,如果发生则多在产后 30 分钟之内,产后超过 24 小时者则不属此症。

7.妊高征并发胎盘早期剥离

妊高征并发胎盘早期剥离的典型症状与体征在临床上发生,诊断并无困难。但不典型者,特别是在妊娠 34～35 周,如果既非羊水过多亦非双胎妊娠,而有子宫张力较高,宫缩不明显,临床医师常多考虑为妊高征先兆早产而予以硫酸镁治疗,以求达到解痉和抑制宫缩的目的;却未考虑胎盘附着在子宫后壁的早期剥离,此点至为重要。所以对于中、重度妊高征患者如有原因不明的子宫张力高者,应 B 超检查其胎盘是否在子宫后壁,结合临床表现,有助于正确诊断和处理

四、治疗措施

由于妊高征的病因至今未明,故至今仍是根据其好发因素以及病理生理变化特点采取解痉、降压、利尿及适时终止妊娠等原则治疗。

(一)解痉药物硫酸镁的应用

硫酸镁仍为治疗妊高征的首选药物。国内外临床实践证明,硫酸镁仍为最好的解痉药物;在治疗先兆子痫及子痫时,仍为首选药物,可以很好的控制和预防子痫的发作。硫酸镁的剂量与结药途径:国内外对于硫酸镁的应用剂量至今未能统一。

1.使用硫酸镁的注意事项

(1)重度妊高征患者特别是较长时期的低盐甚或无盐饮食,可并发低钠血症,治疗过程中可有呕吐,致钠盐的进一步丢失和酸中毒,临床表现为呼吸深而慢,肌无力,膝腱反射减弱或消

失,尿量减少,胎心率减慢,易被误认为镁中毒。此情况下,即不可再盲目大剂量使用硫酸镁,也不得单纯临床观察,需立即测血清镁及常规的电解质,并进行心电图监测,决定进一步处理。

(2)注意尿量、膝反射和呼吸,此3项为观察镁中毒的首要指标。Chesley还强调在行硫酸镁静脉滴注时,除以上3项之外,必得定时听心律和心率,因为Mg^{2+}可使房室传导受阻,故不可忽视。

(3)在硫酸镁作用高峰时,慎加用呼吸抵制药物,必要时亦需减少剂量,以免呼吸抵制。

(4)伴有心肌病存在时,必须慎用硫酸镁,因可有低排高阻性心力衰竭甚或心脏停搏。对于有瓣膜病变的心脏病患者伴有妊高征时,虽不禁用硫酸镁,但必须注意静脉滴注速度和补液量。

(5)静脉滴注优于推注,后者需稀释硫酸镁浓度至5％～8％,推注必得缓慢,单位时间浓度过高亦可引起镁中毒。

(6)必得注意体重与剂量的关系与流向速度。凡体重较轻者,不可在短时间内使用大剂量硫酸镁,以免中毒。Prichard在1984年资料中指出,一子痫患者体重56kg,抽搐未能控制,乃静脉推注2g,子痫抽搐仍未控制,又追加硫酸镁2g静脉注射,计在2小时内,共用硫酸镁20g之后,患者抽搐停止,但心跳、呼吸亦停止而死亡。Prichard此后又遇到2例相同病例,仍用同样剂量的硫酸镁,同样发生心跳呼吸停止,然而因作好了所管插管、用氧等抢救工作,并及时应用葡萄酸钙静脉推注,终于挽救了此2例孕妇的生命。Prichard通过以上3个病例的教训,特别强调了应用硫酸镁时,必得注意体重与剂量和应用速度之间的关系,这一问题是非常重要的,需引以为戒。

(7)凡使用大剂量硫酸镁静脉及肌内注射者,必须行血清镁值测定,以决定是否应用。尽管如Anderson报道硫酸镁每天可用44g,连续4天,无不良反应,而且效果很好。但我们国家的孕妇一般体重均在60kg,以不超过30g/d为宜;24小时后可考虑减量。

(8)在重复或持续静脉滴注硫酸镁时,除监护膝反射外,应精确监护尿量,至少100mL/4h,即≥25mL/h,而且需严禁由患者家属来记录尿量,以免发生错误,对患者的处理不利。

(9)连续静脉滴注硫酸镁时,患者常感胎动消失或减弱,遇有此现象当停药1～2天进行观察。如属硫酸镁所致,则在停药后胎动可恢复;反之则应考虑为胎儿-胎盘功能不全所致。在有胎动减弱时,应测脐动脉血流量,以助判断胎儿宫内缺氧情况。

2.扩张血容量疗法

在重度妊高征患者有不同程度的低血容量。在血容量下降同时常伴有不同程度的血粘稠度增加和血液浓缩,必导致子宫胎盘血流灌注不良,严重者可致先兆子痫或子痫,患者出现低排高阻抗性心力衰竭,所以对重症患者伴有血浆和全血粘度增加者应予扩容治疗。

(1)扩容治疗的原则

可概括为:解痉基础上扩容,扩容之后继脱水,提高胶体渗透压,适时分娩保母婴。

因为妊高征特别是重症患者常伴有低血浆蛋白,肺小动脉痉挛,肺楔形压(PAWP)升高,所以易于发生肺水肿,因而在扩容治疗前及治疗时须注意心电图监护以及脉搏、血压、尿量及肺部听诊等。如未注意提高胶体渗透压而只予以输入大量晶体溶液,有时反可导致肺水肿。

（2）扩容治疗的优点

①增加血容量，改善组织灌注。

②改善微循环淤滞，增加脑血流量，改善脑组织缺氧。由于微循环灌注好转，则有助于防止弥散性血管内凝血的发生。

③子宫胎盘血流灌注增加，胎儿-胎盘功能好转，胎儿宫内缺氧情况改善，围生儿死亡率降低。

（3）扩容治疗的指证和禁忌证

①单纯采用扩容疗法的指征：按上海第二医科大学新华医院的标准，凡血细胞比容＞0.35，全血粘度比值＞3.6，血浆粘度比值＞1.6～1.7者，均应予扩容治疗。

扩容后给予脱水剂：即有脑水肿表现者，如剧烈头痛、恶心、呕吐等，有视网膜水肿或伴渗出物者，扩容治疗后，每小时尿量＜25～30mL，需鉴别肾功能情况，一般采用25％甘露醇250mL快速静脉滴注，如尿量增加，提示血容量不足，而非肾功能不全或肾功能衰竭，可继予扩容治疗，补足血容量。如尿量仍不增加，提示肾功能不全，则应严格限制入水量，需按肾功能衰竭治疗。

②扩容治疗的禁忌证：有肺水肿或心功能衰竭先兆者，或肾功能不全者均属禁忌。另外，在未了解红细胞比容及尿比重之前，亦忌快速扩容治疗。

（4）扩容剂的选择：由于妊高征严重程度不同，血液浓缩情况也各有差异，而贫血程度及尿蛋白的丢失等都需选择不同的扩容制剂，目前仍为胶体溶液和晶体溶液两大类。

（5）影响扩容治疗效果的因素

①扩容剂选择使用不恰当：在重度妊高征患者中多有高血粘度、血液浓缩，可根据化验结果予以右旋糖酐-70或右旋糖酐-40、平衡液，以增加和稀释血液。当胶体渗透压＜2.7kPa时，治疗应采用胶体液治疗（人体白蛋白或全血）不可用右旋糖酐或其他晶体液。

②输入速度及量不足或过多，均可影响疗效。所以在治疗前、后及疗程结束后，必须测定红细胞压积、尿比重、A/G比值、血液流变学指标，并结合临床表现以判断其效果。

3.降压药物的应用

（1）用药原则：①以不影响心排出量、肾血流量与胎盘灌注量为原则；②凡舒张压≥14.7kPa（110mmHg）者当予以静脉滴注。

（2）肼苯哒嗪（apresoline）：可阻断α-受体，使外周血管扩张而血压下降。优点是使心排出量增加，肾、脑血流增加，其不良反应为心率加快，面部潮红，伴有恶心、心悸等不适。剂量为12.5～25mg加入葡萄糖液250～500mL，静脉滴注，一般为每分钟20～30滴，血压维持在18.6～12.0kPa（140/90mmHg）即需减慢滴速，以维持之。

（3）柳胺苄心啶：为水杨酸氨衍生物，对α、β肾上腺素能受体有竞争性拮抗作用。优点为降压作用良好，血管阻力降低，肾血流量增加而胎盘血流量无减少，并有促进胎儿胎成熟、减少血小板消耗和增加前列环素水平等作用。静脉滴注时，血压可渐下降，但无心悸、潮红、呕吐等不良反应，较肼苯哒嗪更为患者所接受。剂量：50mg或100mg加5％葡萄糖液500mL静脉滴注，每分钟20～40滴，根据血压调整滴速，5天为一疗程。血压稳定后，可改口服100mg，每日3次。

（4）硝苯地平：为钙离子慢通道拮抗剂。可阻止细胞外钙离子穿透细胞膜进入细胞内，并柳制细胞内在肌浆网的钙离子释放进入细胞质。肌原纤维 ATP 酶存在于细胞质内，阻止钙离子进入细胞质，继之阻止 ATP 酶的激活及 ATP 的解裂，中断了平滑肌收缩所需的能量来源。药理作用的结果是使全身血管扩张，血压下降。另由于平滑肌收缩受抑制，所以对妊高征伴有稀弱宫缩者不仅使血压下降，而且有助于防止先兆早产。剂量：10mg 含舌下，每日 3 次或每 6 小时一次，24 小时总量不超过 60mg；7 天为一疗程，可用 3～5 个疗程，疗程之间，不必间歇。

经上述治疗后，平均动脉压可下降 1.6～2.8kPa（12～21mmHg），疗效较好，而且服用方便。少数患者可出现头晕、潮红、心慌等，但一般均可耐受，在用药 2～3 天后，症状自行消失，勿需停药。

（5）甲丙脯酸：为血管扩张素转换酶（ACE）抑制剂，其作用机制为 ACE 抑制因子使血管紧张素Ⅰ（AT-Ⅰ）不能转化成血管紧张素Ⅱ（AT-Ⅱ），从而达到降压作用，并有抑制醛固酮的作用。剂量为 12.5～25mg，每日 2 次口服，降压效果良好。由于可显著扩张血管，同时可扩张肾血管，增加肾血流量，且无不良反应，比另一种降压药——壬肽抗增压素的降压作用强 10 倍，所以妊高征者使用甲丙脯酸更为简便有效。

（6）硝普钠：少数重度妊高征患者血压很高，经上述药物治疗未能控制者，可在严密观察下使用本药。硝普钠主要作用于血管平滑肌，扩张动静脉，降低外周血管阻力及降低心脏舒张末期压力，使血压迅速下降和改善心功能，增加心排出量。必须注意的是硝普钠静脉滴注后，可迅速透过胎盘进入胎儿循环，而且胎儿血内浓度比母体高，另外硝普钠代谢产物（氰化物）可与红细胞的氢基结合而有毒性作用。动物实验证明孕羊应用硝普钠静脉滴注，连续 24 小时后，可致羊仔因氰化物中毒而宫内死亡。所以对于重症妊高征患者只有在其他降压药物无效时，为母体安全而采用。或用于产后重症患者控制血压。剂量：50mg 加 5％葡萄糖液 500mL，相当于每毫升含硝普钠 100μg，开始 6 滴/分钟，以后每分钟增加 2 滴（即 12μg），直至出现满意的降压效果为止，一般使血压控制在 18.7/12～13kPa（140/90～100mmHg）左右，并需要 5～10 分钟测量血压一次，最大剂量为 100mg/24 小时。

注意事项：

①硝普钠对光敏感，见光后可变蓝色，故需用黑纸或锡纸包遮注射瓶。

②降压作用极快，一般在滴注 2～3 分钟后即见效，故需每 5 分钟测血压一次，待调整滴速至降压效果满意后，可改为每 10 分钟测血压一次。舒张压应维持在 12～13kPa（90～100mmHg），不可过低。

③硝普钠的直接代谢产物可氰化物，肝功能严重损害者应慎用。

④因本药很快进入胎儿循环，故当患者血压下降，症状改善后，应尽快结束分娩，有利母婴安全。

（7）哌唑嗪：为 α-肾上腺素能受体阻滞剂，使小动脉扩张，外周血管阻力降低，血压下降，可使心脏前、后负荷降低，因而使左心室使终末期压力下降，改善心功能。首次剂量为 0.5mg，以后可改为 0.5～1mg，每日 3 次口服，并可逐加剂量。在服用第一次药物时，可能出现首次剂量现象，即在服药后发生较严重的头晕不适，但以后再服用时，即可无此反应。

(8)青心酮:化学名称为 3,4-二羟基苯乙酮,由秃毛冬青叶中分离、提取的一种有效成分,具有扩张血管,调节 PGI_2-TXA_2 的平衡作用,体内及体外用药对由 ADP 诱导的血小板聚集皆有抑制作用,而且作用迅速、毒副作用极少。剂量:100mg 加 5% 葡萄糖液 500mL,每日 2 次静脉滴注。

4.镇静剂的应用

(1)地西泮(安定):具有较强的镇静、抗惊厥、催眠、肌肉松弛等作用。对于子痫或临床表现即将发生抽搐的先兆子痫患者,可用地西泮 10～20mg 加入 25% 葡萄糖液 20～40mL,缓慢静脉推注,5～10 分钟内注毕,可迅速控制抽搐。如已用硫酸镁静脉注射者,则用地西泮 10mg 静脉注射为宜。对中度妊高征患者,亦可给地西泮 2.5mg,每日 3 次口服。由于地西泮可迅速经胎盘进入胎儿体内,而且即使是足月妊娠,其胎儿肾脏排泄地西泮的速度较慢,故易使胎儿体内积蓄地西泮,甚至出生后可在体内存留 1 周左右,因而可影响新生儿的吸吮作用和哺乳,所以应注意需避免长期服用地西泮。

(2)阿米妥钠:具有催眠和抗惊厥作用。对于已发生抽搐,经用硫酸镁未能控制者,可用阿米妥钠 0.2～0.5g 加 50% 葡萄糖液 20mL 静脉注射,5～10 分钟注毕。另需注意凡已用硫酸镁者,不宜多次使用阿米妥钠静脉注射,以免与硫酸镁协同作用而发生呼吸抑制。口服剂量为 0.1g,每 8 小时一次,临床上一般只用 1～2 天。

(3)吗啡:为较强的镇痛剂。子痫抽搐时,皮下注射 10～15mg 可较快见效。由于可抑制呼吸,致呼吸性酸中毒,降低排尿量,并可增加颅内压,故近年来已较少用于控制子痫的治疗。根据临床经验,对于重度先兆子痫患者,行剖宫产结束分娩后,予以吗啡止痛,可以收到防止产后子痫发作的效果,故仍是值得应用的。在山区、农村,遇有子痫患者转院治疗时,可先予吗啡 10～15mg 皮下注射,有利于途中安全。

(4)苯巴比妥及巴妥钠:具有一般巴比妥类药物的作用特点,大剂量有抗抽搐作用,如过量则有麻醉作用,甚至可抑制呼吸。本药的催眠作用较长,约 6～8 小时,常用剂量:口服 0.03～0.06g,每日 3 次,或用巴比妥钠 0.1～0.2g 肌内注射。

5.利尿及脱水剂的应用

妊高征者虽常伴有水肿,但近年来认为不可常规使用利尿剂。

(1)应用利尿剂的缺点

①可致电解质平衡失调,并可导致胎儿发生急性胰腺炎而死亡。

②可使胎儿血小板减少而易致出血。

③孕妇体重减轻但蛋白尿并无好转。

④使孕妇血液浓度,加重微循环障碍,造成临床表现有体重减轻,似乎病情好转的假象。

⑤应用利尿剂者,新生儿体重明显较对照组为轻。

⑥噻嗪类药物可使子宫收缩受抑制,而致产程延长。

(2)应用利尿剂的指征

①肺水肿、心力衰竭者。

②全身性浮肿者。

③血容量过高,重度贫血者。

对妊高征患者仅下肢水肿即予以口服利尿剂,仅医务人员的自我安慰,对病情无益。

(3)利尿剂的选择

①呋塞米(速尿):用于上述指征者,其作用部位可能在亨利襻升支,但对近曲小管也有一定作用。其特点为作用快,有较强的排钠、钾作用,因而可导致电解质紊乱和缺氧性碱中毒。

妊高征心力衰竭及肺水肿患者以利尿剂与洋地黄类药物同时应用,疗效很好。常用呋塞米 20～40mg 加 5％葡萄糖液 20～40mL,静脉注射,并可按病情予以重复使用,可有良效。剂量可酌情加大或改肌内注射均可。

②甘露醇:本品为脱水剂,亦为渗透性利尿药。静脉注射后,可以提高血浆渗透压,造成血、脑间的渗透压差,使脑内水分移向血循环,从而降低颅内压,减轻脑水肿。由于甘露醇不进入细胞内,故一般不致引起颅内压反跳现象。静脉快速滴注后,由肾小球滤过,极少由肾小管再吸收,在尿内排出甘露醇时,即带出大量水分。如肾功能不全及颅内压增高时,给予本药可有一定疗效。剂量为 20％甘露醇 200～250mL 或山黎醇 200～250mL,每 8 小时一次,或每日 2 次,于 15～20 分钟内迅速静脉滴注,但可致低钠血症,故必得定期检测血钾、钠等。

③心钠素(ANP):具有较强的排钠、利尿及扩张血管作用,因可抑制肾素-血管紧张素-醛固酮系统(R-A-A-S),故可改善肾功能,因心钠素对肾小管的抑制作用甚微,主要为增加肾血流量,对体内的电解质紊乱及酸碱失调有一定的纠正作用,对妊高征并发心肾功能不全者将为重要的药物之一。

④其他利尿剂:如氢氯噻嗪(双氢克尿塞)或氨苯喋啶等由于具有上述的特点,近来年多不主张广泛应用于妊高征患者。另需指出如妊高征心力衰竭、肺水肿者,忌用甘露醇。

总之,治疗妊高征的常用药物以解痉、降压为主,扩容、利尿需按病情、化验指标决定是否应用。

(二)中医认识治疗

1.按不同阶段辨证治疗

(1)轻度妊高征:均在门诊随访,适当休息,左侧卧位,不必限制钠盐摄入,夜间可酌用苯巴比妥以利睡眠。中药可用杞菊地黄汤加减,方剂为:生地 12g,山萸肉 9g,淮山药 12g,茯苓 12g,妙丹皮 6g,泽泻 12g,枸杞子 9g,菊花 12g,钩藤 12～30g(后下)。药方中以生地、山萸肉、枸杞子补肝肾之阴,淮山药、茯苓健脑利湿,丹皮凉血清热,菊花、钩藤清肝火,泽泻利水。用以上中药治疗可使症状好转,血压亦有不同程度降低。

(2)中度妊高征:行左侧卧位休息,可予解痉、镇静及口服降压药物。应用中药时可在杞菊地黄汤基础上加减少。

①镇痉药:羚羊角粉 300mg 吞服,或用地龙 9～12g,全蝎 1.5g(后下)。

②平肝潜阳药:龙骨 30g,牡蛎 30g,石决明 30g,珍珠母 30g。以上四味药均需先煎。

③育阴药:女贞子 12g,桑葚子 12g,旱莲草 12g,天冬 12g,麦冬 9g,元参 12g,龟板 12～15g。

④活血化瘀药:当归 9～12g,丹参 9～12g,赤芍 9g,大蓟 15～30g,小蓟 15g。

如经门诊治疗无效,则当按前述原则住院治疗。

(3)重度妊高征:对先兆子痫患者立即采取积极措施,防止发生子痫及其他严重并发症。

①绝对卧床休息,避免声光刺激。

②每2～4小时测血压一次,夜间为避免影响休息可减少一次血压测量。尿常规检查每日一次,准确记出入水量,同时须行眼底、心电图检查及血液生化测定。有条件者可行超声心动图检查,以利及早发现心功能异常。

③药物治疗:药物选择及应用均按前述方法进行。头痛明显者,提示颅内压增高,需先用20%甘露醇250mL,快速静脉滴注,另应同时测定血细胞比容、尿比重,有条件情况下测全血粘度及血浆粘度,以决定是否扩容治疗。对于有贫血、水肿严重而血细胞比容低值者,应予输血,或成分输血,或输白蛋白,同时予以利尿,则病情可明显改善。先兆子痫并发腹水者,予以人体白蛋白或胎盘白蛋白静脉滴注,隔日或每日一次,可有一定效果。但最重要的是短时期保守治疗后,应及时终止妊娠,病情可渐愈,且对母婴安全有益。不可一律等待孕36～37周再予以结束分娩,将导致胎死宫内及母体病情加剧。

(4)子痫的治疗:根据报道,子痫患者的死亡不外乎以下7种原因,即:①持久高血压危象、肾衰;②严重胎盘早期剥离、死胎;③急性肺水肿,心力衰竭;④抽搐致胃内容物吸入,引起通气障碍气;⑤过多药物应用致中毒;⑥治疗期间心跳骤停;⑦缺氧性脑病、脑出血。

(5)子痫的护理:对子痫患者的护理,与治疗有同样的重要性。首次应将患者置入单人蝉室,并要空气流通及亲属陪伴;保持绝对安静,避免一切声、光刺激。抽搐时,禁先用硫酸镁肌内注射,因为注射时的疼痛刺激即又可诱发抽搐。各种治疗,如注射针剂、导尿等均需动作轻揉,以减少刺激。丈夫在旁陪伴,有利消除患者的精神紧张。

为防止抽搐及昏迷时从床上摔下,需加用床挡。活动假牙需取出,并备妥包囊纱布的压舌板,以便及时放入患者口中,防止抽搐时咬破唇、舌。患者需取头低侧卧,以防黏液吸入呼吸道或舌头阻塞呼吸道。必要时,以吸引器吸出喉头黏液或吐出物,以免窒息。在昏迷未清醒时,禁止给予任何饮食和口服药,以防误入呼吸道,导致窒息或肺炎。另需精确记录出入量,注意瞳孔大小、呼吸及心率,每小时记录血压、脉搏、呼吸以及四肢运动情况、腱反射和子宫张力,有助及早发现脑出血、肺水肿及肾功能不全和有无临产。

2.适时终止妊娠

(1)引产指征:妊高征患者治疗后,适时终止妊娠为重要措施之一。

①重度妊高征积极治疗48～72小时无明显好转者。

②重度妊高征治疗好转,已≥36周者。

③妊高征病程已8周以上,特别是伴有原发性高血压或胎儿宫内发育迟缓而孕周已达36周以上者。

④子痫控制12小时以上者。

(2)终止妊娠方式

①凡子宫颈条件成熟者,可破膜引产。

②子宫颈条件不够成熟,但无胎儿窘迫表现,且病情好转者,可先用硫酸脱氢表雄酮100mg加注射用水20mL,静脉注射,促子宫颈成熟,再予人工破膜或缩宫素引产。

(3)引产后注意事项

①予以胎心监护仪持续监护。

②如有贫血或胎儿宫内生长迟缓或肝功能异常者,应争取行生物物理指标监测,以便及早发现胎儿是否有宫内缺氧,适当改变分娩方式。

（4）剖宫产指征

①凡病情严重,特别是平均动脉压≥18.7kPa(140mmHg)者。

②重症患者而子宫颈条件不成熟,不能在短期内经阴道分娩者。

③人工破膜引产失败者。

④胎儿-胎盘功能明显低下或 B 超检查生物物理指标评分在 6 分以下者。

⑤子痫反复发作,给足量的解痉、降压、镇静剂仍不能控制者。

⑥初产妇妊高征心脏病、肺水肿心衰控制后,也以剖宫产较妥。

（5）妊高征患者剖宫产注意事项

①以持续硬膜外麻醉为安全,但需左侧卧 15°以防子宫胎盘而流量降低。

②术后 24 小时内可继续用酸镁静脉滴注,对防止产后子痫有利。

③定时在术后 24 小时内予以哌替啶(杜冷丁)50mg,每 6 小时一次,防止伤口疼痛,并用缩宫素或小剂量麦角新碱肌内注射。在应用硫酸镁情况下,既达到减弱术后伤口疼痛,又可加强子宫收缩及防止子痫。

④最重要的是此等患者处在血液高凝状态,而选择性剖宫产子宫未开,所以极易发生宫腔积血。因而术后医生和护理人员要定时观察,注意脉搏、宫底高度和子宫质地。如未能警惕,只定时予以镇痛剂,可延误病情,甚至失去抢救时机,危及产妇生命。

（三）并发症处理

1.妊高征心脏病

（1）妊高征心脏病的处理:在早期诊断基础上,首先应纠正心脏低排出量和高阻抗(低排高阻),控制心衰和适时分娩。

①常用纠正低排高阻的扩血管药:酚妥拉明为 α-受体阻滞剂,使肺动脉扩张,降低肺高压,纠正缺氧。在用药同时,加用罂粟碱 30～60mg 溶于 50%葡萄液 20mL,静脉注射,以改善冠状动脉供氧。

硝普钠为平衡扩张动静脉,作用迅速,静脉滴注 2～5 分钟内出现作用,所以必须在严密监护下使用。在产前应用本药以不超过 24 小时为最安全,以免致胎儿氰化物中毒死亡。而产后妊高征心力衰竭则不受此限制。

②控制心力衰竭:在应用血管扩张药物的同时,必须应用快速洋地黄制剂以改善心肌状况,应予以负荷量。但每个患者的负荷量各异,达到负荷量的指标为:a.心率减慢至 80～90 次/分;b.肺部湿啰音减少,无端坐呼吸;c.尿量增多;d.肿大的肝脏回缩,压痛消失或好转;e.自觉症状好转。常用药物以去乙酰毛花苷(西地兰)为首选,0.4mg 加 25%葡萄糖液 20mL 缓慢静脉注射,2～4 小时后加用 0.2～0.4mg,总量可用 1.2mg。

③利尿剂的应用:静脉注射快速利尿药以呋塞米(速尿)为首选,40～60mg 加 25%葡萄糖液静脉缓注,短期内可使尿量增加,有利减少心脏负荷,并可重复使用。必须注意电解质平衡。

④镇静剂:对于严重妊高征心力衰竭患者可用吗啡 2mg(1/5 安瓿)加 10%葡萄糖液 10mL,静脉注射,最大剂量为 5mg,静脉滴注。患者可迅速转入安静,因为小剂量吗啡可抑制

过度兴奋的呼吸中枢及扩张外周血管,减轻心脏前、后负荷,并还有抗心律失常作用。所以在急性左心衰竭肺水肿抢救,可收良效。

⑤如尚未应用上述诸药,可用橡皮条轮流行双下肢大腿部结扎,以减少静脉回心血量。此法虽属古老,但在紧急状况下也可收到暂时效果。

(2)有关分娩问题:妊高征心力衰竭控制后,有人主张可待其自然临产,不必过早干涉。根据我们的实践经验,认为在心力衰竭控制后 24~48 小时如未临产,应根据具体情况予以引产或剖宫产。其理由是:妊娠不结束,仍可能再次发生心力衰竭。另外,因妊高征的病因未明,如不及时结束妊娠,妊高征仍可加剧,致胎儿宫内缺氧加剧,对母婴均不利,故需择期终止妊娠。

①剖宫产指征:凡初产妇子宫颈条件不成熟,胎儿中等大小,即使无头盆不称,但估计产程不能在数小时内结束分娩者,则妊高征心脏病本身即可作为剖宫产指征。有报道,当持续硬膜外麻醉下剖宫产时,舒张压及平均动脉压与麻醉前相比虽仅低 0.53~0.67kPa(4~5mmHg),但可使下肢静脉扩张,血压下降,心脏负担减轻。国内资料指出,以超声心动图观察阴道分娩和剖宫产时的心功能变化,发现阴道分娩者第二产程时心输出量增加 11.1%,胎儿娩出时心输出量下降 24.9%;而剖宫产术者,进入腹腔后心输出量上升 9.3%,胎儿娩出时,心输出量仅下降 5.5%,提示剖宫产对产妇心功能干扰较经阴道分娩者明显减少。

②保守治疗继续妊娠的指征:仅在少数情况下,如妊娠 32 周左右发生妊高征心力衰竭而迅速被控制,但胎儿尚未成熟,允许在严密观察下给以支持疗法,如贫血、低蛋白血症的纠正等,并定期行胎儿监护,或及时予以促胎肺成熟,再视查时条件以决定分娩方式。

③无论分娩方式如何,必须注意产后子痫,限制入水量以防再度诱发心力衰竭,更应注意产后出血及感染问题。

(3)妊高征心力衰竭的新药治疗:80 年代中期以来,国内外开始应用心钠素(ANP)治疗高血压、充血性心力衰竭及肺水肿患者。心钠素贮存于心房肌细胞特殊颗粒内,并被释放进入血循环,具有很强的利钠、利尿和舒张血管作用。有学者采用人工固相合成的心钠素Ⅲ治疗妊高征心力衰竭取得良效。剂量:心钠素Ⅲ100~300μg 加 5%葡萄糖液 250mL,静脉滴注,速度为 5~10μg/min,30 分钟滴完,每日一次,1~3 次即可完全控制心力衰竭。治疗后,血清超氧化物歧化酶(SOD)浓度呈明显下降。所以心钠素Ⅲ对于控制妊高征心力衰竭是一种理想的新药。

2.脑血管意外

(1)治疗:脑血栓或脑梗死与脑出血的治疗不同,故首先应明确其诊断,脑 CT 扫描为不可缺少者。

①妊高征并发脑出血的治疗

a.保持安静,绝对卧床,不宜用呼吸抑制剂。

b.降低颅内压:由于颅内压增高可致脑疝发生。脑出血 30mL 以下,应用 25%甘露醇 250mL,每 6 小时一次,静脉滴注,7~10 天后改用 125mL,静脉滴注,继续用 1 周,并给予解痉、降压、抗感染治疗。如脑血肿在 30mL 以上,应即行开颅术。

c.解痉降压药的应用:血压过高而需用硫酸镁、柳氨苄心啶等药解痉降压;脑血肿在 30mL 者,脑受压明显,应在解痉、降压、脱水治疗后,即予剖宫产并行开颅手术,有利抢救患者生命。

d.止血药的应用：可用 6-氨基己酸、对羧基苄胺或氨甲环酸（止血环酸）。有人反对在蛛网膜下隙出血的孕产妇患者使用抗纤溶药物，但可用钙通道阻滞剂以解除血管痉挛。

e.脑血管瘤者应在近足月妊娠时剖宫产后当即由神经外科医师行脑血管手术为最安全。

②妊高征并发脑血栓的治疗：此症均因患者全血及血浆粘稠度增加，血液停滞而致血栓形成。CT 扫描可见大脑半球后上部、枕叶、颞叶等部位呈低密度区。其治疗以硫酸镁静脉滴注解痉、镇静并用右旋糖酐-40 等扩容治疗，同时使用活血化瘀药，如脑益嗪 25mg，或川芎嗪 50mg，每日 3 次口服，取得良好效果。

（2）处理

①治疗原则：a.积极治疗妊高征，解痉，扩容，补充血制品以提高渗透压；b.保守治疗 1～2 天，适时终止妊娠；c.纠正凝血因子的不足。

②药物治疗

a.硫酸镁和降压药物联合应用，控制抽搐和降低血压，以防治高血压脑病。

b.肾上腺皮质激素的应用：可降低毛细血管的通透性，保护细胞溶酶体及减少血小板在脾脏内皮系统的破坏，可用氢化可的松 200mg 加葡萄糖液静脉滴注，如患者水肿严重，为防止水钠进一步潴留，可使用甲泼尼松 40mg 加葡萄糖液 20mL，静脉缓注，每 6～8 小时一次，更为有效和安全。

c.抗血小板聚集药物：有学者提出，凡妊娠期血小板$<75\times10/L$（7.5 万/mm^3）可用阿司匹林每日 mg，可使血小板凝集功能恢复正常，血小板升高，血小板减少性紫癜可以得到纠正，然而有导致胎儿脑室内出血的危险。如用前列环素静脉滴注则可取得良好效果。首量为每分钟 2ng/kg，静脉滴注，以后可每分钟 8ng/kg，使舒张压控制在 12kPa（90mmHg）水平，能对抗血小板凝集并有强烈的舒张血管平滑肌作用。但此药目前尚处于试用阶段。

d.输新鲜冷冻血浆：其凝血因子及抗凝血酶Ⅲ的含量多，应用后效果极好。

e.输鲜血：以温鲜血即刚由献血人抽取的鲜血为最佳，因凝血因子、血小板的含量均高，效果佳。

f.有条件者亦可静脉滴注抗凝血酶Ⅲ，剂量为每日～1500u，对于防止弥散性血管内凝血有益。

（3）注意事项：临床医师对于有妊高征，特别是仅有水肿，但伴有肝酶升高及胆红素轻度增高、右上腹隐痛很易误诊为传染性肝炎或胆囊炎，而予以保肝治疗，对症处理，可导致延误病情。有资料表明对妊高征患者应常规测肝功能、血小板计数和外周围血涂片，一旦发现有全身不适、恶心呕吐、右上腹触痛、肝酶升高、低血小板计数，以及外周血涂片有锯齿状、皱缩的红细胞或出现小而不规则形状的红细胞碎片时，应及时诊断为 HELLP 综合征，给予积极处理。

3.弥散性血管内凝血

妊高征并发弥散性血管内凝血的治疗：原则是去除病因，此点至为重要。在解痉、降压时，应予新鲜冷冻血浆、温鲜血静脉输入以补充凝血因子。日本铃木等以抗凝血酶Ⅱ每日静脉滴注，有良好效果。对于本病患者不可常规用肝素大剂量治疗，特别是平均动脉压≥18.6kPa（140mmHg）伴有 DIC 者，更易导致脑出血。根据我们的临床经验，特别在刚分娩之后，应以补充凝血因子为主，使用肝素以小剂量为妥。曾有 1 例为双胎妊娠伴重度妊高征，产后出血不凝,实验室指标均符合 DIC。在输血同时予以肝素 25mg 静脉滴注,血尿及阴道出血均止,又加用 12.5mg 肝素静脉滴注,总量仅 37.5mg,但血尿及阴道出血又出现,停用肝素后,出血渐少。此例说明产科的 DIC 特别重要的是去除病因,则可迅速好转。不宜对妊高征的 DIC 在去除病因之后使用大剂量的肝素治疗。

4.妊高征并发肾功能衰竭

(1)实验室诊断

①少尿期:少尿指尿量每日少于 400mL。

a.尿常规:血尿、蛋白尿和管型均可出现,尿比重常固定在 1.012 左右。

b.血氮质增高,常以尿素氮增高最为显著。

c.电解质紊乱:以高血钾症、高血镁症、高血磷症、低血钠症和低血钙症为多见。

d.代谢性酸中毒:少尿期常需与功能性(肾前性)少尿相鉴别,以下实验结果有助于少尿期的诊断: ⅰ .尿渗透浓度<250mmol/L;尿/血渗透浓度比<1.10; ⅱ .尿/血尿素氮,或尿/血肌酐比<10; ⅲ .肾衰指数[即尿钠/(尿/血肌酐)]>2; ⅳ .尿钠>40mmol/L; ⅴ .钠排泄分数[即(尿/血钠之比)/(尿/血肌酐之比)]所得结果乘以 100,>2。

②多尿期:尿常规为低比重尿(1.010～1.014 之间),有蛋白尿及管型尿。氮质潴留轻重不等,初期可继续加剧,之后渐下降,有脱水可致红细胞比容增高,有时可出现低血钾症。

③恢复期:轻度蛋白尿、肾浓度稀释功能及肾小球滤过率下降可持续很长时间。

(2)并发 ARF 的治疗:需首先鉴别其 ARF 为功能性者抑或器质性者。如为功能性肾衰则首先补充血容量,解除血管痉挛。当血容量已补足,外周血压已恢复而尿量仍不增多时,应给予渗透性利尿剂,在补充血浆、白蛋白基础上予以快速静脉滴注 20% 甘露醇 250mL,有利于消除肾小管细胞及间质水肿,解除肾小管痉挛。如每小时尿量达 40mL,应继续给予甘露醇,以维持每小时 100mL 的尿量。同时可给予酚妥拉明或氨茶碱,以扩张血管,增加肾血流量,再加用呋塞米 60～100mg,以避免心力衰竭。

如属器质性肾衰,无论是少尿期或无尿期,均需按以下原则处理。

①积极治疗原发病,尽快去除病因,纠正休克,改善微循环,每小时测尿量,定时测血钾及尿素氮,以便及时处理高血钾和酸中毒。

②严格限制入水量:过多水分进入体内可致水中毒、脑水肿及充血性心力衰竭,故必须准确记录液体出入量。每日进入体内的总液体量不可超过每日的总排出量再加 500mL,以补足由皮肤、呼吸的水分蒸发。

③纠正电解质紊乱

a.高血钾:本病患者在出现血钾过高的同时可伴低血钠、低血钙及酸中毒而死亡,当血钾达到 6mmol/L 时,可出现钾中毒,甚可心跳骤停。可用 50% 葡萄糖液加正规胰岛素按 1:3 (1u 胰岛素和 3g 葡萄糖)比例配制后静脉椎注,每 4～6 小时一次,防止酸中毒引起钾离子自细胞内外移。

b.酸中毒:妊高征 ARF 者,易有酸中毒,故应按实验室检查结果予以纠正。如 CO_2 结合力<13.5mmol/L(30 容积%)或血气分析提示代谢性酸中毒,则应给予 5% 碳酸氢钠静脉滴注纠正之,必要时可应用血液净化技术。

c.在治疗过程中,尚需注意稀释性低钠血症、高镁血症和低钙。

④抗凝药物的应用:因妊高征 ARF 多由于出血、DIC 而发病,所以肝素抗凝治疗需视病情及不同阶段而应用。Winston 指出先兆子痫、子痫患者面临着血压难以控制或伴有活跃性出血,则禁用肝素治疗。如为产后溶血性尿毒症伴肾功能衰竭时,则可用肝素抗凝治疗。我们同意 Winston 的意见,在解痉、降压、补充血浆等之后,血压控制而 DIC 仍存在时,可用小剂量肝素,首量为 25mg 加右旋糖酐 100mL,静脉滴注之后,再按化验结果决定肝素使用的剂量。总之,对先兆子痫、子痫并发 DIC 而又有 ARF 者,不宜贸然使用大剂量肝素治疗。

⑤营养:每日补充热能应>627kJ(1500Kcal),蛋白质摄入应限制,以高生物效价蛋白为宜(每日 g/kg)。热能可按每日～146kJ/kg(30～35Kcal/kg)的标准补充,可用 5％～70％葡萄糖液及 20％脂肪乳剂(糖、脂、热能比为 2∶1)。另以血制品和必需及非必需氨基酸作为氮质补充(以必需氨基酸为主)。并应行中心静脉插管术以保证液体输入。常用的高营养液为 750mL 蒸馏水内含葡萄糖 350g,8 种必需氨基酸 13.1g 及适量的维生素等。

⑥透析疗法:是纠正酸中毒、高血钾,尽快恢复肾功能的有效方法。早期采用预防性、支持性透析治疗则效果更佳。早期应用可使液体,蛋白质和钠的摄入不受限制,可减少感染、出血倾向等严重并发症的发生,迅速纠正酸中毒,加快肾小管功能的恢复。通常有血液透析、腹膜透析和结肠透析等 3 种。腹膜透析在无人工肾时是一种安全有效的方法。透析液的制备是:5％葡萄糖生理盐水 500mL、5％葡萄糖液 500mL、等渗透水 250mL、4％碳酸氢钠 60mL、10％氯化钾 1.5～3mL、10％氯化钙 8mL。在 1000mL 透析液中加肝素 2mg,青霉素钠盐 10 万 u。

⑦预防感染:应加强无菌技术,预防感染,一旦已存在感染时,则宜选用无肾毒性或肾毒性较小的抗生素以避免累积中毒,加重肾脏负担。红霉素、氯霉素及青霉素均可使用,头孢三嗪(菌必治)为第 3 代头孢菌素,对肾功能不全者无需减少剂量,效果良好。

产后血液循环衰竭

处理:需结合病史及检查结果迅速判断,属低钠综合征而血钠水平尚未了解之前,可首先用生理盐水或 5％葡萄糖盐水快速静脉滴注,由于血浆的钠、氯之比为 142∶103,故输液中最好采用生理盐水 700mL 和 1/6 克分子的乳酸钠 300mL 的混合液,其中含钠 158mmol/L,氯 108mmol/L,接近于血浆中的正常值,并可纠正酸中毒。如已有休克,应迅速输血浆、右旋糖酐-70 或全血,以求尽快补足血容量。同时可静脉滴注氢化可的松,亦有助于病情恢复。

五、预防

(一)预防妊娠高血压综合症

(1)实行产前检查,做好孕期保健工作。

(2)加强孕期营养及休息。

(3)重视诱发因素,治疗原发病。

(二)妊高征心脏病的预防

有关妊高征心力衰竭的预防关键有以下两点:

(1)早期识别本症发生的可能性:有以下情况者应特别注意:①重度妊高征伴严重贫血或体重增加明显者;②有上呼吸道感染表现,尤其在严冬或气候转变季节;③扩容指征不当而滥用者。凡以上情况均易诱发妊高征心力衰竭,特别是以上诸因素并存时更易使发生本病;临床医师对此高度警惕,则对防止发病有重要作用。

(2)加强三级妇幼保健网对高危孕妇的管理。

目前无完善的预防措施,但需注意以下几点:

(1)加强三级妇幼保健网,防止妊高征轻度向重度发展。

(2)平均动脉压≥18.7kPa(140mmHg)者脑血管自身调节功能丧失,易致脑溢血。

(3)突有皮质盲发生者,应立即剖宫产及积极处理,有利防止脑溢血。

(4)凡有蛛网膜下隙出血史、脑血管畸形或先天性脑动脉瘤者,孕期特别是临产后更易发生脑血管意外,应择期行剖宫产,术后禁用麦角碱及缩宫素。

(三)妊高征并发 DI 的预防

(1)严格掌握在解痉基础上扩容与降压,适时终止妊娠这两项原则,妊高征并发 DIC 将很少发生。

(2)对于妊高征伴胎儿宫内生长迟缓(IUGR)者,应用肝素合剂,肝素 25mg 加丹参注射液16mL,25％硫酸镁 30mL 溶于 5％右旋糖酐-40 内,每日一次,静脉滴注 8 小时,以达到疏通微循环,防止血小板凝集,对预防 DIC 有一定作用。5 天为一疗程,停 2 天后,再按病情及化验结果可用第二疗程。

(四)妊娠高血压综合征的易患人群

(1)年轻初产妇及高龄初产妇。

(2)体型矮胖者。

(3)发病时间一般是在妊娠 20 周以后,尤其在妊娠 32 周以后最为多见。

(4)营养不良,特别是伴有严重贫血者。

(5)患有原发性高血压、慢性肾炎、糖尿病合并妊娠者,其发病率较高,病情可能更为复杂。

(6)双胎、羊水过多及葡萄胎的孕妇,发病率亦较高。

(7)冬季与初春寒冷季节和气压升高的条件下,易于发病。

(8)有家族史,如孕妇的母亲有妊高征病史者,孕妇发病的可能性较高。

第四节 稳定性心绞痛

稳定型心绞痛是一组临床综合征,其特征是胸部、下颌、肩部、手臂或背部不适,通常因劳累诱发,经休息或舌下含服硝酸甘油(NTG)后消失或改善,由于冠状动脉疾病(CAD)导致血流受阻所致。内科治疗的方案专注于提高生存率和预防心肌梗死(MI),用药物治疗心绞痛症状,并根据病情确定是否用血供重建术。

一、病因

通常由于心外膜的一支或多支冠状动脉内粥样硬化性斑块阻塞血流造成区域性心肌缺

血。引起稳定型心绞痛较少见的原因有肥厚型心肌病、主动脉瓣狭窄、冠状动脉痉挛、炎症性冠状动脉炎、冠状动脉肌桥、滥用可卡因、冠状动脉起源异常(其发生率在疑为冠状动脉疾病中高达6.6%)或其他少见的情况。分为由心肌需氧量增加(需求性心绞痛)或氧输送短暂下降(供应性心绞痛)所致的心绞痛。

二、发病机制

心绞痛是心肌缺血的后果,是心肌需氧和供氧之间的不平衡造成的。增加心率、左室室壁张力和收缩力可增加需氧量;冠状动脉血流量及其含氧量决定心肌的供氧量。

1.心肌需氧量增加引起心绞痛

供氧量相对恒定,心肌需氧量增加可引起心绞痛,这种情况称为心肌需氧量增加性心绞痛。心肌需氧量增加通常是交感神经末梢释放去甲肾上腺素引起的,是劳累、情绪激动或精神应激的生理反应。在从事各项活动时,心肌需氧量增加的快慢具有重要意义。匆忙的行动以及用力将二手举过头的运动特别容易诱发心绞痛。情绪激动对氧供和氧耗比率的影响是复杂的。情绪紧张增加交感神经张力,减少迷走神经活动,同时使血压升高;愤怒可使原先存在狭窄的冠状动脉收缩,但不一定影响耗氧量。诸如进食后从事运动以及因寒战、发热、甲亢、各种原因的心动过速造成的代谢需要增加等因素也可使心肌需氧量增加,从而引起病情稳定的固定型狭窄冠心病患者心绞痛的发作(研究证实,这类患者心绞痛发作时心肌需氧量均明显增加,特别是心率增加较为明显)。与不稳定型心绞痛患者的情况不同,稳定型心绞痛患者在缺血发作之前有明显的心率增加,形成缺血的可能性与心率增加的幅度和持续时间成正比。

心肌缺血通常都存在着固定的冠状动脉狭窄,心肌供氧受限,劳累、情绪激动或发热等因素刺激心肌需氧量增加可诱发心肌缺血,从而产生胸部不适。

2.暂时性氧供减少引起心绞痛

已证实,不稳定型心绞痛和慢性稳定型心绞痛患者的症状发作均可由于冠状动脉收缩引起暂时性心肌缺血所造成。有人称之为供氧不足性心绞痛。冠状动脉床有良好的神经支配,多种刺激可改变冠状动脉张力。非闭塞性冠状动脉内血栓形成是引起氧供减少和心绞痛发作的另一原因,但常表现为静息时心绞痛即不稳定型心绞痛,而不是慢性稳定型心绞痛。

典型的稳定型心绞痛患者的固定性狭窄程度已足够导致冠脉血流量不足,不能满足运动增加的需氧量。在此基础上,仅有较小的冠状动脉动态收缩就足以造成冠脉流量储备功能的进一步不足,使冠状动脉血流量降到关键性水平以下,引起心肌缺血。

3.固定性阈值和可变的阈值心绞痛的比较

在慢性心绞痛患者中,心绞痛阈值变化范围可有很大差别。通过增加需氧量而发生的固定阈值的心绞痛患者,基本上没有血管收缩的动力学成分改变,诱发心绞痛的体力活动水平是相对恒定的,患者能预知诱发心绞痛的体力活动量。患者进行运动试验时,诱发心绞痛或心电图缺血表现的血压心率乘积是恒定或接近恒定的。

心绞痛阈值可变化的患者,大部分有冠状动脉固定性狭窄,冠状动脉收缩可使血管产生动态狭窄,这在引起心肌缺血的机制中起着重要作用。典型的心绞痛阈值可变化,患者有时能完成相当大量的体力活动而不出现症状;有时较轻度的体力活动就引起临床和(或)心电图的心肌缺血表现,甚至静息时也会发生心绞痛。如外界环境寒冷使心绞痛易于发作,这是因为前者一方面使静息或运动时周围血管阻力增加,动脉压增高,通过需氧量增加,使出现心绞痛的阈值降低;另一方面它引起冠状动脉收缩,这是心绞痛阈值降低的另一原因。

4.混合型心绞痛

这个术语是由 Maseri 提出的,用以描述许多界于固定性和可变阈值之间的心绞痛。理解稳定型心绞痛患者的病理生理和临床心肌缺血关系,对选择抗心肌缺血药物以及用药时间有重要意义。在心肌的需氧和供氧的不平衡中,需氧量增加所占的比重越大,则β阻滞药有效的可能性也越大。治疗血管收缩占主要因素的心绞痛发作时,用硝酸酯盐和钙拮抗药更为有效。在缺血发作之前先有心肌需氧量增加,即表示有需氧量增加性心绞痛,据此可选用β阻滞药作为主要的治疗药物。

稳定型心绞痛的病理基础是其冠状动脉粥样硬化斑块的稳定,其斑块表面光滑,无溃疡、出血、血栓等急性因素存在。

三、症状

多数患者表现为:其心绞痛的发作在一段时期内(1 个月以上),其持续时间、严重程度以及心绞痛的阈值相对稳定,即引起心绞痛发作的体力活动量患者多可预测,不适症状经休息或含服硝酸甘油后可迅速缓解。

(一)症状

典型心绞痛具有如下六个面的特点:

1.心绞痛的性质

对同一患者来说,每次发作的疼痛程度可轻重不一,但疼痛的性质基本上是一致的。患者常描述为:"压迫感""压榨感""窒息感""缩窄感""涨破感"和"烧灼感"等。刀割样或针刺样的疼痛通常不是心绞痛。有时患者对疼痛的性质叙说不清时笼统地称其为胸部不适。患者一般用他的整个手掌或拳头来指出不适部位,而很少用一个指头表示。

2.心绞痛的部位及放射

大部分心绞痛位于胸骨后、左胸前区,也可在上腹至咽部间,以及双侧腋前线间的任何部位。半数以上患者有放射性疼痛,上臂内侧是常见部位(此点对心绞痛与颈椎病的鉴别甚有帮助,后者的疼痛恰好向上臂外侧放射),少数疼痛开始于上臂而后放射到前胸。同一患者在同一时期内,其疼痛部位多固定不变,如部位扩大、放射部位增多提示病变加重;胸痛位置多变不支持心绞痛。心绞痛范围小如一拳,大成一片、甚至遍及全胸;如胸痛呈点状、线状分布,不支持心绞痛。

3.心绞痛的诱因

心绞痛最常见的诱发因素是体力负荷或情绪激动,如走急路、上楼梯或上坡时最易诱发。这种胸痛发生于劳累当时而不是之后,并且常在停止活动后症状很快消失。逆风行走、寒冷或饱餐后行走时心绞痛常加重,在有情绪因素的体力负荷下心绞痛易于恶化。需要指出的是,心绞痛在同一患者足以诱发它的劳力强度可能逐日不同,而在同一天中也不一样,其原因可通过仔细询问病史得到解释,如进餐、天气、情绪激动等。心绞痛的阈值在晨间较一天中任何时间都低,因此患者常发现在晨间第一次进行某种活动时可引起心绞痛,而在其余时间或以后同样活动时却不引起心绞痛。如不论何种类型的心绞痛,其阈值变动颇大,且在休息时显著,则应考虑为冠状动脉痉挛所引起的可能。因此,仔细询问病史不但可显示疼痛的原因(如心肌缺血),还可提供缺血机制的线索[如冠状动脉痉挛和(或)器质性阻塞]。

4.心绞痛持续的时间

心绞痛呈阵发性发作,全过程一般为3～5分钟,重度发作可达10～15分钟,超过30分钟者少见,应与心肌梗死鉴别。断断续续的胸痛或与心跳一致的跳痛、一过性持续数秒的胸痛不像心绞痛;若疼痛是模糊的沉重感觉,且持续数天或数周,也不像心绞痛;心绞痛很少受深呼吸的影响。

5.心绞痛缓解的方法

如停止活动、原位站立数分钟即可缓解。心绞痛发作时患者喜取立位或坐位,不喜卧位。舌下含服硝酸甘油1～3分钟可使心绞痛缓解;如在体力负荷时发生的心绞痛5～10分钟才"有效"者,不一定是硝酸甘油的作用;重度心绞痛发作,硝酸甘油疗效差;口服硝酸甘油可预防心绞痛的发作,并能增加心绞痛患者的运动耐量;此外,还要注意:硝酸甘油放置半年以上,其疗效逐渐减退。

6.伴随症状

心绞痛发作时可伴有胸闷、气短、疲倦及衰弱等症状,有时甚至心绞痛的症状被这些非特异症状所掩盖,应引起重视。

仔细收集以上六个面的资料对于心绞痛的诊断非常重要,需要时间、耐心和技巧。启发性提问常导致错误诊断,应避免。

有些患者的心绞痛阈值可以变化很大,这是由于在固定狭窄的基础上,冠状动脉发生收缩所致。这类患者在一段时间内或一天内的某一时刻能完成较大量的体力活动,而在另一段时间轻度活动就引起心绞痛。患者常诉心绞痛有昼夜变异,心绞痛较常发生于早晨。气温低、情绪激动、精神紧张可诱发劳力性心绞痛,有时甚至诱发静息时心绞痛。

(二)体征

1.全身检查

详尽的体检能提供有用的诊断线索及肯定患者的危险因素。在心绞痛发作期或发作后立即进行检查,能提高诊断的价值。检查不仅应针对心血管系统,还要特别注意对冠心病的预后和作冠脉血运重建手术的风险及预期效果能产生影响的伴发疾病的存在。

望诊眼睛可发现角膜弓,检查皮肤可示黄色瘤。角膜弓的大小似乎与年龄、胆固醇及低密度脂蛋白水平呈正相关。黄色瘤的形成与三酰甘油浓度升高及高密度脂蛋白相对缺乏有关。有调查发现,黄色瘤和角膜弓的发生率均随年龄而增加,在Ⅱ型高脂血症患者中发生率最高,在Ⅳ型高脂血症患者中发生率最低。视网膜小动脉改变常见于冠心病伴糖尿病或高血压者。血压可缓慢上升或在心绞痛发作期间急剧升高(同时心率加快)。血压改变可在心绞痛前(促成心绞痛)或后(由心绞痛所致)出现。全身性体检的其他重要发现还有动脉搏动及静脉系统的异常。周围血管疾病和冠心病的关系是密切而且充分肯定的。这些关系不但见于有症状的、临床有明显周围血管疾病或颈动脉疾病的患者,而且也见于无症状的、但已有踝-臂血压指数降低或超声波检查已证实的早期颈动脉疾病患者。触诊和听诊如发现有颈动脉和周围动脉疾病,则提示不明原因的胸部不适可能是由冠心病引起。检查患者静脉系统,特别对下肢静脉的评价,对冠状动脉搭桥手术中决定采用何种移植方式有重要意义。

2.心脏检查

出现肥厚型心肌病或主动脉瓣膜病的杂音提示心绞痛不是由冠心病引起。胸痛发作期间检查心脏常有价值。体检可发现因心脏缺血而产生的一过性左心室功能障碍,如出现第3心音或肺部啰音。心绞痛期间可听到缺血性左心室功能障碍所致的第1心音二尖瓣成分减弱;出现暂时性第2心音逆分裂,这是由于左右心室收缩不协调、左心室收缩时间延长,导致主动脉瓣关闭延迟引起的。如没有其他明显的心脏病,出现第3心音或响亮的第4心音,提示心肌缺血是产生胸痛的原因。第3和第4心音多见于静息时发生心绞痛的患者,这些患者做等长运动时,即使未诱发心绞痛,第3心音和第4心音出现的频率也常增加。心尖部心脏抬举感常见于中度或重度左心室功能障碍患者。

左侧卧位时,可触及心尖部反常搏动,这些搏动与运动障碍的部位有关,对舒张期听诊结果起补充作用。短暂的心尖部收缩期杂音相当常见,提示由于一过性心肌缺血所致的乳头肌功能不全。这种杂音如持续存在,提示乳头肌纤维化、心内膜下心肌梗死或局部室壁运动异常,使乳头肌的相对位置发生改变所致。收缩期杂音在病情较重的冠心病患者中相当多见,特别是曾患心肌梗死和有左室功能障碍的患者。收缩期杂音可分为收缩早期、晚期或全收缩期杂音,运动或心绞痛发作时杂音增强。心绞痛发作期间也可听到由二尖瓣脱垂引起的收缩中期喀喇音,随后紧跟着收缩晚期杂音。

四、辅助检查

任何实验室检查对稳定性心绞痛几乎无诊断价值,但是可以发现冠心病的危险因素和引起心绞痛的继发性因素;如贫血、甲亢及低氧血症等。

1.血常规

可发现是否合并贫血、血小板增多症及红细胞增多症等疾病。如 Hb 和 RBC 下降即出现贫血,因为贫血可减少血液携带氧的能力,增加心脏负荷(Hb<90g/L 与心脏负荷增加有关);若 Hb<70g/L 时可出现 ECG 上 ST-T 改变。若出现红细胞增多症、血小板增多症和粒细胞增多症,因为可增加血液切变力,诱发心绞痛发作。

2.血脂

血脂紊乱与冠心病的发病密切相关。典型的动脉粥样硬化的血脂特点是:TC(总胆固醇)、LDL-C、VLDL-C、三酰甘油等增高和 HDL-C 下降。

3.血糖

以证明葡萄糖耐量降低和糖尿病是冠心病的危险因素,所有怀疑冠心病的病都应该测空腹血糖。

4.甲状腺功能

合并甲亢可出现持续性心动过速、T_3、T_4 升高;这些激素可引起心律加快、增加代谢率,从而增加氧耗量;同时激活血小板,引起冠状动脉收缩,减少氧供,诱发心绞痛。

5.X 线检查

胸片正常或发现心影增大,肺淤血,后者主要见慢性心肌缺血致心肌纤维化或心肌梗死后出现心脏扩大、心力衰竭。

6.心电图

是最常用、最重要的检查方法,包括静息心电图、负荷心电图和 Holter 检测。

(1)静息心电图:此方法不能肯定是否有冠状动脉疾病,因为即使在心绞痛非常严重的患者静息心电图正常的也很常见(约占 50%)。但是,静息心电图可以有冠心病其他表现,例如陈旧性心肌梗死的表现或非特异性 ST-T 改变。

(2)胸痛发作时的心电图:绝大多数心绞痛患者可出现发作性心肌缺血引起的 ST 改变,主要表现为 ST 段压低 0.1mv(1mm),发作缓解后可恢复,有时出现 T 波倒置或低平。

(3)负荷心电图试验:包括运动平板和二阶梯运动试验。在运动中出现典型的心绞痛;运动中或后即刻 ECG 出现 ST 段水平或下斜型压低≥0.1mv,或原有的 ST 段下降者,运动后在原有基础上再下降 0.1mv,并持续 2 分钟以上才逐渐恢复正常者;运动中血压下降等为阳性结果。阴性标准:运动已达预计心率,心电图无 ST 段下降或下降较运动前<0.1mv。

(4)动态心电图:可发现有症状的心肌缺血和无痛性心肌缺血。

7.超声心动图

可探测到缺血区心室壁的运动异常:运动减弱、无运动和矛盾运动。

8.冠状动脉造影

冠状动脉主要分支有>75%狭窄或左主干狭窄>50%,即可诊断冠心病。

9.心肌核素灌注显影检查

国内多用 ^{99m}Tc-焦磷酸盐(^{99m}Tc-PyP),经注射后可随冠状动脉血流很快被正常心肌所摄取,其摄取量与冠脉血流成正比。因为心肌梗死后瘢痕部位无血流通过,在心肌显像时表现为灌注缺损;若冠状动脉供血不足则产生心肌缺血,在心肌显像时表现为放射性稀疏。

五、分级

加拿大心血病学会提出的按诱发心绞痛的体力活动量而定的分级标准已获得了广泛的采用。这是纽约心脏协会功能分级的修改,但比后者分级更为具体。该分级标准如下:

Ⅰ级:一般的日常活动不引起心绞痛,费力、速度快、长时间的体力活动引起发作。

Ⅱ级:日常体力活动稍受限制,在饭后、寒冷、情绪激动时受限更明显。

Ⅲ级:日常体力活动明显受限,以一般速度在一般条件下平地步行 1 里路或上一层楼即可引起心绞痛发作。

Ⅳ级:轻微活动可引起心绞痛,甚至休息时亦有。这种分级有赖于准确地观察患者。

由于临床上患者的症状耐受性大不相同,故这种分级标准亦存在着一定的局限性。

六、鉴别诊断

心绞痛还应与引起胸部不适的其他疾病相鉴别。

(一)食管疾病

1.反流性食管炎

由于食管下端括约肌松弛,酸性胃液反流,引起食管炎症、痉挛,表现为胸骨后或中上腹部烧灼性痛,有时可向背部放射而疑似心绞痛。但本病常于餐后平卧时发生,服抗酸药可使之缓解。

2.食管裂孔疝

常伴胃酸反流,其症状类似食管炎,常于饱餐后弯腰或平卧时发作,胃肠造影可明确诊断。

3.弥散性食管痉挛

也可伴发于反流性食管炎,其引起的胸痛有多种表现,服用硝酸甘油有效,麦角新碱可诱发,故易疑为心绞痛发作,是不典型心绞痛性胸痛的一个常见原因。根据患者有反酸和厌食的病史、症状常于进食尤其冷饮时或饭后发生、与劳累无关、发作时有吞咽困难可与心绞痛相区别。食管镜和食管测压法可明确诊断。

临床上,心绞痛与食管疾病往往同时存在,食管反流能降低心绞痛的阈值,食管痉挛可由麦角新碱诱发和由硝酸甘油缓解,因而两者的鉴别常存在困难。胸痛表现为"烧心",且与体位改变和进食有关,同时伴随吞咽困难是食管疼痛的特点;食管疼痛较心绞痛更常放射到背部。准确的诊断不仅需要仔细地询问病史及体检,有时还需借助于实验室检查。

(二)肺、纵隔疾病

1.肺栓塞

其疼痛突然发生并在休息时出现,见于有本病高危因素(如心力衰竭、静脉病、手术后等)的患者,常伴有咯血和呼吸急促。其疼痛性质典型地被描述为胸部紧压感伴有或随后发生胸膜炎性胸痛,即该侧胸部尖锐疼痛,呼吸或咳嗽使之加重。X线胸片、肺动脉造影、肺核素扫描可明确诊断。

2.自发性气胸及纵隔气肿

二者的胸痛均突然发生,前者胸痛位于胸部的侧面,后者位于胸部中央,均伴有急性呼吸困难。X线胸片可明确诊断。

(三)胆绞痛

此病常突然发病,疼痛剧烈且常呈固定性,持续2～4小时,然后可自行消失,在发作间期无任何症状。一般它在右上腹最重,但也可位于上腹部或心前区。这种不适症状常放射到肩胛骨,可沿着肋缘放射到背部,偶尔放射到肩部,提示横膈受刺激。常有恶心、呕吐,但疼痛与进餐的关系不确定;此病常有消化不良、腹部胀气、不能耐受脂肪食物等病史,但这些症状也常见于一般人群,特异性不强。超声显像对诊断胆石是准确的,且可了解胆囊大小、胆囊壁厚度以及是否有胆管扩张。口服胆囊造影术未能显示胆囊充盈,提示胆囊无功能。

(四)神经、肌肉和骨骼的原因

1.颈脊神经根炎

它可表现为恒久疼痛,有时导致感觉障碍。疼痛可能与颈部活动有关,如同肩关节活动引起滑囊炎的疼痛发作一样。手指沿背面加压,有皮肤过敏区,可疑及胸脊神经根炎。有时,颈肋压迫臂肩神经丛可产生酷似心绞痛样疼痛。体检时通过活动也可发现肩关节炎症和(或)肩部韧带钙化、颈椎病、酷似心绞痛的肌肉骨骼疾病、肩峰下的滑囊炎及肋软骨炎等。

2.胸肋综合征

又称 Tietze 综合征。其疼痛局限在肋软骨和肋胸骨关节肿胀处,有压痛。临床表现典型的 Tietze 综合征不常见,而肋软骨炎引起肋骨与肋软骨连接处的压痛(不伴肿胀)相对多见。检查时,肋软骨连接处的压痛是常有的临床体征。治疗肋软骨炎通常采用消除疑虑和抗炎药物。

3.带状疱疹

在其出疹前期可出现胸痛,严重时甚至可类似心肌梗死。根据疼痛的持久性、局限于皮肤感觉神经纤维分布区、皮肤对触摸的极度敏感及特异性疱疹的出现可做出本病的诊断。

4.不明原因的胸壁痛和触痛

触诊和胸部活动(如弯腰、转身或行走时摆动手臂等)可致胸痛。与心绞痛相反,疼痛可持续几秒或几小时,硝酸甘油不能使其立即缓解。一般不需治疗,偶需用水杨酸盐。

(五)功能或精神性胸痛

它是神经循环衰弱症焦虑状态的一种表现。疼痛可位于心尖部,为持续时间达数小时的隐痛,常加重或转变为 $1\sim2$ 秒时限的乳腺下尖锐刀刺样痛,多发生在情绪紧张和疲劳时,与运动关系不大,可伴有心前区的压痛。发作时可伴有心悸、过度通气、四肢麻木和刺痛、叹气、头晕、呼吸困难、全身无力和情绪不稳或压抑等征象。除镇痛剂外其他药物不能使之缓解,但可被多种形式的干预,如休息、劳力、安定药和安慰剂所减轻。与心肌缺血性疼痛相反,功能性疼痛更易显示出对不同的干预方法产生不同的反应。由于功能性疼痛常发生在过度通气后,后者可引起肌肉张力增高,产生弥散性胸部紧压感。有些所谓的功能性胸痛其实可能有器质性疾病的基础。这在二尖瓣脱垂患者中的胸痛常见。其胸痛的性质在患者之间的变异很大,即可类似典型的心绞痛亦可类似前述神经循环衰弱症的胸痛。

(六)非冠状动脉粥样硬化的心脏及血管疾病

1.急性心包炎

发病年龄轻。常先有病毒性上呼吸道感染史。其炎症引起的疼痛起病突然、较心绞痛性不适感尖锐,位置偏左而非在胸部正中,常辐射到颈部。疼痛呈持续性且与劳累无关,呼吸、吞咽及扭动身体可使其加重,当患者坐起并前倾时疼痛减轻。听诊有心包摩擦音。借助心电图可明确诊断。

2.主动脉疾病

当有高血压的患者突然发生持续而严重的疼痛,且放射到背部和腰部时提示主动脉夹层分离的可能;胸主动脉瘤的不断扩张可侵蚀脊椎体引起局限而严重的钻孔样疼痛,夜间尤甚;重度主动脉瓣狭窄因冠状动脉供血不足,可出现心绞痛,主动脉瓣区收缩期杂音及超声心动图可资鉴别。

3.重度右室高压

二尖瓣狭窄、原发性肺动脉高压和肺心病等疾病可产生疼痛。此痛还可出现于肺动脉压低时,如重度肺动脉瓣狭窄伴右室高压。目前认为此种疼痛是由于心排量受限,在收缩期因右室高压使冠脉血流减少、右室耗氧增加,引起心肌灌注不良所致。因此,胸部不适可由心脏缺血所致。由于这种痛可自行缓解,多持续数分钟,故对硝酸甘油的反应难以评价。若疼痛由活动引起且能被硝酸甘油预防,则疼痛很可能因冠心病所致。许多肺动脉高压的患者在运动时或运动后的心电图上出现 ST 段移位。

4.冠状动脉造影结果正常的胸痛

心绞痛或类似心绞痛的胸痛伴冠脉造影正常的综合征常被称为 X 综合征,需与冠心病所引起的典型缺血性心脏病区别。其病因尚不清楚,其中一部分患者有真正的心肌缺血,表现为运动或快速起搏时心肌产生乳酸盐增多。

有胸痛而冠脉造影正常的患者多见于绝经期前的妇女,大多数的胸痛症状不典型,胸痛可由劳累诱发,但促发痛的阈值变化很大,有时疼痛非常剧烈。本病可影响到患者的工作和生活质量。部分患者可有恐慌、焦虑或精神异常等临床表现。有的患者有胰岛素抵抗和高胰岛素血症。临床查体多无异常发现。部分患者胸痛时心电图上可有非特异性 ST-T 异常。近20%的患者有运动试验阳性。运动核素心肌显像可发现部分患者有心肌灌注异常,但它与缺损范围、运动试验阳性程度和运动耐量无一致的相关性。

对临床上有缺血证据的患者可使用硝酸酯及 β-受体阻滞药治疗,但实际的治疗效果常不理想。硝酸酯不能提高 X 综合征患者的运动耐量,甚至可使有些患者的运动耐量减退。钙拮抗药可减弱有些患者胸痛发作的频度及严重程度,并可提高其运动耐量。在治疗过程中应尽力寻找胸痛的非心脏原因。对有胃-食管反流及食管功能障碍者,治疗这些疾病对缓解症状有效。对那些无缺血证据和(或)那些对抗缺血治疗无反应者,除可提供一般支持治疗外,耐心向患者解释本病的良好预后,使其安心,也是治疗上的重要环节。

七、并发症

稳定型心绞痛可使发生心源性死亡和非致死性缺血事件的危险性增加。

八、预防

由于冠心病是造成人类死亡的最重要的疾病之一,而临床上尚缺乏根治性措施,因此对冠心病的积极预防有着十分重要的意义。冠心病的预防包括一级预防和二级预防两个方面。一级预防是指对尚未患上冠心病的人群采取措施控制或减少冠心病的危险因素,以防患病,减少发病率。二级预防是指已患上冠心病的患者采取药物或非药物措施,以防止病情复发或防止病情加重。

(一)一级预防措施

包括两种情况:

1.健康教育

对整个人群进行健康知识教育,提高公民的自我保健意识,避免或改变不良生活习惯,如戒烟、注意合理饮食、适当运动、保持心理平衡等,从而减少冠心病的发生。

2.控制高危因素

针对冠心病的高危人群,如高血压病、糖尿病、高脂血症、肥胖、吸烟以及有家族史等情况,给予积极处理。当然,在这些危险因素中有些是可以控制的,如高血压、高血脂、糖尿病、肥胖、吸烟、少活动的生活方式等;而有些是无法改变的,如冠心病家族史、年龄、性别等。处理方法包括选用适当药物持续控制血压、纠正血脂代谢异常、戒烟限酒、适当体力活动、控制体重、控制糖尿病等。

（二）二级预防

采用已经验证过有效的药物,预防冠心病的复发和病情加重。

目前已肯定有预防作用的药物有:

1.抗血小板药

阿司匹林已被证实可减少心肌梗死的发生和再梗死率,急性心肌梗死后应用阿司匹林可使再梗死率下降大约25％;如有阿司匹林不能耐受或过敏者,可选用氯吡格雷。

2.β受体阻滞药

只要无禁忌证,冠心病患者均应使用β受体阻滞药,尤其在发生急性冠状动脉事件后;有资料表明,急性心肌梗死后患者应用β受体阻滞药,可使病死率和再梗死率降低20％～25％。可采用的药物有美托洛尔、普奈洛尔、噻吗洛尔等。

3.他汀类降脂药

研究结果显示出冠心病患者的长期调脂治疗,不但使总病死率降低,生存率提高,而且需要行冠脉介入治疗或CABC的患者数量减少。这得益于他汀类药物降脂作用以外的改善内皮功能、抗炎作用、影响平滑肌细胞增殖以及干扰血小板聚集、凝血、纤溶过程等功能。辛伐他汀、普伐他汀、氯伐他汀以及阿托伐他汀等均有此作用。

4.ACEI

多应用于伴有左心室功能严重受损或心力衰竭者。已有许多临床试验结果证实ACEI降低急性心肌梗死后的病死率;因此急性心肌梗死后,射血分数<40％或室壁运动指数≤1.2,且无禁忌证的患者,均应使用ACEI。常用的有卡托普利、依那普利、贝那普利和福辛普利等。

另外,针对冠状动脉造影有冠状动脉粥样硬化轻度狭窄性病变而临床上尚未出现缺血症状者,尽管还不能明确诊断冠心病,但应视为冠心病的高危人群,给予积极预防,也可给予小剂量阿司匹林长期服用,并祛除血脂异常、高血压等危险因素。

九、治疗

心绞痛的治疗应包括以下四个面。

1.冠心病易患因素的纠正

如积极治疗高血压;控制体重、停止吸烟、合并糖尿病者需降低升高的血糖。如有贫血、甲亢、心力衰竭或使用任何增加心肌氧耗的药物均需注意纠正或避免。

2.调整生活方式

减轻或避免心肌缺血的发作。例如估测患者的体力活动耐量,调整日常生活及工作量。

患者应避免突然的劳累动作,尤其在较长时间休息以后,例如对昼夜心绞痛发作规律的研究发现,清晨起来后的短时间内,心绞痛阈较低,因此,起床后活动动作宜慢,必要时须用硝酸甘油作预防。

3.心绞痛的药物治疗

药物是治疗冠心病最基本、最重要的方式,不仅可缓解急性发作,还可以预防心绞痛发作,提高患者的生活质量。

(1)急性发作时的治疗:在心绞痛突然发作时,要立即停止活动并休息。若症状仍不缓解,可使用作用较快的硝酸酯类药物,一般首选硝酸甘油和硝酸异山梨酯。

①首先舌下含服硝酸甘油:0.3~0.6mg,因可为唾液所溶解而吸收,1~2分钟即开始起效,约半小时后作用消失。对约92%的患者有效,其中76%在3分钟内见效。若无效或未充分缓解,可每隔5分钟再含服0.4mg;15分钟内可含1.2~1.5mg,若心绞痛症状持续20分钟,且不为硝酸甘油所缓解可到附近医疗中心就诊,以除外急性心肌梗死。

②硝酸异山梨酯:5~10mg舌下含服,1~5分钟见效,作用维持2~3小时。市场上有这两种药物的喷雾剂,比片剂更容易吸收。

③也可含服一些起效快的中药制剂,如速效救心丸、复方丹参滴丸等。

(2)缓解期的治疗:可使用硝酸酯类、β受体阻滞药、钙通道拮抗药及抗血小板药物。

①硝酸酯类:临床常用的硝酸酯类主要是硝酸甘油、硝酸异山梨醇(消心痛)和单硝酸异山梨醇。

a.单硝酸异山梨醇酯:与硝酸异山梨醇(消心痛)相比单硝酸异山梨醇不需要通过肝脏首次代谢,具有100%的生物利用率,其血清半衰期为4~5小时,明显长于消心痛的血清半衰期,是近年来应用较多的药物,其中20mg的剂型有长效心痛治、异乐定、鲁南欣康和丽珠欣乐,作用可持续8小时,适合于2次/天给药。30mg,40mg,50mg,60mg的剂型有依姆多(有30mg及60mg两种剂型)、德脉宁、长效异乐定、臣功再佳及莫诺确特等,药效可持续16~24小时,一般1片/天即可。

b.速效类硝酸甘油和硝酸异山梨醇(消心痛)口腔喷雾剂:是硝酸甘油和消心硝酸异山梨醇(消心痛)的改进剂,喷雾后15~30秒起效,3~4分钟作用达高峰,可维持1~1.5小时。

c.长效硝酸甘油缓释剂:有2.5mg和6.5mg两种,口服后,前者2~8小时疗效明显,后者则作用持续时间更长。

d.硝酸异山梨醇(消心痛)皮肤喷雾剂:喷雾皮肤后约30~60分钟起效,药效可维持12小时。

e.硝酸甘油和硝酸异山梨醇(消心痛)的静脉剂型:适用于急性心肌梗死早期和不稳定性心绞痛的急性发病期。

硝酸酯类药物的主要副作用是:头痛、头晕、反射性心动过速和直立性低血压等。

②钙通道拮抗药:常用的有3类:

a.二氢吡啶类:如硝苯地平、氨氯地平(络活喜)、波依定,拜心同和尼卡地平。因降低血压作用明显,适用于冠心病并高血压的患者。硝苯地平常用量为30~120mg/d,分~4次口服;氨氯地平(络活喜)为5~10mg/d,1次口服;非洛地平(波依定)2.5~10mg/d,1次口服;硝苯地平(拜心同)30mg/d,1 次口服。

b.粟碱的衍生物:如维拉帕米,160～320mg/d,分～4 次口服;维拉帕米缓释剂剂型为 240mg/片,1 次/天。

c.苯噻嗪衍生物:如地尔硫,90～240mg/d,分～4 次口服。

主要副作用:二氢吡啶类可使血压降低、心动过速、头痛、眩晕、疲乏、胃肠道不适和周围水肿(以踝关节周围为常见)。而维拉帕米和地尔硫卓的主要副作用是心动过缓、传导阻滞、心力衰竭、头痛和疲乏等。

③β 受体阻滞药:临床常用 β 受体阻滞药有普萘洛尔(心得安)、阿替洛尔(氨酰心安)、美托洛尔(美多心安)和比索洛尔(康可);这些 β 受体阻滞药均无内源性拟交感活性,除普萘洛尔(心得安)外,均是心脏选择性作用于 β 受体,故心得普萘洛尔(心得安)近来已较少使用。β 受体阻滞药应用剂量国内明显低于国外。

a.美托洛尔(美多心安):美托洛尔(美多心安)是脂溶性,主要经肝脏代谢。剂量 25～200mgd,分～3 次口服;使用剂量低于 100mg/d 时有心脏选择性。

b.阿替洛尔(氨酰心安)和比索洛尔(康可):为水溶性,主要经肾脏代谢,阿替洛尔(氨酰心安)12.5～100mg/d,分～2 次口服;比索洛尔(康可)2.5～10mg/d,1 次/天口服。 比索洛尔(康可)10mg 时相当于阿替洛尔(氨酰心安)100mg 的疗效。血清半衰期阿替洛尔(氨酰心安)为6～9 小时,比索洛尔(康可)为 18～24 小时。

④抗心肌缺血药:在正常无心肌缺血的情况下,心脏活动的能量 60％～90％来自心肌细胞内的脂肪酸代谢。10％～40％由糖酵解和乳酸氧化提供。心肌缺血时,游离脂肪酸动员增加,脂肪酸氧化速度增加,葡萄糖氧化供能(葡萄糖有氧代谢)ATP 份额被压缩了 5％～10％,ATP 生成的速率下降。如以 1.6 碳软脂酸供能时,每消耗 1 个氧分子(O_2)可产生 4.3 个 ATP 的能量;而以葡萄糖氧化时,每消耗 1 个氧分子可提供 6 个 ATP 的能量。可见消耗同样的氧,葡萄糖供能比游离脂肪酸氧化供能的效能高 12％～28％。由于糖酵解和乳酸产生增加,导致细胞内 pH 降低,影响离子泵的正常功能和钠、钾离子的跨膜流动,钙离子在细胞内过载,导致心功能下降。在中等程度心肌缺血时(冠脉血流量仅为正常 30％～60％)虽然有乳酸堆积,心肌仍以耗氧较多的脂肪酸氧化作为能量的主要来源,丙酮酸转化为乳酸;使心肌功能进一步受影响。

曲美他嗪(万爽力):为优化心肌能量平衡的抗心肌缺血药。作用于线粒体水平,通过选择性抑制长链 3-酮酰辅酶 A 硫解酶(3-KAT)而可部分抑制脂肪酸氧化,增加葡萄糖有氧代谢,减少 ATP 产生的氧耗和乳酸 H^+ 的堆积,减少细胞酸中毒及细胞内 Ca^{2+} 超负荷,减轻自由基损害。保证了离子泵的正常功能,钠、钾离子的跨膜流动,继而保持了细胞的自身平衡。具有直接的心肌细胞保护作用,对血流动力学没有影响。

稳定型心绞痛的患者冠状动脉已有较明显的固定狭窄,不能通过冠状动脉适应性的扩张来增加血流灌注,同时由于内皮细胞功能的损伤,NO(一氧化氮)产生减少,使在体力运动、情绪激动或寒冷气候时冠脉收缩,故约有 30％稳定型心绞痛患者可以静息状态下出现症状发作。作为第一个 KAT 抑制剂,"曲美他嗪(万爽力)"有助于优化心肌能量代谢,从脂肪酸氧化转向葡萄糖氧化,恢复糖酵解和氧化的耦联,促使氧耗较少的 ATP 产生,有助于缺血心肌机械功能的恢复。

在2001年9月在瑞典斯德哥尔摩召开的欧洲心脏病年会(ESC)对曲美他嗪的治疗进展进行了专题研讨。认为在治疗稳定型心绞痛β受体阻滞药是一线药物,但该类药有一定的禁忌证,在老年患者更易发生。硝酸酯、钙拮抗药、曲美他嗪可在一线药物有禁忌证或耐受性差时作为二线药物使用。研究证实,在治疗稳定型心绞痛时,与有血流动力学作用的药物相比,TMZ至少有同等的疗效,而患者的耐受性更好。有作者应用TMZ 20mg,3次/天(71例),与普萘洛尔(心得安)40mg,3次/天(78例)比较;结果显示治疗心绞痛二者同样有效。TMZ与其他药物联合应用时常有较好的协同作用,如在延长运动至心绞痛发作和ST段降低的时间上,TMZ与硝酸酯合用较β受体阻滞药和硝酸酯合用更有效。地尔硫卓治疗无效的患者加用TMZ可使症状改善。

还有TMZ改善左心室功能,提高LVEF,对内皮细胞、平滑肌细胞和血小板等的作用也有相关研究报道。总之,由于TMZ的独特作用机制和良好的安全性,它的临床运用范围在不断扩大,已从单纯治疗冠心病稳定型心绞痛,扩展到对多种心肌缺血状态及缺血性心功能障碍时的保护。

⑤抗血小板的药物:主要抗血小板的药物有阿司匹林、噻氯匹啶、氯吡格雷、双嘧达莫(潘生丁)、鱼油及血小板糖蛋白(GPⅡb/Ⅲa——纤维蛋白原受体)拮抗药等。

4.心绞痛的介入性治疗

主要指冠状动脉血运重建疗法,目前主要有两种即PTCA(经皮腔内冠状动脉成形术)和CABG(冠状动脉搭桥术)。

(1)PTCA:即用经皮穿刺方法送入球囊导管,扩张狭窄冠状动脉的一种心导管治疗技术。其治疗机制是通过球囊在动脉粥样硬化狭窄节段的机械挤压,使粥样硬化的血管内膜向外膜伸展,血管直径扩大,或粥样硬化斑块被撕裂沿血管腔延伸,在生理压力和血流冲击下,重新塑形生成新的平滑内腔,并在较长时间内保持血流通畅。

目前随着PTCA技术的改进、材料的改良、优质影像增强系统的引入及PTCA操作经验的积累,其临床适应证在扩展。在临床上药物治疗无效,患者要求行血运重建治疗;同时有血管再通操作成功的可能性的患者可考虑进行PTCA的治疗。

(2)CABG:它通过将移植血管绕过冠状动脉狭窄部位与其近端吻合,可以达到立即恢复和(或)增加缺血心肌的血流量,有效地降低心绞痛的发生率,缓解症状,改善心脏功能提高生活质量。

第三章　消化系统疾病

第一节　胃食管反流病

胃食管反流病(GERD)是指胃、十二指肠内容物反流入食管引起临床症状和(或)食管黏膜损伤的一种疾病,其主要表现为反酸、胃灼热或食物反流等症状。反流物主要是胃酸、胃蛋白酶,还有十二指肠液、胆酸、胰液等,胃酸、胃蛋白酶临床上多见,十二指肠液等主要见于胃大部切除术后、胃肠吻合术后、食管肠吻合术后。GERD 患者可仅有临床症状而无食管黏膜破损表现,根据食管黏膜有无破损,GERD 可分为糜烂性食管炎即反流性食管炎(RE)和非糜烂性胃食管反流病(NERD)。GERD 中以 NERD 多见,RE 仅占 1/3～1/2。本文主要介绍胃酸相关性 GERD。

一、发病情况

GERD 在欧美国家常见,据罗马国际会议资料报道,欧洲约有 1/3 的居民受本病影响,明显干扰其正常生活者占 5%～16%。在美国约有 44% 的成人患有 GERD,美国一项医院调查表明,约有 7% 的医院职工每天有胃灼热感,14% 每周有胃灼热感,15% 每月胃灼热感。但 GERD 的确切发病情况尚不知,一方面这是由于其症状的多样性,不够典型,不易被早期发现;另一方面是一些患者由于症状轻微,未去就医而"自行处理"之故。学者们曾这样比拟 GERD 的发病情况:广义的 GERD 似一座冰山,大多数仅有偶发或轻微 GERD 症状的患者处于冰山水面下层,他们不需要就诊看医生,常是自行购药治疗,这一部分人的发病情况无法估计,占有相当大的比例;只有一部分症状较明显或影响工作、生活的 GERD 者需要就诊,这一部分相当于冰山水面上层部分;尚有极少一部分有出血、狭窄等并发症患者处于冰山的顶部,这后面两部分较易被发现,故认为 GERD 的发病情况只是统计了冰层以上的少部分,实际发病率要高得多。我国过去对 GERD 的认识及研究均较少,近几年对 GERD 的研究才逐渐被重视。研究发现,本病在我国并不少见。1999 年潘国宗等报道,北京、上海两市 GERD 的人群患病率为 5.77%,RE 的人群患病率为 1.92%。GERD 男女患病无差别,但 RE 患者中男性比女性高,(2～3):1。妊娠合并 GERD 患病率高,48%～79% 的孕妇有胃灼热主诉。白种人发病较其他种族均高,非洲、亚洲人发病较低。GERD 发病率增加与年龄、肥胖、遗传等因素相关。

二、病因及发病机制

GERD 是胃内容物反流入食管,虽然其发病与胃酸有关,但并不意味着这类患者的胃酸分泌增高,而是胃酸所处部位异常,即胃酸从胃反流至食管,使食管暴露于胃酸时间过长,从而引起临床症状和(或)食管黏膜损害。正常情况下食管有防御胃酸及十二指肠内容物侵袭的功能,包括抗反流屏障、食管廓清功能及食管黏膜组织抵抗力。

(一)食管抗反流屏障

食管抗反流屏障是指在食管和胃连接处一个解剖上复杂的区域,其功能完整性由许多解剖和生理机制完成,包括食管下括约肌(LES)、LES腹段的位置、膈肌脚、膈食管韧带、食管与胃底之间的锐角(His角)等,上述各部分的结构及功能上的缺陷均可造成胃食管反流,其中最主要的是LES的功能状态。

1.食管下括约肌及食管下括约肌压力(LES及LESP)

LES是指在食管远端末3～4cm长的一个生理功能部位。正常人休息时LESP为10～30mmHg(1.3～4.0kPa),为一高压带,以防止胃内容物反流入食管。LESP的高低与LES的总长度及LES腹段的长度有关,如LES总长度过短(<2.0cm),LES腹段过短(<1.0cm)均可使LESP降低,尤其LES腹段过短使其不能随腹内压增高而增高,易导致反流。LES所在部位的组织结构受到破坏时可使LESP下降,如贲门失弛缓症手术后易并发反流性食管炎,一些其他因素可影响LESP,如某些激素(CCK、促胰液素、胰高糖素、VIP等),食物(高脂肪、巧克力、咖啡等),药物(钙离子拮抗剂、地西泮、茶碱)等,腹内压增高(妊娠、便秘、呕吐、腹水、负重劳动等)及胃内压增高(胃扩张、胃排空延迟等)均可使LESP相应降低而导致胃食管反流。有认为当LESP低于6mmHg时易致反流。但有学者观察到一些GERD患者其LESP正常甚至增高,其机制尚不明,Katzka等报道52%的GERD患者其LESP增高,他们均有反流症状,需要抗反流治疗。

2.一过性LES松弛(TLESR)

正常情况下当吞咽时,LES即松弛,使食物得以进入胃内。TLESR与吞咽时引起的LES松弛不同,它无先行的吞咽动作及食管蠕动的刺激。TLESR的确切定义为:①LES松弛前后无任何吞咽动作;②LESP下降速率≥1mmHg/s(0.13kPa/s);③LES松弛时间≥10秒;④LES最低压力≤2mmHg(0.27kPa)。TLESR的发生与近端胃扩张、腹内压增高有关,高脂肪食物等因素可诱发TLESR。健康人40%～60%的TLESR伴有酸反流,GERD患者60%～70%的TLESR伴有酸反流。目前认为TLESR是引起胃食管反流的主要原因,并认为它可解释那些LESP正常的GERD患者发生反流的原因。

3.膈肌脚及裂孔疝

吸气时膈肌脚收缩以提高LESP,如果没有膈肌脚支撑,吸气时腹压增高超过LESP可导致反流,故膈肌脚有结构及功能异常时可影响LESP下降,易致反流。当膈肌裂孔过大时,胃的一部分可滑入胸腔形成裂孔疝,裂孔疝可加重反流并降低食管对酸的清除,导致GERD,但不是所有的裂孔疝均会出现GERD。反流性食管炎患者54%～94%合并有食管裂孔疝,明显高于健康人。

(二)食管酸清除

正常情况下食管内容物通过重力作用,一部分排入胃内,大部分主要通过食管自发及继发性推进性蠕动将食管内容物排入胃内,此即所谓容量清除。自发性蠕动是吞咽动作之后诱发的蠕动,继发性蠕动为反流物反流入食管后引起食管扩张及反流物对食管的化学刺激所致,这两种蠕动均为推进性蠕动,是食管廓清的主要方式。食管容量清除的同时也清除了酸,但容量清除不等于酸清除,即容量清除减少了食管内酸性物质的容量,但不等于就能使食管内 pH 完全恢复正常,剩余的酸是由吞下的唾液中和的,因此可将食管的酸清除分成两个步骤:①大部分由食管蠕动清除;②剩余部分由唾液中和。由此可见,引起酸清除障碍的主要机制是容量清除障碍及唾液分泌功能障碍,它们均可使食管酸清除时间延长。研究表明,GERD 食管酸清除时间延长,这些患者有食管运动功能障碍,包括食管体部的无效蠕动和(或)食管远端收缩无力,这两者均可影响食管的容量清除。有认为食管蠕动功能障碍的发生率可能与食管炎症程度有一定关系,即随食管炎症程度的增加而增加。但也有持不同观点者,后者认为,仅 1/2 的GERD 患者酸清除时间延长,约 1/2 的 GERD 患者酸清除时间是正常的,因此,其食管运动障碍与黏膜炎症损害无关,可能是原发性的。食管运动障碍与食管黏膜损害之间的因果关系尚需进一步研究。裂孔疝患者在吞咽时胃易进入胸腔,明显影响食管的容量清除及酸清除,其酸清除时间比对照组明显延长。

影响酸清除的另一重要因素为唾液分泌情况。唾液引起吞咽动作及食管蠕动,唾液还可中和胃酸及稀释胃酸。睡眠时唾液分泌减少,这说明为什么睡眠时酸清除时间延长。慢性口腔干燥者易合并长时间的食管酸暴露。另外,通过食管酸-唾液反射可促进唾液分泌,即食管内酸灌注可刺激唾液分泌增加,并可促进远端食管胃酸中和,但这种反射活动在食管炎及老年人均明显缺乏。吸烟可使唾液分泌减少,使酸清除时间延长。

(三)食管黏膜组织抵抗力——食管黏膜防御

在 GERD 中,仅有部分患者发生食管炎症,另一部分患者虽然有反流症状,但没有明显的食管黏膜损害,提示食管黏膜对反流物(胃酸、胃蛋白酶)有防御作用,这种防御作用称为食管黏膜组织抵抗力,包括上皮前防御、上皮防御及上皮后防御。

1.上皮前防御

是指防止反流的胃酸中 H^+ 与上皮表面直接接触的一些因素,包括表面黏液,不移动水层和表面 HCO_3^-。由于食管表面缺乏明确的表面黏液层(尽管食管黏膜下腺体可分泌黏蛋白样物质),反流液中的胃蛋白酶可以破坏食管表面的黏液层,食管表面上皮细胞缺乏分泌 HCO_3^-的能力,间质中 HCO_3^- 通过细胞间隙弥散至腔内的能力有限,故食管上皮前因素对反流的胃、十二指肠液的防御作用不大。

2.上皮防御

上皮固有层是一种有分泌能力的复层扁平上皮,在结构上及功能上均有防御酸损害的作用。复层扁平上皮最表面的细胞角质层,其腔面细胞膜的双层脂质及其细胞间的连接结构组成一个防止 H^+ 及其他分子自由穿入组织内的渗透性屏障。此外,食管黏膜上皮细胞还有缓冲能力,主要是细胞内蛋白质、磷酸盐及 HCO_3^-。Tobey 及其同事根据一系列试验资料证明了这种细胞间质缓冲能力在保护食管上皮细胞不受酸的损害中有重要作用。有研究表明电镜下观察到所有 NERD 患者(包括酸暴露正常者和非正常者)的平均细胞间隙直径是正常对照组的 3 倍以上。细胞间隙增宽有可能成为诊断 NERD 的一个客观诊断标准。

3.上皮后防御

主要是指黏膜的血液供应,黏膜血流能调节组织的酸碱平衡,为正常细胞功能提供营养及氧,排除有毒的代谢产物,包括 CO_2 及酸性物质,给细胞间质提供 HCO_3^- 以缓冲 H^+。

(四)胃排空延迟

胃食管反流餐后发生较多,其反流频率与胃内容物的含量、成分及胃排空情况有关。许多因素可影响胃排空。例如,幽门十二指肠运动不协调致十二指肠胃反流,增加胃内容量,同时反流的胆酸等对胃黏膜刺激,形成胃窦胃炎,均影响胃排空;高脂肪饮食可降低 LESP,同时使胃排空减慢,脂肪是三大营养要素中排空最慢者;吸烟亦可使胃排空减慢;尚有许多全身性疾病、药物等均可使胃排空减慢。在 GERD 患者主要表现为固体胃排空减慢,与胃窦运动减弱有关。其液体排空功能可正常。胃排空延迟者可促进胃食管反流,但两者并不完全平行,其间存在异质体。

综上所述,GERD 的发生与食管抗反流屏障障碍、食管清酸能力低下、食管黏膜组织抵抗力低下及胃排空障碍等多种因素有关。是否发生反流性食管炎与反流物性质、反流物与食管黏膜接触的时间(食管暴露于酸的时间)及食管黏膜抵抗力有关。反流物中以胃酸、胃蛋白酶的侵蚀作用最强。

三、临床表现

胃食管反流病的临床表现多样,包括食管症状及食管外症状。

(一)食管症状

烧心和反酸是 GERD 最常见的典型症状,烧心是指胸骨后烧灼感,可从胸骨下段向上延伸。此外,胸痛、反食等也是 GERD 的常见症状。部分患者反流症状不典型,可表现为上腹痛、上腹烧灼感、反食、反胃、嗳气、吞咽困难等。

(二)食管外症状

如咽喉不适、咽部异物感、咳嗽、哮喘和龋齿等。少部分患者以咳嗽与哮喘为首发或主要表现,反流引起的哮喘无季节性,常有阵发性、夜间咳嗽与气喘的特点。个别患者可发生吸入性肺炎,甚至出现肺间质纤维化。这是由于反流物吸入气道,刺激支气管黏膜引起炎症和痉挛所致。反流物刺激咽喉部可引起咽喉炎、声嘶。反流物侵蚀牙齿可引起龋齿。反流还可能导致鼻窦炎和反复发作的中耳炎,并引起相关症状。

(三)并发症

GERD 可导致许多严重的并发症,胃肠道的并发症主要包括溃疡、出血、狭窄、Barrett 食管及食管腺癌(EAC)。

1.出血

反流性食管炎患者,因食管黏膜炎症、糜烂及溃疡可以导致出血,临床表现可有呕血和黑粪以及不同程度的缺铁性贫血。

2.食管狭窄

食管炎反复发作致使纤维组织增生,最终导致瘢痕狭窄,这是严重食管炎表现。

3.Barrett 食管

在食管黏膜的修复过程中,食管贲门交界处的齿状线以上的食管鳞状上皮被特殊的柱状上皮取代,称为 Barrett 食管。Barrett 食管尤其伴有特殊肠上皮化生者是食管腺癌的主要癌前病变。

四、诊断与鉴别诊断

对多数 GERD 患者,根据典型的临床表现(如轻度烧心、反流,每周出现≥2 日;或中重度症状,每周出现≥1 日)即可做出初步诊断。这种简单的判断方法也常用于流行病学调查。对拟诊为 GERD 的患者,可通过症状量表(如 GerdQ)筛查、PPI 治疗试验进一步诊断 GERD。对反流性食管炎的诊断和分型,有赖于胃镜检查。胃镜,必要时结合钡餐造影是 GERD 患者与食管其他器质性疾病鉴别诊断的主要检查方法。对胃食管反流的检查和食管压力测定可明确患者是否存在反流,了解反流物的性质和严重程度,了解反流事件与症状的关系;与食管其他的动力性疾病(如贲门失弛缓症、弥散性食管痉挛、胡桃夹食管)和功能性疾病(如功能性烧心、食管源性功能性胸痛)相鉴别。

临床上常常使用 GerdQ 量表对 GERD 的症状进行评估。GerdQ 通过患者对过去 1 周内烧心、反流、上腹痛、恶心、反流引起睡眠障碍、因反流症状使用非处方用药情况 6 个方面的评分,判断是否可诊断 GERD。当 GerdQ≥8 分,对 GERD 诊断的敏感性为 64.4%,特异性为 71.4%;评分越高,诊断精确性越高。GerdQ 可作为 GERD 的初筛诊断,尤其适合基层医疗机构使用(即在没有内镜检查条件、没有消化专科医师时);量表分值还可作为预测是否存在反流性食管炎的指标,评估患者是否需要 PPI 治疗,PPI 治疗中是否需要加用抗酸药缓解症状的参考;该量表也可以作为 GERD 患者治疗后疗效的监测指标之一。

虽然胃食管反流病的症状有其特点,临床上仍应与其他病因的食管炎、消化性溃疡、各种原因的消化不良、胆道疾病以及食管动力疾病等相鉴别。胸痛为主时,应与心源性、非心源性胸痛的各种病因进行鉴别,如怀疑心绞痛,应做心电图和运动试验,在除外心源性胸痛后,再行有关食管性胸痛的检查。两种疾病的鉴别要点是:食管炎性胸痛表现为胸骨后或胸骨下烧灼痛、刺痛,也可以为钝痛;其发作与进食、体力劳动、体位如卧位和弯腰等有关,进食牛乳、饮水、制酸药可缓解。而心绞痛多在夜间发病,劳累后加重,进食后不能缓解,体位对病情影响小,服用扩血管药物,如硝酸异山梨醇、硝酸甘油等明显有效。对有吞咽困难者,应与食管癌、食管贲门失迟缓症相鉴别。对有吞咽疼痛,同时内镜显示有食管炎的患者,应与感染性食管炎(如真菌性食管炎)、药物性食管炎等鉴别。临床上胃食管反流病尚需与功能性烧心鉴别,根据最新的罗马Ⅳ标准,功能性烧心定义为胸骨后的烧灼样不适,缺乏胃食管反流及嗜酸性食管炎的客观证据,食管测压排除包括贲门失弛缓、Jackhammer 食管、食管失蠕动等重度动力障碍性疾病,功能性烧心患者质子泵抑制剂治疗无效。

五、治疗

GERD 的治疗主要针对其发病机制,包括减少胃酸分泌的质子泵抑制剂(PPI)、促胃肠动力药物及抗反流手术等。GERD 的治疗分为以下几大部分：一般治疗包括生活方式的改变、药物治疗、内镜下治疗及手术治疗等。

（一）改变生活方式

一些日常生活习惯可能是引起 GERD 症状的诱发因素，如咖啡、酒精、碳酸饮料、吸烟及睡眠体位等。GERD 患者应注意避免诱发症状发作的不良生活方式。

（1）避免摄入可引起下食管括约肌松弛而造成反流的食物，如咖啡、酒精、巧克力、高脂食物等。

（2）避免服用酸性食物，如柑橘、碳酸饮料、酸辣食物，这些食物可通过直接刺激食管黏膜而加重胃灼热症状。

（3）控制体重，养成良好的生活习惯，如戒烟、睡眠时抬高床头和避免餐后 2～3 小时内睡卧等，这些措施有助于减少反流、加强食管酸清除，从而减少食管酸暴露。

（二）药物治疗

1.抑酸药物

抑制胃酸分泌的抑酸药是 GERD 治疗史上的里程碑，其中质子泵抑制剂（PPI）的疗效最为显著。PPI 通过与 H^+-K^+-ATP 酶共价结合而阻断了胃酸分泌的最后共同途径。H_2 受体拮抗剂（H_2RA）竞争性地阻断组胺刺激引起的胃酸分泌，血浆半衰期短，抑酸强度不如 PPI。抗酸剂仅起到中和胃酸或酸性食物的作用，对胃酸分泌无影响。

PPI 是 GERD 治疗的首选药物。多个荟萃分析显示，在食管炎愈合率、愈合速度和反流症状缓解率方面，PPI 均优于 H_2 受体拮抗剂，是治疗 GERD 的首选药物。对于标准剂量 PPI 治疗未完全缓解的患者，两项随机对照研究发现换用另一种 PPI 或将原有 PPI 剂量加倍均可改善症状。在使用双倍剂量 PPI 时，应分两次分别在早餐前和晚餐前服用。研究显示，这种给药方式比早餐前 1 次服用双倍剂量 PPI 能更好地控制胃内 pH。因此，单剂量 PPI 治疗无效可改用双倍剂量，一种 PPI 无效可尝试换用另一种 PPI。另外，为了达到更理想的症状控制和食管炎愈合状态，PPI 治疗的疗程至少应为 8 周。有学者分析比较了埃索美拉唑与奥美拉唑、泮托拉唑、兰索拉唑治疗反流性食管炎的效果，研究显示，无论使用哪一种 PPI，治疗 8 周的食管炎愈合率（77.5%～94.1%）均高于治疗 4 周（47.5%～81.7%）。

RE 及 NERD 治疗均首选质子泵抑制剂，其剂量和疗程根据疾病严重程度有所不同。洛杉矶分级为 C 级和 D 级的 RE 推荐双倍剂量的质子泵抑制剂，疗程至少为 8 周，8 周后复查消化道内镜，黏膜愈合者可进入维持治疗阶段；若治疗 8 周后黏膜未愈合，则需要加大剂量及延长质子泵抑制剂使用时间至黏膜愈合，随后进入维持治疗阶段。洛杉矶分级为 A 级和 B 级的 RE 患者与 NERD 患者的治疗方法类似，可使用标准剂量的质子泵抑制剂，疗程为 8 周，以症状缓解作为治疗的主要目标。

GERD 往往需要维持治疗。研究显示，NERD 及轻度食管炎（LA-A 和 LA-B 级）患者可采用按需治疗或间歇治疗。按需治疗指患者根据自身症状出现的情况自行服用药物，以症状的满意控制为目的，用药剂量及频次可参考初始治疗。间歇治疗指当患者症状出现时给予规律服药一段时间，通常为 2 周，以达到症状的缓解。PPI 为首选药物，抗酸剂也是可选药物。对于停用 PPI 后症状持续存在的 GERD 患者，以及重度食管炎（洛杉矶分级 C 和 D 级）和

Barrett 食管患者需要 PPI 长期维持治疗。最近日本的前瞻性随机研究比较了 PPI 长期维持治疗与按需治疗在 EE 中的疗效,发现维持治疗 EE 患者,8 周症状缓解率为 76.3%,明显高于按需治疗的 51.3%,24 周的黏膜愈合率为 85.0%,明显高于按需治疗的 44.4%。

长期使用 PPI 可产生潜在不良反应。关于其不良反应,我国胃食管反流病专家共识及美国胃肠病学院的指南均作了详细的阐述。PPI 的潜在不良事件包括头痛、腹泻和消化不良等,发生率<2%。虽无临床资料支持,但出现这些不良事件时,可尝试更换另一种 PPI。已知有骨质疏松的患者仍可应用 PPI。对髋骨骨折和骨质疏松的担忧应不影响长期使用 PPI 的决定,除非有其他髋骨骨折的危险因素。PPI 治疗是难辨梭状芽孢杆菌感染的危险因素,在易感患者中应用需谨慎。胃酸有杀灭或抑制细菌的作用,长期应用 PPI 通过提高胃内 pH,可能促进肠道菌群增生,从而增加难辨梭状芽孢杆菌感染的概率。有研究提示短期应用 PPI 者,社区获得性肺炎的风险增加;但未发现长期应用 PPI 者社区获得性肺炎的风险增加的证据,因而如果需要用长期使用 PPI 治疗,不必考虑社区获得性肺炎风险增加这个因素。在同时应用氯吡格雷的患者中,不需要改变 PPI 治疗,因不增加心血管不良事件的风险。早期 PPI 与抗血小板药物联用对心血管事件发生率的影响有争议,西方国家早期研究认为两者合用会增加心血管事件的发生率,近期前瞻性对比研究认为两药合用对心血管事件发生率的影响无显著性差异,我国尚无高质量的大宗随机对照研究。

H_2RA 治疗 GERD 的疗效显著不如 PPI,目前仅推荐用于下列情况:①NERD 患者症状缓解后的维持治疗;②PPI 治疗期间存在夜间反流客观证据者。夜间酸突破的定义是 PPI 每日 2 次饭前服用,夜间(22:00~6:00)胃内 pH<4.0 的连续时间>60 分钟。超过 75% 双倍剂量 PPI 治疗患者存在夜间酸突破,临睡前加用 H_2 受体拮抗剂可减少其夜间酸突破,改善症状。一项回顾性非对照临床试验提示双倍剂量 PPI 睡前加用 H_2RA 后,72% 患者症状改善。有研究提示长期使用 H_2RA 易发生耐药,建议间歇性使用或按需睡前加用。

抗酸药起效快,作用时间短,常用于 NERD 及轻度食管炎缓解症状的按需治疗。有研究比较埃索美拉唑与铝碳酸镁按需维持治疗 NERD 的疗效,结果显示铝碳酸镁与埃索美拉唑疗效相似,提示抗酸药在 NERD 及轻度食管炎症状的控制有一定的作用。

2.抗反流药物

研究表明,一过性下食管括约肌松弛(TLESRs)是 GERD 患者发生反流的主要机制。GERD 患者中往往可见 EGJ 的顺应性提高,LES 一过性松弛增加,从而使近端反流更易发生。因此,使用药物抑制 TLESRs 是一个具有前景的 GERD 治疗方法。

巴氯芬是一种 $GABA_\beta$ 激动剂,可在中枢和外周抑制控制 TLESRs 的迷走神经通路。不仅可以减少 TLESRs 和反流事件,还可以降低餐后酸性和非酸性反流时间、夜间反流和嗳气。目前仍没有关于 GERD 患者长期使用巴氯芬的疗效及安全性的临床研究。由于巴氯芬可通过血-脑屏障,产生困倦、头晕、嗜睡、恶心、呕吐等神经系统不良反应。

3.促动力药物

GERD 患者的胃食管反流量增多、食管酸清除时间延长,可能与食管蠕动功能减弱或食管裂孔疝等因素引起的下食管括约肌功能障碍有关。通过缩短反流物与食管黏膜的接触时间,也许可以减少症状的发生。除了避免饱餐后平卧、睡眠时抬高床头等改变生活方式外,促胃肠动力药物理论上可以增强食管蠕动而加强食管酸清除作用。在 PPI 治疗基础上加用促动力药可以加强胃排空,减少 TLESRs 的发生从而减少食管酸暴露。研究显示,甲氧氯普胺可提高下食管括约肌静息压力,加强食管蠕动和改善胃排空,因此可以用于伴有胃排空延迟的 GERD 患者中,但目前仍无高质量证据支持甲氧氯普胺单独或联合用药治疗 GERD 的有效性。

甲氧氯普胺的中枢神经系统不良反应表现为困倦、躁动、易激动、抑郁、肌张力障碍和迟发性不自主运动等,虽然发生率不到 1%,但由于疗效不确切,用于 GERD 治疗时可能弊大于利,目前不建议其用于 GERD 治疗。

多潘立酮是外周多巴胺受体激动剂,可促进胃排空,但未有明确证据证实其在治疗 GERD 的疗效。近期有报道表明,多潘立酮有使心脏 QT 间期延长的不良反应,女性长期使用有泌乳的不良反应,使用时应加以注意。

目前临床使用的促动力药还有莫沙必利及伊托必利,前者为选择性 5-羟色胺 4 受体激动药,能促进乙酰胆碱的释放,刺激胃肠道而发挥促动力作用,从而改善功能性消化不良患者的胃肠道症状。后者具有多巴胺 D_2 受体阻滞和乙酰胆碱酯酶抑制的双重作用,通过刺激内源性乙酰胆碱释放并抑制其水解而增强胃与十二指肠运动,促进胃排空。目前国内一些小样本的研究提示,这两种促动力药有利于增强质子泵抑制剂对 GERD 的症状缓解作用,但缺乏高质量的对照研究证实其疗效。

4.黏膜保护剂

通过降低食管黏膜对腔内物质的通透性,可减少胃反流物对食管黏膜的毒性作用。瑞巴匹特可以提高胃黏膜上皮屏障作用,可能对食管黏膜起一定保护作用。有研究显示,联合使用瑞巴匹特和兰索拉唑 15mg 比单用兰索拉唑 15mg 能更好地使 LA-A 级和 B 级 EE 患者维持症状的长期缓解。铝碳酸镁具有黏膜保护和中和胃酸的作用,在 GERD 患者中可快速改善其症状,但其作用时间短,且无胃酸分泌的抑制作用,仅用于轻度反流病患者。

5.低剂量抗抑郁药物

一些 GERD,尤其是 NERD 患者存在对食管刺激的高敏感性。食管球囊扩张试验或食管酸灌注试验已经证实,部分 GERD 患者存在食管高敏感现象。相对于正常志愿者,食管高敏感患者对刺激的感受阈值减低,对疼痛的感知阈值也降低。相对于症状与酸反流事件密切相关者,症状与酸反流事件不相关的患者更容易发生焦虑症和癔症。人群调查也显示焦虑症和抑郁症均可提高反流症状的发生率。由此可见,PPI 治疗效果欠佳者有可能合并精神心理障碍。Nojkov 等学者的研究也证实了 PPI 疗效欠佳者同时合并抑郁症的可能性大。

GERD 患者常诉生活不良事件会诱发或加重其胃灼热症状。精神心理应激与食管对刺激的感知提高密切相关,可能是通过周围和中枢的机制加重了食管痛觉高敏感性。最近一个研究显示,机体处于焦虑状态后,酸诱导的食管高敏感性会增加。因此,精神心理应激可导致食管高敏感状态,这种改变可能通过中枢神经系统介导或同时受到应激所致的食管黏膜完整性受损影响。

抗抑郁药物可从中枢神经系统和(或)感觉传入神经调控食管敏感性,可能对这些患者有效。既往研究显示,低剂量三环类抗抑郁药物对 PPI 治疗反应差的胸痛患者治疗有效。曲唑酮——一种 5-羟色胺再摄取抑制剂（SSRIs），与安慰剂比较能更有效地治疗与食管收缩异常相关的食管症状.如胸痛、吞咽困难、胃灼热和（或）反流等。西酞普兰为选择性的 SSRIs,可明显提高正常志愿者的食管球囊扩张的感知阈值和痛觉阈值,还可以延长食管酸暴露引起胃灼热不适所需的时间。一个随机对照试验显示,西酞普兰 20mg 每日 1 次,使用 6 个月后食管酸敏感患者的难治性反流症状得到明显改善。综上所述,抗抑郁药也许能有效地缓解具有食管高敏感 GERD 患者的食管不适和胃灼热症状。

6.复方海藻酸钠

胃内酸袋（GAP）是指食管下括约肌下方胃食管连接部一段很短的特殊区域,GAP 的存在被视为导致 GERD 发生的机制之一。GAP 常出现于餐后 15 分钟,持续至餐后约 90 分钟,平均 pH 为 1.6,明显低于餐后胃内缓冲区平均 pH。GAP 的形成因素与胃液逃逸了食物缓冲作用、食管裂孔疝以及所进食的食物种类有关。健康人中也可存在 GAP,但 GERD 患者的 GAP 更长。除外 PPI,还可以使用海藻酸盐、胃底折叠术等针对酸袋进行 GERD 治疗。海藻酸可在近端胃内形成物理屏障,可有效减少远端食管的餐后酸暴露时间,提高反流物的 pH。小样本的临床研究提示,尽管该药不能减少反流事件数量,但能置换或中和餐后酸袋。

（三）针灸治疗

中国传统医药对 GERD 亦有治疗作用,如针灸治疗。有研究以 30 例单剂量 PPI 治疗无效的 GERD 患者为研究对象,显示加用针灸治疗比 PPI 加量至双倍剂量能更有效地控制酸反流和胃灼热。目前尚缺乏大样本对照研究证实针灸可作为 PPI 治疗无效患者的替代治疗方法。

（四）催眠疗法

患者的心理状态可影响其对 PPI 治疗的反应。对 PPI 治疗效果不佳的患者,减轻其心理负担可能有利于提高疗效。催眠疗法可用于对此类患者的辅助治疗,尤其对于 GERD 不典型症状可能有效。一个纳入 28 名非心源性胸痛患者的随机临床试验,结果显示相对于对照组,催眠疗法组患者对疼痛的感受明显改善。另一个以癔球症患者为研究对象的研究也发现催眠疗法是一种有效的治疗方法。催眠疗法对 GERD 辅助治疗的确切疗效仍有待于更大规模的临床研究中验证。

（五）抗反流外科手术治疗

腹腔镜下胃底折叠术可有效地控制与酸反流相关的 GERD。当 PPI 治疗有效且需要维持治疗而患者不愿长期服药时,可以考虑外科手术治疗。也有研究认为,非酸反流相关的 GERD 症状能够在抗反流手术后得到改善。不建议对与症状无关的非酸反流者、PPI 治疗无效的食管外症状者行手术治疗。目前最常用的抗反流手术术式是腹腔镜下胃底折叠术。有学者发表的一篇荟萃分析比较了外科治疗与药物治疗的疗效,结果显示,在随访 3 个月和 1 年时,外科治疗组的健康相关生活质量评分和反流相关生活质量评分均优于药物治疗组,术后并发症的发生率为 0.9%～14.0%,包括腹胀（14.0%）、食管狭窄（0.9%）和呼吸道感染（1.8%）,均未发生与手术相关的死亡。关于抗反流手术的长期疗效,有 4 项随机临床对照研究分别对 EE 患者术后随访 5～12 年,均显示外科治疗组疗效优于药物治疗组。

此外,PPI 治疗失败也是抗反流手术的适应证之一。有研究表明,腹腔镜下胃底折叠术能有效改善酸和弱酸反流,术后有较高的症状缓解率。通常认为,PPI疗效欠佳的GERD患者手术治疗效果不如PPI治疗有效者。但也有小样本的研究显示,难治性GERD患者抗反流手术后随访3年,症状缓解率及停药后食管阻抗-pH监测结果仍较为理想。

不建议对与症状无关的非酸反流者行手术治疗。小样本研究发现,弱碱反流在术后反而有所增加。GERD相关的食管外症状的外科手术疗效尚未明了,有研究发现PPI治疗无效的慢性咽部症状患者并不能从胃底折叠术中获益,因此也不建议对PPI治疗无效的食管外症状者行手术治疗。美国胃肠病学院颁布的GERD指南指出,需谨慎选择抗反流手术患者,且手术前需进行评估如食管测压等排除动力障碍性疾病。

(六)内镜治疗

目前用于GERD内镜治疗方法主要有射频治疗、注射或植入技术以及内镜腔内胃食管成形术3类。其中,射频治疗和经口内镜下胃底折叠术(TIF)是近年来研究的热点。

Stretta射频治疗是一种针对胃食管反流病的内镜下微创治疗方法,在胃镜的引导下将一根射频治疗导管插入食管,将射频治疗仪电极刺入食管下括约肌和贲门肌层,多层面多点对胃食管结合部位进行烧灼。通过热能引起组织破坏、再生,诱导胶原组织收缩、重构,并阻断神经通路,从而增加食管下括约肌厚度和压力,减少一过性下食管括约肌松弛,以达到改善反流症状的目的。目前已有4篇关于射频治疗的随机临床对照研究发表,其中3项随机临床对照研究与假手术组对照,随访3~6个月,结果显示手术组症状改善及生活质量评分均优于假手术组。另一项随机临床对照研究比较射频治疗与PPI治疗的疗效,发现射频治疗可减少PPI的用量。但上述研究均缺乏长期随访的结果。此外,大部分患者术后虽然症状改善,但仍有反流症状,仍需使用PPI治疗,而pH监测参数和食管炎愈合率等客观指标改善不明显。因此,射频治疗的长期有效性仍需进一步的研究证实。

TIF是近年来新兴的内镜下抗反流手术,该术在内镜下将齿状线附近胃食管交接处的全层组织通过牵引器旋转下牵拉4~5cm并加固固定,形成一个胃腔内全层抗反流阀瓣,达到治疗食管裂孔疝、增加下食管括约肌压力(LESP)的目的。相对于腹腔镜下胃底折叠术,创伤更小。近期发表的一篇随机、多中心、交叉对照研究纳入63例GERD患者,结果显示在术后6个月,手术组症状缓解率和食管炎愈合率均优于高剂量PPI组。TIF术可在短期内改善患者症状,减少PPI使用,目前已成为治疗GERD的热门技术,但其远期疗效尚需验证。

内镜下注射治疗是在内镜下用注射针于食管下段-贲门局部黏膜下注射生物相容性物质或硬化剂,以增加LES压力,达到抗反流的目的。根据不同注射材料,包括Enteryx法、Gatekeeper法、Durasphere法。前两者由于安全性问题已被停用。Durasphere是由悬浮于含3‰β-葡聚糖水基载体凝胶热解碳衣锆珠组成的生物相容可注射的填充无菌新型材料。该疗法在内镜下于食管齿状线附近4个象限黏膜下层注射Durasphere材料,以增加LES压力。美国一项单中心研究对10例GERD患者行Durasphere注射,随访12个月显示,7例患者完全停用PPI,9例患者PPI用量减少50%以上。DeMeester评分由治疗前的44.5分降至26.5分,4例患者食管pH检测恢复正常。全部患者耐受良好;除少数患者有不适感外,无不良事件发生。无糜烂、溃疡等食管炎发生,注射部位亦未出现材料脱落或迁移,说明Durasphere法可有效改善GERD症状、减少PPI用量且不良反应小。尽管Durasphere法已获得FDA批准,但目前治疗 GERD 的研究较少,多为小样本、短期试验,有待进一步行大样本对照研究及长期随访,观察其确切疗效及安全性。

(七)治疗新进展

GERD 治疗新进展包括 LinX 抗反流磁环及 LES 电刺激疗法等。LinX 抗反流磁环是由一串含磁力的钛珠构成的圆环,可经腹腔镜置于患者胃食管交界的 LES 处。静息状态下,该系统主要靠钛珠间的弱磁力吸引关闭 LES,增强抗反流屏障。研究结果提示,LinX 抗反流磁环能长期改善 GERD 症状,降低患者对 PPI 的依赖性,提高生活质量,且 LinX 抗反流磁环植入操作简单、不改变正常胃食管解剖结构、可重复性强,是一种值得进一步研究的抗反流治疗手段。其主要并发症为术后吞咽困难。迄今为止,该技术最长随访时间为 5 年,更长期的疗效及并发症包括植入物对胃食管交界处的长期异物刺激等,仍需进一步通过随访研究进行观察。

Endostim(LES-EST)是一种通过电刺激 LES 治疗 CERD 的方法,作用原理是经腹腔镜将双电极脉冲式刺激器置于患者 LES 处,通过间歇电脉冲刺激方式使 LES 收缩,增强 LES 压力,维持正常的 LES 功能,但不影响松弛。LES-EST 治疗 GERD 的短期疗效显著,现有的时间最长的疗效观察为 1 年。目前欧洲地区正在进行该技术的多中心临床对照研究,试图通过该长期研究探讨该技术治疗 GERD 的疗效。

六、难治性 GERD

尽管抑酸治疗对多数 GERD 患者有效,仍有 30%～40% 患者经过 PPI 治疗后症状无改善,这部分患者被称为难治性 GERD。难治性 GERD 尚无统一定义,对其治疗疗程及剂量各国未有统一共识。目前我国专家共识意见确定难治性 GERD 的概念统一为:采用双倍剂量 PPI 治疗 8～12 周后,烧心和(或)反流等症状无明显改善。对于难治性 GERD,首先应检查其依从性,研究发现 GERD 患者的依从性差是造成其治疗失败的重要原因,需要临床医师仔细询问患者的服药时间、剂量及疗程。此外,难治性 GERD 的原因还包括抑酸不足、非酸反流、功能性烧心、质子泵抑制剂代谢的基因差异、自身免疫性疾病及食管裂孔疝等。对于难治性 GERD 患者,需进一步行包括上消化道内镜(必要时进行食管活检排除其他类型的食管炎)、食管测压及 24 小时阻抗-pH 监测等检查评估其持续存在症状的原因。

24 小时食管阻抗-pH 监测在难治性 GERD 患者的评估中具有极其重要的作用。为寻找难治性 GERD 的原因,需根据患者 GERD 的诊断可能性决定其是否在服用 PPI 的情况下进行。若推测 GERD 的诊断可能性高,则无需停服 PPI,此时性该项检查可检测患者的抑酸程度是否足够,是否存在非酸反流导致其症状持续,其客观反流与症状的关联程度。但若推测患者 GERD 的诊断可能性低,则需停用 PPI,以通过该检查确定患者的诊断,排除功能性烧心。

胃食管反流病尽管为消化门诊的常见病,其诊断仍缺乏公认的"金标准"。2018 年西方国家提出的最新的诊断标准认为 24 小时食管 pH<4 的时间百分比超过 6%,内镜下食管炎等级为洛杉矶分级 C 或 D 级,长度超过 1cm 的 Barrett 食管,溃疡性食管狭窄等方能更准确的诊断 GERD。但是中国人群中食管 pH<4 的时间百分比超过 6% 的比例较低,食管炎为 C 级或 D 级的检出率低,因此该标准是否适合中国人群仍有待于进一步观察。胃食管反流病的治疗尽

管仍然以质子泵抑制剂为主要的治疗方法,新的抑酸药物如 P-Cab 等的研发为抑酸治疗提供了更多的选择空间。现有内镜下治疗的长期疗效目前并不确定,但新的内镜下治疗方法如 MUSE 不断涌现,亦可为 GERD 的治疗增加方案。食管外症状与 GERD 关系的确立是 GERD 诊治中的难点,除了强调需合并典型的食管症状外,更需要联合多种客观检查手段明确反流与食管外症状之间的关系。更多的难治性 GERD 表现为非反流相关的病因如功能性疾病,因此对于 GERD 与其他功能性食管疾病的鉴别在临床上需尤其重视。

第二节　食管裂孔疝

食管裂孔疝是指腹腔内器官(主要是胃)通过膈食管裂孔进入胸腔所致的疾病。食管裂孔疝在膈疝中最为常见,达 90% 以上。

食管裂孔疝多数症状轻微,因而难以得出其确切的发病率。一般认为,在亚洲、非洲国家该病的发病率要远远低于欧美发达国家。在美国,成年人发病率至少 10%,对成年人进行食管钡剂造影检查时,不论其症状如何,发现裂孔疝者为数不少。文献报道上消化道造影检出率为 0.8%～2.9%。在一组 23 万人群的普查中,其发病率约为 0.52%。本病的发病率一般随年龄而增加,有报道表明 40 岁以下的发病率约为 9%,50 岁以上明显增加,达到 38%,而 60 岁以上更是高达 67%。有放射科医生报道,在进行胃肠钡剂造影检查的人群中,如果仔细检查,则半数以上患者可以发现有食管裂孔疝存在。本病女性多于男性,为(1.5～3):1,但也有报道男性略多于女性或者男女相近。

一、胃食管连接部的解剖生理

食管下段与胃贲门部的解剖结构及生理功能与食管其他各段和胃不同,被学者们称为胃食管连接部(GEJ),被认为是一个具有独立功能的特殊解剖部位。食管裂孔疝的发生及其并发症的产生均与此有关。贲门位于胃与食管相连接的部位,是远端食管黏膜与近端胃黏膜的移行带。贲门是指胃的食管入口。贲门部的定义则各家描述不一致,国内学者一般认为贲门部是以贲门为中心、半径 2.5cm 的一个圆形区域。也有学者认为贲门为正常胃食管连接部及其下 2cm 的部分。

1.贲门黏膜

肉眼看贲门黏膜与胃黏膜并无可见的界限,但通过组织学方法可以确认。贲门黏膜内的腺体为 PAS 染色强阳性的小叶状结构,腺体短,呈螺旋状,以黏液隐窝形式排列,可见少量壁细胞,而无主细胞,明显区别于胃其他部分的腺体。食管黏膜的鳞状上皮在食管下端与胃黏膜的柱状上皮细胞移行时,形成一条似锯齿状的线,称为齿状线或"Z"线,它位于贲门上方 1～2cm。齿状线下的黏膜层和肌层附着较紧,从而限制了该处食管壁的扩张,在 X 线检查时使食管下端边缘呈现为一隔状切迹,被称为齿状线环(后述为下食管黏膜环)。贲门部的黏膜皱襞随贲门的位置、贲门的开放或关闭状态不同而呈三种特征性的形态:①当贲门在膈下呈关闭状态时,黏膜皱襞以贲门为中心向四方呈辐射状排列,称作"黏膜玫瑰"。②当贲门在膈下呈开放状态时,被覆在胃悬纤维之上的贲门黏膜形成一个"带有头巾的斗篷图像",X线上表现为Burnous征,它由贲门横行皱襞(似头巾)和起始于贲门的几条小的胃纵形皱襞(似斗篷)组成。③当贲门充分开放时,还可以看到贲门横行皱襞,它是一条包绕贲门上缘、高2～5mm的新月形黏膜皱襞,它与胃悬纤维上缘位置一致,是食管胃连接部的标志之一。

2.食管下括约肌

位于食管管状部分的远端、胃食管前庭的近端,X线检查时在右前斜位横膈平面之上1～2cm处可见到一环形缩窄,即为食管下括约肌(LES)。研究表明上述的"括约肌"并不存在,而提出了一个静止高压带的概念,它是指贲门以上2～4cm区域,在静止状态下其腔内压力既高于其上的颈胸段食管,又高于其下的胃底部。它只在功能上起着括约肌的作用,而在解剖上则无肌层的局部增厚。它仅在食管蠕动波到达时松弛,是阻止胃内容物向食管反流的一个屏障。

3.胃食管前庭

食管下端胃食管衔接部有一个囊状扩大部分,即为胃食管前庭。它大部分位于膈下及膈肌食管裂孔内。齿状线、静止高压带、贲门缩肌、胃悬纤维、贲门横形皱襞及膈食管膜均被包罗或依附在这一区域。包括食管下端在内的胃食管前庭在X线下常呈现出三种特征性形态:较扩大的囊状;囊状扩大、其顶端有一缩窄;较窄的管状,其内可辨出数条纵行黏膜皱襞。

贲门缩肌是围绕胃食管前庭下段的肌束,位于贲门之上。胃悬纤维是一束较肥厚的胃内侧肌层,由贲门左侧接续食管环肌层,以分叉状由贲门左侧向下沿胃小弯前、后壁分布,它的上缘与食管胃连接部等高,也是贲门位置的标记之一。在X线检查时,它可在食管下端左侧壁形成新月形压迹,称为胃悬纤维切迹。贲门缩肌和胃悬纤维在收缩时也具有括约肌的功能。

4.膈食管膜

是围绕在胃食管前庭周围的一层富有弹性的纤维膜。它包绕食管下段,连接食管下段与膈食管裂孔,形成一个完整而密封的韧膜,将腹腔、胸腔分开,对抗腹腔内高压,防止食管前庭和贲门脱垂,防止深吸气时或食管纵行肌强烈收缩时将贲门拉至膈上。正常成年人在深吸气末或吞咽运动末,贲门可疝至膈上1～2cm,但由于膈食管膜的弹性作用,贲门又很快回复至腹腔内。

5.食管下端的位置

正常人在静息状态下,腹段食管的长度为1.4～3.3cm。在深吸气末,由于横膈下降,食管下端被动移向上方,贲门可以暂时性疝入膈裂孔以上。在吞咽时,因食管纵行肌发生强烈收缩,食管下端亦可被一过性地拉至膈上,使腹段食管消失,贲门可居于膈上1～2cm。食管下端的这些生理性改变表明,正常食管胃连接部同食管裂孔的关系不是固定的,而是可以变化的,它随被检查者的体位、呼吸和吞咽动作而发生相应改变。

管状食管进入胃腔时,斜向左侧成一角度称为His角,又被胃壁的斜纤维悬吊而拉向右下方。食管进入胃腔的角度有如活瓣的作用,将胃底推向食管,起到叶状瓣作用,机械地防止胃内容物向食管反流,膈肌和胃的悬吊纤维则起着维持这个成角的作用。

6.膈肌脚

正常人食管裂孔的双侧壁多数由膈肌右脚的肌肉组成,只有少数由其左脚组成。右膈脚为一坚实的肌束,将食管下端套在其中,深吸气时收缩,将食管末端拉向右侧,并压小其管腔,对食管起钳夹作用。

二、病因及发病机制

食管裂孔疝及其并发症的产生与胃食管连接部的解剖结构密切相关。裂孔的边缘主要由第1腰椎发出的右膈脚分成左右两翼的肌纤维围绕而成,吸气时膈脚收缩,向下向右牵拉、压迫食管下端,使管腔闭合。食管下端延伸至横膈下的一段由膈食管膜固定,在裂孔缘向上与食管下端的食管壁肌层相连,向下与膈肌下部的横筋膜相连接,在食管裂孔内包围部分食管。膈食管膜与食管的肌层附着部在食管胃连接部一段相当牢固.对食管起着固定和防止胃食管反流的作用。当发生食管裂孔疝时,胃的疝入使食管进入胃腔形成的 His 角消失,膈食管膜被拉长或变得菲薄,丧失了原来对括约肌功能的支持作用,腹段食管上移入胸腔,食管下段内括约肌的作用因之减弱,而不足以对抗腹腔内压力,使胃内容物逆行至食管而发生胃食管反流。在裂孔疝的患者中半数以上可发生反流性食管炎。食管裂孔疝的病因主要有先天性和后天性两种,后者占绝大多数。

(一)先天性食管裂孔疝

先天性食管裂孔疝主要由于发育不良,如膈肌右脚部分或全部缺失,膈食管裂孔比正常宽大松弛。由于在胚胎期胃向尾端迁移至腹腔过程延迟,使食管裂孔异常扩大,且食管周围右膈脚的两束肌纤维薄弱,成为膈肌在食管裂孔处的先天性缺损。有些食管裂孔疝同时伴有先天性短食管,是由于胃向尾端迁移时停顿在胸腔内,食管的延长亦因之而停顿,使食管胃连接部位于横膈的上方,连接部常发生黏膜溃疡或狭窄。持续存在先天性裂孔疝者,在成年早期就可出现症状。先天性短食管仅能在手术中确诊,即使手术治疗也难使食管胃连接部恢复至正常的位置。

(二)后天性食管裂孔疝

后天性食管裂孔疝往往因膈食管膜、食管周围韧带的松弛和腹腔内压力增高等因素而诱发。

1.年龄

随着年龄的增长,裂孔周围组织和膈食管膜弹力组织萎缩,导致食管裂孔增宽;而膈食管膜和食管周围韧带的松弛,逐渐失去其固定食管下段和贲门于正常位置的作用。因此,老年人食管裂孔疝的发生率高。

2.手术和外伤

严重的胸腹部损伤、手术所致的食管、胃与膈食管裂孔正常位置改变,或由于手术牵引造成的膈食管膜和膈食管裂孔的松弛,从而引起本病。

3.腹腔内压力升高

妊娠、肥胖、腹水、慢性便秘、长期慢性咳嗽或过度剧烈咳嗽、频繁呕吐和呃逆、腹腔内巨大肿瘤、负重弯腰等因素均可使腹腔内压力增高和压力分布不均衡,从而诱发本病。

4.食管挛缩

慢性食管炎、食管下段憩室、溃疡、肿瘤浸润、胸椎后凸、强烈的迷走神经刺激等可以引起食管挛缩,食管缩短,导致胸腔内食管向上牵引而发生本病。

三、诊断与鉴别诊断

(一)临床分型

按照解剖缺陷和临床表现,可将食管裂孔疝分为Ⅰ型(滑动型裂孔疝)、Ⅱ型(食管旁裂孔疝)、Ⅲ型(混合型裂孔疝)和Ⅳ型(多器官型)。其中Ⅰ型最常见,超过95%,Ⅲ型次之,Ⅱ型最少见。

Ⅰ型(滑动型裂孔疝):胃食管连接部突入膈上胸腔内,部分胃底通过食管裂孔进入纵隔,胃食管的锐角消失,可随体位变化而上下移动。同时食管下段正常的抗反流机制被破坏,故易发生不同程度的胃食管反流。

Ⅱ型(食管旁裂孔疝):胃食管连接部仍在腹腔正常位置,胃底甚至全胃经食管裂孔进入胸腔,紧邻于未被移位的胃食管连接部的左方。

Ⅲ型食管裂孔疝(混合型裂孔疝):Ⅰ、Ⅱ型食管裂孔疝共同存在。

Ⅳ型(多器官型):除胃外伴有腹腔其他脏器进入胸腔,如大网膜、结肠、小肠等。

(二)临床表现

单纯的食管裂孔疝可无症状或症状轻微,而且症状轻重与疝囊大小无关。本病的临床表现包括胃-食管反流的症状、胸痛、吞咽困难和各种压迫症状等。

1.胃-食管反流症状

为滑动型裂孔疝最常见的症状。主要为胃内容物反流刺激食管黏膜所致,表现胸骨后或剑突下烧灼感、反胃、上腹饱胀、嗳气等。疼痛性质多为烧灼感或针刺样疼,可放射至背部、肩部、颈部等处。平卧,进食甜食、酸性食物,均可能诱发并可加重症状。

2.胸痛或吞咽疼痛及吞咽困难

多见于食管下段有糜烂或溃疡时,尤其进食过热、刺激性食物时,如伴有食管痉挛,可出现吞咽困难,但呈间断出现。如伴有瘢痕狭窄,则症状持续出现。

3.上消化道出血

伴有食管炎和食管溃疡者可出现少量慢性出血,粪便潜血阳性,可有缺铁性贫血。当合并胃、十二指肠溃疡或疝嵌顿、扭转时也可导致大量出血。

4.压迫症状

巨大裂孔疝压迫心、肺、纵隔可产生气急、胸闷、咳嗽等症状。如贲门部疝入食管裂孔可反射性地引起咽部异物感。

5.体征

无并发症时通常无特殊发现,但巨大食管裂孔疝者的胸部可叩出不规则鼓音区与浊音区。饮水后或被振动时,胸部可闻及溅水声。

(三)辅助检查

由于本病无特异性症状和体征,诊断较困难。对于有胃-食管反流症状,年龄较大,肥胖,且症状与体位明显相关的可疑患者应予以重视,诊断主要依据X线及内镜检查。

1.X 线钡餐检查

是诊断食管裂孔疝的主要方法,向胃内注入较多的空气,采取头低位和腹卧位加压法可提高诊断率。

直接 X 线征象包括:①膈上食管胃环(Sehatski 环);②膈上疝囊(即胸腔胃);③疝囊内见胃黏膜皱襞影;④食管下端括约肌环升高和收缩;⑤食管旁疝可见食管一侧有疝囊,而食管胃连接部仍在横膈裂孔下;⑥混合型可见巨大疝囊或胃轴扭转。

间接 X 线征象包括:①膈食管裂孔增宽(>2cm);②钡剂反流入膈上疝囊;③膈上 3cm 以上部出现功能性收缩环。

由于膈上疝囊并非固定存在,一次检查阴性不能除外本病。

2.内镜检查

胃镜检查可以观察食管、胃及十二指肠黏膜的改变,对食管裂孔疝并发症诊断有意义,可与 X 线检查相互补充,协助诊断。镜下可见食管下段齿状线上移(距贲门口>3cm)、食管腔内有潴留液、His 角变钝、胃底变浅、突入食管内有一定距离的疝囊、反流性食管炎等。

3.食管测压检查

食管裂孔疝时,食管测压可有异常图形,可以出现双压力带,食管下端括约肌压力下降,低于正常值,从而协助诊断。

(四)鉴别诊断

1.食管癌、贲门癌

早期症状常不明显,在吞咽粗硬食物时可能有不同程度的不适感觉,包括咽下食物哽噎感,胸骨后烧灼样、针刺样或牵拉摩擦样疼痛。中晚期表现为进行性咽下困难。食管裂孔疝引起的吞咽不畅多为间断性、反复发作或持续几小时,几天后常自行缓解,胃镜检查有助于鉴别。

2.食管炎、胃炎

患者可有反酸、胃灼热和胸痛等临床表现,与食管裂孔疝的一些表现相似。食管裂孔疝引起的反酸、胸骨后烧灼样痛可因平卧及增加腹压(弯腰、举重物、用力排便等)而加重,单纯食管炎、胃炎、胃溃疡反酸、胸骨后烧灼样痛无此特点。胃镜及病理组织学检查有助于鉴别。

3.消化性溃疡

患者常有周期性节律性上腹痛,十二指肠溃疡多空腹痛,胃溃疡多餐后痛,抑酸药物有效,胃镜检查有助于诊断。

4.冠心病

伴反流性食管炎的患者的胸痛可与心绞痛相似,可放射至左肩和左臂,含服硝酸甘油也有一定效果,有时难与心绞痛、心肌梗死鉴别。食管裂孔疝患者胸痛发生与劳累无明显关系,但与饮食关系密切。常在饱餐后 0.5～1 小时后胸痛发作,平卧、弯腰、咳嗽、屏气用力等腹压增加的因素可诱发或加重胸痛,而半卧位、站立、呕吐后胸痛减轻或缓解,持续时间一般较长,多在 30 分钟以上。而心绞痛的胸痛与劳累有关,与体位无关,持续时间一般较短。食管裂孔疝患者服用质子泵抑制剂、促动力药后胸痛可减轻,而心绞痛患者疗效不佳。食管裂孔疝可刺激迷走神经,反射性地引起冠状动脉供血不足,心电图出现心肌缺血性改变,临床上酷似冠心病,但心脏无器质性病变,称之食管-冠状动脉综合征。此时需进行上消化道造影、胃镜及食管测压等进行鉴别,因食管裂孔疝引起心电图异常改变者,手术后心电图能恢复正常,不再有胸痛症状,也可作为鉴别。同时,注意食管裂孔疝与冠心病并存的情况。

5.胆道疾病

食管裂孔疝可因剑突下痛、疝囊及疝内容物在食管裂孔上下滑动刺激迷走神经反射性引起右上腹痛、恶心呕吐,易误诊胆囊炎、胆石症。或两者同时并存时仅满足于胆囊炎、胆石症的诊断而漏诊。但胆道疾病除上腹不适外,可有发热、黄疸、血象升高、肝功能异常等改变,且B超、CT检查可见胆道系统炎症、结石影像。

四、治疗

无症状、无并发症的滑动型裂孔疝患者无需治疗,大多数有症状的裂孔疝患者仅内科治疗就可控制;有严重并发症的滑动型裂孔疝患者和食管旁疝患者均应考虑手术治疗。

(一)内科治疗

主要目的是降低腹腔压力,防止或减少反流,缓解症状,减少并发症。治疗原则是消除疝形成的因素,控制胃食管反流,促进食管排空以及减少胃酸的分泌。控制胃食管反流症状是药物治疗食管裂孔疝的基础,患者通过服用抑酸药减少胃酸的食管反流以达到控制症状并预防相关并发症的目的。抑酸药能够减轻烧心、胸骨后疼痛等症状,但对增加LES压力、改善食管蠕动功能并无效果。因此,对症状严重的食管裂孔疝应合用促胃肠动力药物,提高食管动力,促进胃排空以减少胃内容物反流对食管的刺激。另一方面,生活习惯的改善如减轻体重、少食多餐、避免食用特定食物、头高脚低位睡眠等,都利于GERD症状的减轻。

(二)外科治疗

2%~4%的患者需要手术。手术指征包括:症状明显、经内科长期治疗无效;有重度胃食管反流病、食管狭窄、上消化道大出血、食管癌等严重并发症;长期消化道出血合并贫血;裂孔疝发生急性嵌顿或绞窄;食管旁疝,尤其是疝囊较大。

手术方式及原则包括:胃还纳复位、多余疝囊的切除、食管裂孔的有效闭合、提高LES压力、胃固定术和胃底折叠术。

常用的术式有:①贲门前固定术;②后方胃固定术(Hill修复法);③经腹胃底折叠术(Nissen手术);④Belsey四点手术(或可称MarkⅣ)。同时近年来由于微创手术的迅速发展,上述部分手术可通过胸腔镜或腹腔镜完成。

文献报道,术后早期症状完全缓解率可高达80%~90%,少数为47%,仅5%完全失败,约10%复发反流。

第三节　食管贲门失弛症

贲门失弛缓症是一种很少见的原发性食管动力障碍性疾病,病因尚未完全明确,以下食管括约肌(LES)松弛障碍、食管蠕动缺乏,从而导致食管排空受损、食管逐渐扩张为特征;临床上以吞咽困难为最主要症状,可伴随不同程度的反流、误吸、体重减轻和胸痛等表现;病理方面表现为食管肌间神经丛抑制性非肾上腺能、非胆碱能神经节细胞减少或缺失,甚至出现肌间炎症、神经节细胞进行性耗竭、神经纤维化,而一氧化氮(NO)、血管活性肠肽(VIP)等下食管括约肌松弛最重要的介质则显著减少。

一、流行病学

贲门失弛缓症较为少见,发病率约每年 1/10 万,虽可以发生于各年龄段,但主要发病年龄为 20～40 岁,男女比例大致相等。16 岁以下的青少年中发病率约为每年 0.18/10 万,随年龄增长有逐渐升高趋势,成年人为每年 0.30/10 万～1.63/10 万。但文献报道贲门失弛缓症的发病率、患病率差异很大,分别每年 0.03/10 万～1.63/10 万、每年 1.8/10 万～12.6/10 万不等。美国报道发病率为每年 0.5/10 万～1/10 万,北美的调查显示发病率和患病率分别为每年 1.63/10万和 10.82/10 万。近年来此病的发病率似乎有所增加,可能与对该病认识的不断加深、诊断技术的不断进步有关。例如美国芝加哥地区,采用最先进的技术和诊断标准,预计发病率、患病率增加 2～3 倍。在 2007—2017 年的 10 年间,印度与韩国的发病率分别约为每年 7.0/10 万及每年 6.3/10 万。我国现在缺乏贲门失弛缓症的流行病学资料,从复旦大学附属中山医院的资料分析,发病平均年龄 40 岁左右,男女比例大致相等。

二、病因

贲门失弛缓症的病因尚不十分清楚,可能与遗传、感染、自身免疫等因素有关。

1.遗传

有一些贲门失弛缓症病例具有家族性,这些病例常发病于儿童,见于兄弟姐妹之间,一些病例为单卵双胞胎;也有父母及子女同时发病的病例报道。虽然这些证据提示贲门失弛缓症存在常染色体隐性遗传,但家族性病例仍属罕见,因此,遗传并不是大多数贲门失弛缓症病例的发病因素。然而,遗传倾向性可增加这些个体暴露于普通的环境因素下发生贲门失弛缓症的可能性。

2.感染

病毒感染在贲门失弛缓症发病中的作用存在较大争议。贲门失弛缓症患者血清麻疹和水痘-带状疱疹病毒抗体水平高于正常对照,提示贲门失弛缓症可能与感染相关。有研究显示,贲门失弛缓症患者 LES 有单纯疱疹病毒(HSV)-1 反应性免疫细胞,推测 HSV-1 可能涉及肌间神经丛的神经损伤,从而导致贲门失弛缓症。外周血免疫细胞的研究显示,贲门失弛缓症患者对 HSV-1 抗原的反应性增强,提示存在由 HSV-1 或 HSV-1 样抗原引起的持续的免疫细胞刺激。贲门失弛缓症患者 LES 有寡克隆淋巴细胞浸润,意味着有 HSV-1 抗原触发的免疫-炎症反应,而淋巴细胞活化产生的 Th1 型细胞因子可能损伤神经细胞。

但是,临床中并非所有麻疹、水痘患者均发展为贲门失弛缓症,有研究采用 PCR 方法并没有发现食管组织中有任何病毒产物存在,且即使有病毒感染的依据也不能证明其因果关系。总之,现有关于感染性病原体的证据仍然存在矛盾,尚不能建立感染与贲门失弛缓症之间的确切病因关系。

3.自身免疫

研究显示,贲门失弛缓症患者罹患自身免疫性疾病的机会是普通人群的 3.6 倍,干燥综合征、系统性红斑狼疮、葡萄膜炎等在贲门失弛缓症患者中更为多见;贲门失弛缓症患者中循环抗肌间神经丛抗体阳性比例较高,提示自身免疫在发病中可能起重要作用。但也有研究认为,这些循环抗体是对疾病的非特异性反应,而不是疾病的原因,在一些非贲门失弛缓症患者中也可检测到类似抗体。

贲门失弛缓症患者食管组织的超微结构显示,在肌间神经丛周围有炎性细胞浸润;多项病例对照研究显示,HLA-Ⅱ类抗原与贲门失弛缓症显著相关;具有相关 HLA 等位基因的贲门失弛缓症患者有较高的循环抗肌间神经丛抗体阳性率,这些研究结果均支持自身免疫病因学。但是,并非所有贲门失弛缓症患者均具有相关 HLA 抗原。

因此,贲门失弛缓症的病因为多因素,起初因环境因素或病毒感染导致肌间神经丛炎症,对于具有遗传倾向的易感群体,这种炎症反应可触发自身免疫反应,从而导致抑制性神经元的损伤。

三、发病机制

食管抑制性神经受内在、外在因素影响而缺失是贲门失弛缓症发病的主要机制,外在因素包括中枢神经系统病变影响运动背核或迷走神经纤维,内在因素可由于肌间神经丛抑制性神经元细胞缺失。

1.外在性神经元缺失

Kimura 于 1929 年在 3 名贲门失弛缓症患者尸检组织学标本中发现运动背核迷走神经细胞退化,首次提出中枢神经系统病变可以解释贲门失弛缓症的临床现象和食管压力改变。有研究显示,贲门失弛缓症患者两侧运动背核神经元数量减少 34%～43%。用直流电诱导猫两侧运动背核病变的研究显示,69% 出现贲门失弛缓症样的压力和影像学变化。这些研究均提示,中枢神经系统病变可导致贲门失弛缓症。

中枢神经系统外的迷走神经纤维异常也与贲门失弛缓症相关,有研究显示贲门失弛缓症患者迷走神经异常与瓦氏变性(Wallerian 变性)相似。但上述异常也可能是疾病的继发现象。实际上,在贲门失弛缓症患者中外在性神经分布异常非常少见,可能不是主要的发病机制。

2.内在性神经元缺失

研究显示,贲门失弛缓症的神经元异常是肌间神经丛兴奋性神经元和抑制性神经元之间的失衡。贲门失弛缓症患者具有完整的胆碱能兴奋性神经元,胆碱能、抗胆碱能药物可分别增加、降低 LES 压力,而肉毒杆菌毒素则可降低 LES 压力,对贲门失弛缓症治疗有效。但是,贲门失弛缓症患者中抑制性神经元的分布则缺失或异常。病例对照研究显示,静脉注射胆囊收缩素(CCK)后,非贲门失弛缓症者食管抑制性神经元和 LES 平滑肌均被激活,但由于抑制性神经元优先于对 LES 平滑肌的直接刺激,结果导致 LES 松弛;但贲门失弛缓症患者则出现 LES 压力增高,这是由于抑制性神经元的缺失导致 CCK 对 LES 平滑肌直接激活。因此,临床上可将 CCK 用于诊断贲门失弛缓症,如 CCK 注射后 LES 压力增高,应高度怀疑贲门失弛缓症。

抑制性神经递质在贲门失弛缓症发病中也起重要作用,VIP 是食管肌间神经丛中的一种抑制性神经递质,可引起平滑肌松弛,而贲门失弛缓症患者食管肌间神经丛中 VIP 减少或缺失。抑制性神经递质一氧化氮(NO)控制食管神经肌肉功能,包括 LES 松弛、食管正常蠕动,如给予 NO 合酶抑制剂-N-硝基-L-精氨酸甲酯,可显著减少 LES 松弛。此外,缺乏 NO 合酶的小鼠,其 LES 松弛能力受损,可出现贲门失弛缓症样表现。

氮能神经元、VIP 神经元通常共同存在于食管肌间神经丛中,贲门失弛缓症患者 LES 中的 NO 神经元显著减少;对健康志愿者采用重组人血红蛋白阻止 NO 激活,可出现类似于贲门失弛缓症样的压力变化。

贲门失弛缓症的不同阶段,其组织病理学变化也是逐渐演化的,在早期阶段,表现为肌间炎症伴有神经节炎,但没有神经节细胞缺失或神经纤维化;高分辨测压分型中的Ⅲ型贲门失弛缓症是早期阶段的主要类型,随着病情的进展,抑制性神经元进行性损害、神经纤维化,发展为经典的贲门失弛缓症(Ⅰ、Ⅱ型)。但也有观点认为,Ⅲ型贲门失弛缓症的发病机制与Ⅰ、Ⅱ型贲门失弛缓症不同。

四、诊断

(一)临床表现

1.吞咽困难

吞咽困难是本病最常见的症状。早期症状不十分明显或间断性发生,诱发因素有情绪紧张,进食过快或冷、热饮食等。患者常感进食后胸骨下部有食物黏附感或阻塞感,可持续多年不被患者注意。早期症状间歇性发生,随后进展为持续性,进食固体和液体时均可出现。举臂、挺胸等动作可增高食管内压力,可部分缓解吞咽困难的症状。

2.胸痛

贲门失弛缓症引起胸痛称非心源性胸痛。发生率 13%～90%。位于胸骨后,剑突下或胸骨下端,可放射到肩、颈部或心前区。疼痛性质不一,针刺样或灼烧样痛,隐痛或剧烈的压挤样痛。大多发生在进食时,也可自发性疼痛,口服硝酸甘油片可缓解。若接受多次 LES 扩张术或食管肌切开术后患者常发生严重的 GER 和反流性食管炎(GERD),由于酸性胃内容物对食管黏膜的刺激和食管黏膜对酸的敏感性可诱发食管运动异常和第三收缩而致胸痛。

3.反胃

50%～90%的患者发生反胃,较咽下困难发生晚些,因为在早期,虽然食管排空迟缓,但 LES 尚可缓慢通过食物。此时食管内潴留物并不多,患者大多数只感咽下困难或阻塞感。随着疾病进展,吞咽困难加重,食管进一步扩张,在进餐中或餐后出现反胃现象,开始多为当餐或当日进食的食物,常混有大量唾液和黏液样分泌物。疾病晚期,由于食管高度扩张,容量增加,可滞留更多的食物,反胃次数可相对减少,反出的内容物甚至是 2～3 天以前进食的已腐烂变质的食物并带有臭味。夜间入睡后也常有食管内容物反出称为夜间反流,反流物误吸入呼吸道称肺吸入,可导致支气管肺部感染和夜间哮喘发作。

4.其他

重症和病程较长时,则有明显体重减轻,营养不良和贫血。如短期内迅速消瘦,吞咽困难呈进行性加重的患者应警惕食管下端贲门癌。贲门失弛缓症如未经治疗或治疗效果不佳,是食管鳞癌的危险因素,继发食管癌者达 2%～7%。

(二)辅助检查诊断

1.上消化道钡餐 X 线诊断

典型表现是食管远端蠕动消失,食管下端狭窄呈"鸟嘴样",上端食管普遍扩大,食管内可见较多潴留物,钡柱顶端可出现分层现象(气体、液体、钡剂),严重患者食管甚至扩张弯曲呈 S 型。由于食管上段为骨骼肌,在本症中受累较少,所以食管上段可保持正常外形。直立体位时,如见到食管内钡剂潴留的液气平面,有助于明确诊断。

2.食管测压

食管测压对于贲门失弛缓症的诊断具有重要意义,同时可作为药物治疗疗效、扩张术及食管肌切开术后食管功能评价的一种量化指标。正常人吞咽后 LES 可完全松弛,吞咽后 LES 松弛障碍是贲门失弛缓症的特征性改变,主要表现为食管下段正常的蠕动波消失,吞咽时下食管括约肌松弛障碍。根据测压结果贲门失弛缓症可以分为三型:Ⅰ型为经典型,表现为食管蠕动减弱而食管内压力不高,在吞咽检查中 80% 以上食管远端压力<30mmHg;Ⅱ型为压力增高型,表现为食管蠕动减弱并且食管内压力显著增高,至少有 20% 的吞咽检查中食管压力>30mmHg;Ⅲ型为痉挛型,表现为食管痉挛性的收缩,伴或不伴食管内压力增高。

3.内镜检查

内镜检查的意义在于排除临床表现及影像学表现与贲门失弛缓症相似的器质性病变,特别是继发于肿瘤等的"假性贲门失弛缓",而且可以在实施治疗之前对食管黏膜的情况进行评估。内镜下所见,食管腔扩大、松弛,腔内潴留液较多,并混有食管残渣。合并巨食管者,食管壁变薄,有时可见局限性向外膨出形成假憩室。食管体部蠕动减弱或完全无蠕动,食管下端缩拢或关闭等,对于关闭的贲门稍用力推进镜身即可通过进入胃腔。合并有食管炎时,表现有黏膜充血,糜烂渗出,溃疡形成,黏膜增厚及息肉样改变。

4.乙酰甲胆碱激发试验

对轻度失弛缓症压力测定不典型的患者可行激发试验,皮下注射乙酰甲胆碱 5～10mg,1～2 分钟后,食管强力收缩,食管腔内压骤增,持续 5～10 分钟甚至或更长,LES 压力上升,甚至诱发胸痛、呕吐。这种超敏反应在弥散性食管痉挛者更为明显。由于 Mecholyl 可诱发心绞痛发作,现已被乌拉胆碱(5～10mg,皮下注射)或 5-肽胃泌素(6μg/kg 皮下注射)作药物激发试验。

5.同位素食管排空时间测定

应用放射性同位素闪烁扫描检查食管通过时间,通常用于食管肌切开术或扩张术后,用于评价食管排空改善程度或用于检查术后伴发 GER 情况。检查方法是空腹 12 小时以上,口服 15mL 水,内含 30uCi(1.1mGBq)^{99m}Tc(锝)。在 γ 照相下连续进行食管区域的同位素计数,计算全食管通过时间、食管分段通过时间及 1 分钟和 5 分钟食管核素通过百分率。贲门失弛缓症患者食管下 2/3 通过时间显著延长。

五、鉴别诊断

(一)弥散性食管痉挛

弥散性食管痉挛是一种原发性的食管功能障碍性疾病。病变发生在食管中下段,表现为强烈的非蠕动性的食管收缩。弥散性食管痉挛的主要症状是胸痛、吞咽困难、反食。症状发作可由精神、心理因素或进食过冷、过热食物诱发。胸痛位于胸骨后或胸骨下,可向颈部及左手臂放射,舌下含服硝酸甘油或饮水可缓解。吞咽困难多为反复发作,无进行性加重的特点,进食固体及液体食物时均可发生。反食为食管中潴留的食物反入口中,无酸性,可引起吸入性肺炎。食管钡餐造影显示食管下段蠕动波减弱,可见外形呈波浪状的对称性收缩,严重病例食管下段可见螺旋状或串珠样钡柱,但食管下段钡剂可正常排空,且食管扩张较少见,可与贲门失弛缓症相鉴别。食管压力测定是诊断弥散性食管痉挛的重要方法。其压力测定特点是食管中下段蠕动异常,可见高幅、畸形蠕动波,波幅大于 150mmHg,收缩波持续时间>6 分钟,正常传导蠕动波仍存在,下食管括约肌压力大多数正常。食管压力测定是重要的鉴别手段。

(二)心绞痛

心绞痛的特点是胸前区压榨样疼痛或憋闷感,也可表现为烧灼感,向心前区和左上肢放射,症状多在3~5 分钟内或舌下含服硝酸甘油后缓解。心绞痛多由劳累、情绪改变、受寒、饱食诱发,而贲门失弛缓症引起的胸痛一般在进食时发生,伴有吞咽困难。心绞痛发作时心电图可出现心肌缺血引起的 ST 段移位,贲门失弛缓症患者胸痛发作时心电图大多正常,偶有食管痉挛引起迷走神经反射,导致心律失常。心绞痛患者心脏彩超及冠脉造影检查异常有助于诊断,而消化道钡透、胃镜及食管压力测定多为阴性。

(三)反流性食管炎

反流性食管炎表现为反酸、反胃、胸骨后烧灼感,反流物中有酸臭味,混有胆汁时有苦味,在腹压增加或体位改变时容易出现,贲门失弛缓症患者反胃时反流物多无酸味,疾病晚期食管高度扩张时,反流物是2~3 天前进食的已腐烂的食物时有臭味。反流性食管炎还可伴有吞咽困难及消化道出血,咽部不适、异物感及声音嘶哑等。反流性食管炎患者阻抗+pH 监测可发现与症状相关的反流,内镜检查时可见食管黏膜充血、糜烂、溃疡形成,钡餐透视可见食管黏膜粗糙、溃疡形成,而无明显食管动力障碍及排空延迟,食管测压时常有 LES 压力降低,偶伴食管运动障碍。

(四)胡桃夹食管

胡桃夹食管临床表现与贲门失弛缓症相似,最常见的症状是胸痛与吞咽困难,胸痛表现为胸骨后或剑突下慢性、发作性胸痛,可由精神心理因素或刺激性饮食诱发,服用硝酸甘油或钙通道拮抗剂可缓解。胡桃夹食管的食管测压表现为食管下段高幅收缩,10 次吞咽中至少有一次波幅>200mmHg,收缩平均波幅≥120mmHg,收缩波的时间大多数延长,无 LES 压力或松弛障碍,可与贲门失弛缓症鉴别。钡餐造影无特异性表现。

(五)节段性失蠕动

节段性失蠕动主要表现为吞咽困难,症状与精神、心理因素相关。食管测压特点是食管下段低幅蠕动或无蠕动,而 LES 静息压及吞咽松弛均无异常。

(六)假性贲门失弛缓

假性贲门失弛缓是由于食管下段或贲门的肿瘤浸润造成的功能损害,当黏膜下层和肌间神经丛受到浸润时,患者可出现吞咽困难、反胃等症状,与贲门失弛缓相似,但在症状出现之前就可出现异常体重减轻,可与贲门失弛缓相鉴别。内镜检查及病理活检发现病变可与贲门失弛缓相鉴别,超声内镜检查也起到重要作用。

(七)食管高幅蠕动收缩

食管高幅蠕动收缩属于非特异性食管运动障碍中的一种,属于原发性的食管运动障碍。主要表现为慢性发作性胸痛,伴或不伴有吞咽困难,硝酸甘油可缓解症状,症状与贲门失弛缓相似,不易鉴别。食管测压显示食管下段呈高幅收缩,波幅>120mmHg,收缩时间在正常范围,吞咽后食管蠕动波及 LES 静息压、舒张功能无异常,可与贲门失弛缓相鉴别。内镜检查无异常表现。

(八)恰加斯病食管

恰加斯病又称美国锥虫病,是流行于南美的一种由克氏锥虫感染引起的寄生虫病,24%患者病变累及食管,释放出外毒素破坏下食管括约肌的神经节细胞,可见食管扩张引起巨食管,临床表现为胸痛、吞咽困难及反流。疫区接触史可帮助本病的诊断。食管测压时表现为食管下段扩张、失蠕动,LES 不松弛。

六、治疗

(一)非手术治疗

本病的神经变性损害目前暂时不能纠正。对本病的治疗均针对 LES,不同程度的解除 LES 松弛障碍,降低 LES 压力。本病的治疗目的是使食管蠕动恢复,降低 LES 压力,使 LES 于吞咽时完全松弛,以便食物能够顺利进入胃内;同时应积极预防食管淤滞所带来的并发症,因此本病的治疗是综合性的。其治疗方法除用扩张术及手术治疗外,还可用非手术治疗。但是应该注意的是即使是成功的治疗,也很少能使有效的蠕动恢复,但食管排空改善、食管直径缩小则常能见到。

1.一般治疗

食管贲门失弛缓症患者要注意改变饮食方式和习惯,以少食多餐、质软高能食物为宜,要细嚼慢咽,避免过冷或酸辣饮食。饭后 1~2 小时内不宜采取卧位,睡眠时应取高枕卧位。对精神神经紧张患者可予以心理治疗和镇静剂。中、重度患者因食管极度扩张,宜禁食数天,必要时要抽吸冲洗食管。因食管极度扩张导致食物潴留,每晚睡前都可以做食管引流灌洗。酌情禁食,通过输液,给予必要的热量、维生素,及时纠正水电解质和酸碱平衡紊乱。睡眠时宜将头偏向一侧,避免食管内食物、黏液反流鼻管而发生肺部感染。

2.药物治疗

该治疗对大多数患者能起到缓解病情的作用。可用于对扩张术和手术有禁忌证或扩张术和手术后有后遗症或拒绝手术的患者。目前治疗本病的有效药物有硝酸盐类、钙离子拮抗剂

及 β 肾上腺素能激动剂等。

(1)硝酸盐:有硝酸甘油和戊四硝酯等,硝酸甘油,每次 0.6mg,每日 3 次,舌下含服能直接松弛 LES,改善食管的排空,缓解吞咽困难和胸骨后病变性疼痛。近来有人应用餐前 10 分钟舌下含服硝酸异山梨酯(消心痛)5mg,使半数以上的患者吞咽困难症状缓解,测压也证实了 LES 压力下降,核素检查示食管排空改善。但有些患者虽然用药后吞咽困难等症状缓解,却因无法耐受药物的不良反应(如剧烈的头痛等)而中止治疗。戊四硝酯为长效硝酸甘油,剂量:餐前口服 10～20mg,每日 3～4 次或餐前舌下含服 5～10mg,每日 3～4 次。二硝酸异山梨醇为长效制剂,常用剂量 5～10mg,餐前舌下含服,每日 3～4 次,用药 15 分钟开始作用,可使 LES 压力从 6.1kPa(46mmHg)降至 2kPa(15mmHg),持续 90 分钟,使患者食管排空改善,用核素餐(^{99m}Tc)做闪烁照相术显示用药后食管内潴留明显少于用药前。不良反应主要为头痛,如改为口服,可使不良反应减轻。

(2)钙离子拮抗剂:此类药物可干扰钙离子通过细胞膜流入细胞内,减少血管和内脏平滑肌收缩,从而使食管平滑肌松弛,降低 LES 压力,减少食物通过的阻力。

硝苯地平为治疗本病的较好药物,剂量每次 10～20mg,口服或舌下含服,每日 3～4 次,用药后 30～60 分钟可使患者 LES 压力降低 30%～50%。不良反应有出汗、头痛和低血压。有人曾对硝苯地平和二硝酸异山梨醇的疗效做了随机交叉研究,剂量分别为 20mg 和 50mg,舌下含服,餐前应用。结果显示前者降低 LES 压力的效果、改善食管排空的作用较后者差,但头痛等不良反应少见。也有人强调给药方式对治疗本病很重要,因为本病患者食管输送功能受损,口服给药吸收延缓,不能达到与舌下含化相近的血清药物浓度。地尔硫草效果稍逊,剂量每次 60～90mg,口服,每日 4 次,可能比硝苯地平更能为患者所耐受。

维拉帕米(异博定):近年来有报道,维拉帕米(0.15mg/kg),能使 LES 压力明显下降,临床症状也有一些改善。但也有报告,维拉帕米可使 LES 压力及食管体部收缩振幅改善,但对患者症状缓解无帮助。

钙通道阻滞剂治疗本病的疗效明显,但由于这类药物的血管扩张作用,常使患者表现出头痛、头晕、脸红颊热、低血压、水肿、便秘、恶心等不良反应,只因症状轻微,患者可以耐受,无需停药。但对有心功能不全、房室传导阻滞和心房颤动、心房扑动的患者,应忌用维拉帕米。

(3)β 肾上腺素能激动剂:常用卡布特罗,口服 4mg 可使患者 LES 压力降低 50%～60%,作用可持续 90 分钟。剂量每次 4mg,口服,每日 3～4 次。

(4)普鲁卡因:早期食管扩张程度较轻患者或间歇出现症状者可口服普鲁卡因,该药能使贲门较长时间弛缓。用法:1%普鲁卡因溶液,每次 10mL 口服,每日 3～4 次,餐前 15～20 分钟应用。此外,β 肾上腺素能药物、胰高血糖素、促胰液素、VIP 及抗胆碱能药物可使患者 LES 压力降低,改善食管排空,因此能用于本病的治疗。通常认为,抗胆碱药物如阿托品对本病无效。但近来有学者报道,5 例食管贲门失弛缓症患者静脉注射丁溴东莨菪碱(解痉灵)5mg 后,食管钡剂排空指数明显增加,和治疗前相比有显著性差异,其效果比硝苯地平好,与食管扩张术之效果相似。

(5)中药:公丁香和(或)旋复花、代赭石煎服对早期患者有一定疗效。针灸疗法:主穴为(耳针)贲门区、交感区,备穴为内关、公孙、巨阙。

（6）药物治疗的注意事项：必须指出，为取得较好的疗效，本病用药物治疗时需注意以下几点。①除注意上述的一般治疗外，应早期用药，连续用药，药物治疗对早期患者有较好的疗效，对中晚期患者亦有一定疗效，必要时可适当加大药物剂量。②若患者对某种药物，如硝酸异山梨酯的疗效不佳或加大剂量后患者又不易耐受时，可选用另一种药物，如地尔硫䓬往往能收效。③本病或其术后并发反流性食管炎致胸痛患者，可用抑酸药。因为食管源性胸痛的发生与该患者食管黏膜被酸刺激及其对酸敏感性增高有关。酸刺激诱发食管异常收缩、痉挛，是食管源性胸痛的启动性机制，因此抑酸是治疗食管源胸痛的最基本治疗原则。对于术后并发反流性食管炎，抑酸是直接病因学治疗，而对本病患者抑酸是控制刺激源的治疗，因此该患者可选用组胺 H_2RA，如法莫替丁等或 PPI 等治疗胸痛。有学者报道奥美拉唑与钙离子拮抗剂联合应用治疗某些高动力型食管源性胸痛，其止痛效果较单用钙离子拮抗剂佳，且胸痛再发作的平均次数明显降低。④对晚期病情严重的患者，若硝苯地平疗效不佳时，可加用小剂量的多潘立酮（10mg）口服，则通常能显效，其机制可能与多潘立酮促进食管下段的蠕动有关。有明显的食物潴留时，可肌内注射或静脉注射胆碱能拮抗剂丁溴东莨菪碱 10～20mg/次，可获疗效。

（二）内镜下治疗

1.扩张疗法

食管扩张术的原理是强力扩张 LES 区，使该区的环肌达到部分撕裂，起到类似手术的作用，LES 压力下降，部分或完全地纠正 LES 松弛障碍，改善食管排空，缓解症状。

（1）适应证和禁忌证

①适应证：a.对药物治疗效果欠佳或不能坚持用药的患者；b.儿童在生长发育期；c.妊娠期进食困难明显加重者；d.合并其他严重疾病，年迈体弱，不能接受手术治疗，但能接受扩张疗法者。

②禁忌证：有膈上憩室、既往有食管穿孔史、邻近的主动脉瘤，如有食管炎存在，不管是念珠菌或其他原因所致，应先做内科治疗，待炎症消失后再做扩张术。

（2）操作方法：扩张治疗本病的方法较多，普遍使用者有 3 种。a.各种探条扩张器；b.气囊、水囊压力扩张器；c.渐进性食管扩张器，由一套不同直径的囊组成（3～4.5cm），连续扩张以达到预期的直径。其中探条扩张术对本病仅能暂时性缓解吞咽困难症状，且可并发穿孔，故一般不适用于治疗食管贲门失弛缓症。气囊扩张术是目前本病的最主要疗法，适用于所有有症状的患者。

①术前准备、步骤和方法：给患者流质饮食 24 小时，然后隔夜空腹。局部麻醉和肌内注射少量镇静剂后，做内镜检查，如胃内有食物存在，应抽吸干净，以防止反流物逆入食管，以及一旦穿孔时引起纵隔炎。患者取左侧卧位，将气囊扩张器从口插入，同时应用吸引器将食管和胃内滞留液及时抽尽。在 X 线透视下，将气囊送至 LES（骑跨横膈裂孔）的部位，并固定于这一位置。然后给气囊充气加压，一般压力范围为 7.47～10.68kPa/cm²（相当于 56.1～80.1mmHg/cm²）。扩张时间为 15～60 秒，连续扩张 1～2 次。气囊扩张完成后，应给予水溶性造影剂做 X 线检查，以除外食管穿孔。术后 6 小时内应密切观察，如在 6 小时内患者无胸痛、心动过速或发热，则可能未发生并发症。扩张并发症有食管穿孔、出血和疼痛等，食管破裂发生率达 1%～6%，少数患者出现反流性食管炎。患者在扩张后，如有持续胸痛，应警惕有穿

孔的可能,用液体造影剂可显示造影剂是否漏出食管以外,穿孔后应及时处理:禁食、输液,并给抗生素等。如穿孔大,必要时行手术治疗。因此扩张治疗时,最好安排患者住院,或必须在密切观察下随访患者。为了估计扩张的疗效,可在次日早晨做放射性核素扫描,如果标记的食物(牛奶)在10分钟内或5分钟内被食管清除,提示扩张成功;若10分钟时食管内仍有放射性残留物,再给患者饮苏打水100～200mL清洗食管,以确定有无效果。如仍有放射性残留物,应考虑再次扩张。

②扩张器的选择:不同型号的扩张器原理相同,均在一根管上装有圆柱状的气囊,内充气或充水。扩张器由两个乳胶气囊组成,其中一个气囊位于另一气囊内,气囊外有一个尼龙袋,以限制气囊的过度扩张。Plummer扩张器是在囊袋中充水,目前已少采用。当前采用较广的是气体囊袋的气力扩张器,如Browne McHardy扩张器,系由一充有水银的塑胶管和其远端连接的橡皮丝绸袋组成。Hurst Tucker扩张器与Browne McHardy扩张器相似。Mosher扩张器的气囊内含有钡剂,以便在X线下观察,其柄可屈曲,便于通过食管。Rider Moeller袋状扩张器备有Eder Puestow导引钢丝,囊袋呈哑铃状,扩张后囊袋中央凹陷部正好在胃食管连接处。Sippy气力扩张器包含一导引钢丝,沿着预先放入的丝线放入食管。近年来有下列多种扩张器问世。a.Rigiflex扩张器:类似于Grunzig血管成形导管,气囊由聚乙烯制成,安装在可屈性导管上,扩张器沿着经内镜放置的导引钢丝放入食管。气囊近侧和远侧有不透X线的标记,以便在X线上判断其位置。气囊长10cm,可用气体或造影剂扩张。b.Witzel内镜气囊扩张器:由聚氨基甲酸乙酯管和一能套在儿童内镜上的15cm长的气囊组成,由内镜引导经口送入胃内,内镜顶端入胃后屈,反转法在贲门部可见气囊的下段,推进内镜将气囊的中段放置胃食管连接处,充气至压力达40.0kPa(300mmHg),维持1分钟。本型扩张器尤其适用于食管弯曲的患者。

③疗效评价:扩张治疗能达到一定疗效,有效标准为扩张后近期内吞咽困难消失,LES压力降至正常范围。扩张后平均1.5年仍能维持疗效,一次治疗后经5年随访,有效率达60%～80%。扩张疗效与LES压力增高的程度和扩张时所受的压力、扩张器的直径有关,也与扩张的持续时间有一定的关系。一般说来,压力大,疗效好,但压力太大,可发生食管穿孔;扩张过度容易造成反流性食管炎。因此,要求扩张的力量既能达到明显疗效,又要使并发症的发生率降到最低限度。在扩张前,最好先测定食管压力,了解LES压力和LES松弛率及LES长度,以便决定扩张时应用的压力和时间。有学者报道气囊内压力达到33.3～40.0kPa(250～300mmHg)时,疗效好。少数LES压力明显增高的年轻患者,扩张疗效不显著。

2.肉毒素注射疗法

肉毒杆菌毒素(BTX)是梭状芽孢杆菌属肉毒杆菌在厌氧环境中产生的一种大分子蛋白神经毒素,BTX有不同抗原亚型。其中BTX-A毒力强、稳定,易于生产、提纯和精制,因而被应用于临床。BTX-A由1条单一的多肽链组成,通过蛋白水解形成具有活性的双链结构,即重链(100kDa)和轻链(50kDa),其中的轻链即是锌肽内切酶,其作用底物是一种与乙酰胆碱囊泡停靠和胞吐有关的融合蛋白,它是由突触体相关蛋白(SNAP-25)、囊泡相关膜蛋白(VAMP)和突触融合蛋白组成的一种复合物,也叫SNARE复合物[可溶性的NSF(N-乙基-马来酰亚胺敏感因子)-附着蛋白受体复合物]。各型BTX轻链裂解此复合物中一种蛋白特异残基,阻止 SNARE 复合物功能或形成抑制神经递质的胞吐,使乙酰胆碱释放受阻。但 BTX 抑制胞吐是暂时的,因为神经细胞的活性未受影响,随着新的突触体相关蛋白(SNAP-25)的合成,新的神经肌肉接头(萌芽机制)逐渐形成,神经递质的胞吐释放在数周后必将重新恢复。实验研究发现在 BTX-A 作用下突触功能恢复到原来的神经肌肉接头过程约需经历 91 天,与临床 BTX 治疗的疗效维持时间大致一致。但是此类实验大多是骨骼肌的研究中验证的,在平滑肌方面的研究还很不完善,在贲门失弛缓症中的作用机制有待进一步阐明,但目前就动物实验和临床效果来看,BTX 治疗贲门失弛缓症有着足够的循证医学证据。例如,动物实验中,将 BTX-A 注射到猪 LES,与注射前比较,该处压力下降 60%。Pasricha 等最早将 BTX-A 应用于贲门失迟缓症的治疗。在临床试验性研究中,该小组证实:用直径 5mm 的硬化治疗针注射 LES 环周 3、6、9、12 点位,每一点位用 1mL 药物(含毒素 20U),总量 80U,可以达到良好治疗效果。

BTX-A 的主要优点为:简单、安全、并发症少、门诊可操作、起效迅速。各研究对 BTX-A 远期疗效报道不一。Annese 等报道,反复 BTX 注射 24 个月的成功率为 68%,但 Pasricha 等的研究显示,随访 2 年的有效率仅为 30%。BTX 治疗常用剂量为 80~100U,没有证据显示在上述剂量基础上增加剂量会增加疗效。超声内镜下注射可能会取得更好的疗效。

治疗禁忌证:白蛋白过敏;妊娠;曾经注射后反应强烈,包括胸部疼痛。并发症:自限性胸痛;胃食管反流约 10%;反复注射可致肌层黏连,为后续手术肌切开术或者 POEM 手术治疗带来困难。尤其在目前 POEM 手术疗效明确的情况下,有专家要求不要将 BTX 注射治疗作为首选。所以术前可以进行患者选择,对于初治患者,适用于年龄较大(>50 岁)并有严重贲门失弛缓症的患者;或者可以作为球囊扩张术和其他手术治疗失败后的补救治疗。

3.经口内镜下肌层切开术(POEM)

是内镜下隧道手术治疗的一种。患者行全身麻醉后在距离胃-食管交界处上方 10~12cm 处,用 Hook 刀纵形或者横形切开黏膜层,分离黏膜下层,建立黏膜下"隧道",用 Hook 刀沿食管黏膜下层自上而下分离,直至胃食管交界处下方。在胃镜直视下从胃食管交界处上方,应用 TT 刀从上而下纵形切开环形肌至胃食管交界处下方。切开过程中由浅而深切断所有环状肌束,之后使用金属夹关闭黏膜层切口。术后患者短期内即可恢复饮食,具有创伤小、疗效确切等优点。

(三)手术治疗

食管贲门失弛缓症的外科治疗始于 20 世纪初,手术方式较多,目前国际上已广泛应用改良 Heller 手术治疗本病,该手术方式简单,并发症少,死亡率低,术后疗效佳。

1.适应证

凡具有下列情况之一者,可考虑手术治疗:①多次气囊扩张无效者;②由于食管扩张或扭曲,扩张器不能通过者;③儿童或精神病患者不能合作,难以接受气囊扩张术者;④伴有贲门部溃疡或瘢痕形成;⑤并发其他病变,如胆结石、消化性溃疡等而又有手术适应证者;⑥伴有巨大膨出性食管憩室或食管裂孔疝,扩张疗法易引起穿孔、出血等并发症者;⑦食管癌不能除外者;⑧扩张术并发穿孔者。

2.手术方法

1913 年 Heller 首先经胸部切口,将食管下端与贲门部前后壁黏膜外肌层沿长轴切开。1923 年 Zaaijer 改进了 Heller 手术,仅做单纯性食管环状肌前侧切开,经过长期临床实践,证实了改良 Heller 手术疗效佳,至今仍在国际上被普遍应用。关于手术的范围,切开长度、是否加抗反流手术,尚有争议。肌切开的长度和深度看来是主要的,太深可导致食管穿孔,太长切至胃端可引起胃食管反流,太短可致 LES 切开不全,术后吞咽困难等症状仍存在。目前主张切开长度:经胸腔切开下段食管肌层 5～7cm,直至黏膜下,并越过贲门 1cm。手术既要求达到一定的切开范围和深度,又要保持 LES 区一定的张力,这样既能缓解吞咽困难,又避免发生反流性食管炎等并发症。Heller 手术的有效率为 80%～90%,对降低 LES 压力来说,此手术疗效比气囊扩张术更好,术后 LES 压力降至正常,食管排空改善;在病程过长或伴巨食管者,手术成功率较低。目前常用的手术方法如下。

(1)开放式肌切开术:可使 85%～90% 患者的症状长期缓解,远期并发症有胃食管反流、食管炎、瘢痕性食管狭窄等,手术治疗疗效优于其他疗法,但由于创伤大、术后疼痛、术后康复时间长、费用高等原因,目前尚不作为首选治疗。

(2)微创肌切开术:为腹腔镜下改良 Heller 肌切开术,具有传统开放手术的有效性,手术操作得以简化,减少了创伤,降低了术后死亡率。目前尚无前瞻性研究结果。

(3)内镜下括约肌内肉毒素注射治疗:肉毒素是一种神经肌肉胆碱能阻断剂,可以降低下括约肌的兴奋性胆碱能神经支配,从而缓解症状。目前已有临床研究的报道,初期有效率约 90%,而其远期疗效和安全性有待进一步肯定。

(4)并发症:术后早期并发症是手术中切开太深,引起食管瘘或穿孔;后期并发症主要是反流性食管炎和消化性食管狭窄,前者可达 10%～50%,后者发生率为 5%。为防止反流发生,许多学者主张在 Heller 术中加做抗反流手术,如 Belsey 术、部分性或松弛性胃底折叠。完全性胃底折叠术可致无蠕动食管发生梗阻,应避免施行。有学者报道经胸腔镜行食管肌肉切开术,如这一方法能获成功,其并发症发生率明显减低,有待进一步开发。其手术死亡率为0.3%～1.4%。

(四)治疗评价

由于本病病因尚不明,目前尚无一种治疗可以完全纠正 LES 的功能障碍,因此本病的治疗是综合性的。其目的是降低 LES 压力,改善 LES 松弛,以促进食管排空,改善症状,预防食管淤滞所带来的并发症。酌情选择非手术治疗、扩张术或外科手术治疗。

1.药物治疗的价值

虽然大多数患者接受药物治疗后吞咽困难减轻,但放射性核素扫描未能显示食管清除有明显改善。轻、中度吞咽困难患者经药物治疗后,症状缓解时间不超过半年。约有 50% 的患者在药物治疗的初期即无效,或初期有效,随着病变进展而失效。因此,药物治疗主要适用于轻、中度吞咽困难的病例,亦适用于扩张术或贲门肌切开术前的准备阶段,或患者伴有其他内科疾病不宜做贲门肌切开或紧急手术者。

2.贲门肌切开术与扩张治疗的比较

长期以来一些学者对扩张疗法与外科手术的疗效、并发症及危险性等加以比较,何者为优,仍有不同的见解。Bennett 和 Hendrix 用同样的标准和方法比较了约翰·霍普金斯医院和英国利物浦胸外科中心分别应用扩张术和贲门肌切开术治疗的结果。两组患者各 50 例,年龄、性别、病程及病情均相似。结果显示症状好转率在扩张术组为 81%,贲门肌切开术组为 69%,术后并发穿孔发生率分别为 4% 和 19%,两组均无死亡者。扩张术未发生狭窄者,而贲门肌切开组术后狭窄发生率为 11%。Mayo 医院报告 468 例接受 Heller 贲门肌切开术,取得显效和良效者占 85%。431 例做气囊扩张术,有效者 65%。Okik 等对 899 例分析结果,Heller 手术的食管穿孔率为 1%,低于扩张治疗的 4%。现有的非对照性研究显示两种方法均能取得良好效果,显效率均在 65%~90%。方法的选择取决于胃肠病医师和外科医师的经验及医院的条件。但由于扩张疗法不破坏 LES 的弹性,简便易行,并发症少,患者痛苦小,疗程短,恢复快,经济负担轻,便于在基层医疗单位开展,适合我国目前的医疗状况,因此如无禁忌证,任何一个病例均应首选扩张疗法,经扩张 2~3 次仍无效或症状复发时,再行 Heller 手术。

第四节 食 管 癌

食管癌是起源于食管的恶性肿瘤,2018 年最新的全球癌症数据显示食管癌的发病率和死亡率在所有恶性肿瘤中居第 7 位及第 6 位。根据组织来源,主要将食管癌分为食管鳞状细胞癌(ESCC,以下简称食管鳞癌)和食管腺癌(EAC)。食管鳞癌是食管癌最主要的组织学类型,主要发生在发展中国家,我国是食管鳞癌的高发区;食管腺癌好发于欧美,我国近年来有增多的趋势。

一、流行病学

(一)发病率及病死率

2018 年公布的世界癌症数据显示,全球食管癌预测新发病例 57.2 万例,按照全世界 74 亿人口计算,发病率为 7.7/10 万;死亡 50.9 万例,病死率为 6.9/10 万,发病率及病死率较 2008 年皆有所增长。2018 年世界卫生组织公布的数据显示,在我国食管癌的发病率为 13.9/10 万,居我国所有恶性肿瘤的第 6 位;病死率约为 12.7/10 万,居第 4 位。

(二)性别与年龄

70% 食管癌发生于男性,世界范围内男性食管癌患者的发病率及病死率为女性患者的 2~3 倍。在我国,男性食管癌的发病率和病死率分别为 19.7/10 万和 18.2/10 万;女性的发病率和病死率分别为 8.2/10 万和 7.4/10 万。

(三)地域差别

食管癌的发生与地域有明显的关系,全球范围内食管鳞癌好发于发展中国家和地区,比如东非、南非以及东亚、东南亚地区。近年随着生活水平的提高、饮食方式的改变等,食管腺癌的比例有所提升。在食管癌高发地的不同地域发病率也不同,我国是食管癌大国,高发地区有河南、河北、山西三省交界的太行山南侧地区,其发病率可达 100/10 万;另外如江苏北部、浙江沿海地区、广东部分地区也是我国食管癌相对高发的地域。

二、病因

食管癌的确切病因及发病机制目前尚不清楚。食管癌的发生该地区的生活条件、饮食习惯、存在强致癌物、缺乏抗癌因素以及遗传易感性有关。食管癌的高危因素包括：①大量饮酒与吸烟；②长期亚硝酸盐及真菌霉素饮食；③长期进食槟榔以及热咖啡；④食管腺癌的发生与超重、胃食管反流病（GERD）、Barrett 食管密切相关；⑤遗传因素：食管癌有遗传倾向，有阳性家族史的食管癌发病率为正常人群的 8 倍，同时食管癌中存在大量基因突变，比如 CCND1、MYC 以及 p53 基因；⑥感染因素：人乳头瘤病毒感染者罹患食管鳞癌的风险比普通人群升高近 3 倍。

三、病理

食管癌主要发生在食管中段（50％～60％），下段次之（30％），上段最少（10％～15％）。对于临床上部分胃贲门癌延伸至食管下段，2017 年第 8 版食管癌 TNM 分期标准规定：食管胃交界区被重新定义，肿瘤中心距离贲门≤2cm 按照食管腺癌进行分期；超过 2cm 应按照胃癌进行分期。

（一）食管癌的大体分型

1.早期食管癌

是指病灶局限于黏膜层及黏膜下层，且无淋巴结转移的食管癌，包括原位癌、黏膜内癌和黏膜下癌，相当于 TNM 分期中 $T_1N_0M_0$ 期。

2.进展期食管癌

是指病灶突破黏膜下层侵及肌层或外膜，或者同时出现淋巴结转移与远处转移的食管癌，相当于 TNM 分期除 $T_1N_0M_0$ 之外的分期。

3.食管癌前疾病和癌前病变

癌前疾病是指与食管癌相关并有一定癌变率的良性病变，包括慢性食管炎、Barrett 食管、反流性食管炎、食管憩室、贲门失弛缓症、食管白斑症以及各种原因导致的食管良性狭窄等；癌前病变是指已证实的与食管癌发生密切相关的病理变化，食管鳞状上皮异型增生是食管鳞癌的癌前病变，Barrett 食管相关异型增生是食管腺癌的癌前病变。

（二）食管癌的病理形态分型

1.早期食管癌

按其形态可分为隐伏型、糜烂型、斑块型和乳头型。

2.进展期食管癌

可分为髓质型、蕈伞型、溃疡型、缩窄型、腔内型和未定型。

（三）食管癌的病理组织学分型

我国常见的食管癌病理组织学类型为食管鳞状细胞癌是食管鳞状细胞分化的恶性上皮性肿瘤；食管腺癌是主要起源于食管下 1/3 的 Barrett 黏膜的腺管状分化的恶性上皮性肿瘤，偶尔起源于上段食管的异位胃黏膜或黏膜和黏膜下腺体。其中鳞癌包括基底细胞样鳞癌、疣状癌、梭形细胞鳞癌等；其他还有腺鳞癌、黏液表皮样癌、腺样囊性癌、小细胞癌、未分化癌以及非上皮性恶性肿瘤等。鳞癌和腺癌根据其分化程度分为高分化、中分化和低分化。

（四）食管癌的临床病理分期

2017 年美国癌症联合会（AJCC）与国际抗癌联盟（UICC）第 8 次更新了其联合制定了恶性肿瘤的 TNM 分期系统,该系统是目前世界上应用最广泛的肿瘤分期标准,其对了解疾病所处病程,治疗方案的选择及制订,以及判断患者预后、评估疗效有重要意义。根据手术标本确定的病理分期 pTNM 是肿瘤分期的"金标准",而根据临床分期 cTNM 是在治疗前通过有创或无创的方法获取疾病的临床信息进行的分期。

现有的第 8 版 TNM 分期标准包含了 5 个关键指标:T 指原发肿瘤的大小,N 指区域淋巴结的受累情况,M 指远处转移情况,G 指癌细胞分化程度,L 指癌变位于食管的位置。第 8 版 TNM 分期分别对临床、病理及新辅助治疗后进行分期,不再使用共同的分期系统。

1.T 分期

（1）Tx:肿瘤无法评估。

（2）T_0:无原发肿瘤的证据。

（3）Tis:重度不典型增生,定义为局限于基底膜的恶性细胞。

（4）T_1:肿瘤侵犯黏膜固有层、黏膜肌层或黏膜下层（T_{1a}:侵犯黏膜固有层或黏膜肌层;T_{1b}:侵犯黏膜下层）。

（5）T_2:肿瘤侵犯食管肌层。

（6）T_3:肿瘤侵犯食管外膜（纤维膜）。

（7）T_4:肿瘤侵犯食管周围结构（T_{4a}:侵犯胸膜、心包、奇静脉、膈肌或覆膜;T_{4b}:侵犯其他结构如主动脉、椎体、气管）。

2.N 分期

（1）Nx:区域淋巴结无法评估。

（2）N_0:无淋巴结转移。

（3）N_1:1～2 枚区域淋巴结转移。

（4）N_2:3～6 枚区域淋巴结转移。

（5）N_3:≥7 枚区域淋巴结转移。

3.M 分期

（1）M_0:无远处转移。

（2）M_1:远处转移。

4.G 分期

（1）食管鳞癌

①Gx:分化程度无法评估。

②G_1:高分化癌,>95% 肿瘤为分化较好的腺体组织。

③G_2:中分化癌,50%～95% 肿瘤为分化较好的腺体组织。

④G_3:低分化癌,肿瘤呈巢状或片状,<50% 有腺体组织。

⑤G_3腺癌:未分化癌,癌组织进一步检测为腺体组织时。

(2)食管腺癌

①Gx:分化程度无法评估。

②G_1:高分化癌,伴角质化,及伴颗粒层形成和少量非角质化基底样细胞成分,肿瘤细胞排列成片状、有丝分裂数少。

③G_2:中分化癌,组织学特征多变,从角化不全到低度角化,通常无颗粒形成。

④G_3:低分化癌,通常伴有中心坏死,形成大小不等的巢样结构,巢主要由肿瘤细胞片状或铺路样分布组成,偶可见角化不全或角质化细胞。

⑤G_3鳞癌:未分化癌,癌组织进一步检测为鳞状细胞组分或仍为未分化癌时。

5.L 分期(以肿瘤中心为参考)

(1)Lx:位置无法评估。

(2)U:颈段食管至奇静脉弓下缘。

(3)M:奇静脉弓下缘到肺下静脉下缘。

(4)L:肺下静脉下缘到胃,包括食管胃交界处。

(五)食管癌的转移方式

1.直接浸润

早、中期的食管癌主要为壁内扩散,晚期食管上段癌可侵入喉部、气管及颈部软组织,甚至侵入甲状腺;中段癌可侵入支气管,形成支气管-食管瘘,也可以侵入胸导管、奇静脉、肺门及肺组织,部分可侵入肺动脉,引起大出血致死;下段癌可累及心包。受累频度最高者为肺和胸膜。食管壁因缺少浆膜层,因此食管癌的直接浸润方式很重要。

2.淋巴转移淋

巴转移是食管癌转移的最主要方式,淋巴转移是判断食管癌患者预后的重要因素,好发的淋巴结转移部位依次为纵隔、腹部、气管及气管旁、肺门及支气管等。

3.血行转移

多见于晚期患者,常见的转移部位依次为肝、肺、骨、肾、肾上腺、胸膜、网膜、胰腺、甲状腺和脑等。

四、诊断

食管癌的主要症状是吞咽不适和慢性消瘦,体检时常无异常发现。外周淋巴结肿大并不多见,发生肝转移时可有肝肿大。实验室检查可发现低蛋白血症和继发于出血或慢性疾病的贫血。15%～30%的鳞癌患者由于骨转移或由于甲状旁腺素相关肽的作用而有高钙血症。肝转移时可有碱性磷酸酶升高和凝血酶原时间延长。目前尚未发现食管癌相关的特异性血清学标志。有研究发现细胞角蛋白19片段(CYFRA-21-1)在食管癌患者血清中浓度升高,其敏感性随病情加重而增高,与食管癌的分期呈正相关。鳞癌细胞抗原(SCC-Ag)对多种鳞癌包括食管癌有一定的敏感性和特异性。联合检测可以提高食管癌的检出率,在不久的将来有望能筛选出有价值的标志物并以此为基础建立一个最佳的多元分析方式。

（一）细胞学检查

食管癌的细胞学检查主要为拉网细胞学检查，在我国应用已 30 余年，据不完全统计，我国进行此项检查已约有 50 万人次，广泛应用于我国城乡医院食管癌的临床诊断。实践证明，双腔管带网气囊拉网普查结合 X 线、内镜活检或刷片检查是发现早期食管癌的最有效方法。拉网细胞学检查已成为我国食管癌高发区乡村医院食管癌早期筛选和临床诊断的常规检查方法，其诊断阳性率相当高（约 90%），且操作简便，设备简单，检查者痛苦小。拉网检查还可分段进行，以明确病变的相对位置，对内镜检查有一定指导意义。但在非高发人群中，由于疾病发病率低及较高的假阳性率使其有效性下降。据不完全统计，拉网细胞学检查对重度异型增生或癌的诊断敏感性是 80%～100%，而对轻度异型增生的敏感性仅 25%，特异度约 95%。

拉网方法及涂片制作：检查者吞下双腔管带网气囊，当气囊通过病变后将空气注入气囊，逐步拉出气囊并使其表面细网与病变摩擦，直到距前门齿 15cm 刻度时抽尽空气取出网囊，去除网囊前端的黏液后将网囊表面的擦取物均匀涂在清洁载玻片上，乙醇固定后采用巴氏染色。染色后细胞核为紫蓝色，核仁为紫色或紫红色，胞质鲜艳呈橘黄或淡绿。

（二）X 线检查

X 线食管钡剂造影是食管癌的一项重要诊断手段，其方法简便，患者容易接受，X 线检查通常能得到食管癌的定性、定位及定型的诊断，对早期癌的诊断亦具一定意义。对慢性咳嗽的患者行后前位和侧位胸片检查可发现肺转移和（或）气管食管瘘。纵隔受累时可发现纵隔增宽。

1.食管癌的 X 线征象

食管癌根据其病理改变和生长特点，X 线检查有以下特征表现。

（1）食管黏膜皱襞增粗、中断、紊乱，直至消失，此系肿瘤侵犯食管黏膜及黏膜下层的 X 线表现。

（2）龛影形成，食管癌引起的黏膜糜烂常形成表浅龛影，当糜烂较深或肿瘤坏死形成溃疡时常表现为半月征龛影。

（3）管腔充盈缺损及狭窄改变，肿瘤突出黏膜面或侵犯食管肌层引起管腔不同程度狭窄，管腔边缘不规则，呈鼠咬状或蚀状。

（4）管腔僵硬，食管舒张度与蠕动度降低直至消失，此为肿瘤侵犯肌层的表现。

（5）软组织肿块致密阴影，此系食管壁增厚的表现。

（6）钡剂流速减慢或排空障碍，食管黏膜糜烂及管腔狭窄可引起局部钡剂滞留。

上述食管癌的 X 线征象在同一患者中往往可数种同时表现出来。

2.早期食管癌的 X 线表现

（1）糜烂型：病灶黏膜皱襞增粗，中断及迂曲，边缘毛糙不规则，范围较为广泛。部分病例似早期食管静脉曲张改变。在中断黏膜面可出现小龛影，米粒大至黄豆大，呈单发或多发性。透视下见病变局部舒张度差或钡剂滞留。

（2）斑块型：在中断的黏膜皱襞病灶中出现小的偏侧性充盈缺损，最小约 0.4cm，大者约 2cm×0.5cm。少数病例在充盈缺损中出现小米粒大小的龛影。

（3）乳头型：病灶处见一小的息肉状肿物突入管腔，呈小的充盈缺损，边缘较清楚。局部黏膜皱襞中断,但食管舒张度尚好。

(4)隐伏型:食管仅见局限性舒张差,管壁较为僵硬,无明显充盈缺损及龛影。

3.中晚期食管癌的 X 线表现

(1)髓质型:食管钡剂造影示明显的充盈缺损,管腔呈不同程度狭窄,病变上下缘与正常食管交界处呈斜坡表现。病变区食管黏膜破坏不规则,常有大小不等的龛影,往往可见软组织肿块阴影,钡剂通过有梗阻,狭窄上端食管呈不同程度扩张。

(2)蕈伞型:多显示不规则充盈缺损,其上下缘呈圆形隆凸,界限清楚,常伴有浅而广的溃疡龛影,病变部位黏膜破坏、紊乱,显示明显软组织阴影者较少见。钡剂通过呈轻度至中度梗阻,上部食管有轻度至中度扩张。

(3)溃疡型:钡剂造影显示大小和形状明显不同的龛影,切线位可见龛影深入食管壁内,甚至突出于食管正常轮廓外。正面龛影表现为圆形或形状不整齐的局限性钡剂潴留,溃疡边缘隆凸,X 线显示半月征。食管局部痉挛,无明显梗阻。

(4)缩窄型:钡剂造影病变呈环形狭窄或漏斗状梗阻,病变长 2～3cm,边缘较齐,合并溃疡及软组织肿块阴影者少,局部黏膜消失或保有束状纵行皱襞,狭窄上端食管扩张明显,钡剂通过受阻。

(5)腔内型:病变处食管明显扩张,其上下缘呈锐利弧形边缘。钡剂的分布不均匀,常有不规则充盈缺损和龛影。肿块的基底部大小不等,钡剂可沿瘤体周围流过。梗阻不严重时上部食管扩张不明显。

食管癌的 X 线检查除食管钡剂造影外尚有一些特殊检查方法,如腹部加压法可减慢造影剂在食管的流速,使钡剂在食管腔停留时间延长,以便更细致观察病灶;食管双重造影则采用钡剂与空气混合,使造影更清晰,有利于观察食管的表浅病变。此外,尚有纵隔充气造影及奇静脉造影等创伤性特殊检查,但随着目前内镜检查的普及已逐渐被淘汰。

(三)内镜检查

内镜检查是目前食管癌诊断的常用方法。内镜下可以直接观察病灶的外观、长度和位置,通过直视下钳取病变组织进行病理组织学检查,或刷取脱落细胞涂片进行细胞学检查,从而进一步提高了食管癌诊断的准确性。内镜下至少 6 块组织活检可以使食管癌患者的确诊率接近100%,对早期食管癌的诊断率为 50%～80%。对早期病灶普通活检失败时配合超声内镜引导下的细针穿刺可显著提高诊断率;内镜下进行活组织染色也可提高早期鳞癌或异型增生鳞状上皮的检出率。较广泛应用的是稀释的 Lugol's 碘液,Lugol's 碘液可以被正常上皮迅速吸收,而增生的鳞状上皮不着色,从未着色区域选取样本进行活检可以证实黏膜病变的存在及其范围,进行内镜下治疗时配合该方法可以更准确判断病变的范围。亚甲蓝染色对判断特异性柱状上皮有帮助。Lugol's 碘液-亚甲蓝双重染色可使早期食管癌和癌前病变边界和范围更加清晰,为内镜下治疗提供准确切除范围。近年来新的内镜技术发展使得早期食管癌的诊断率有了很大的提高,涌现了荧光内镜、共聚焦显微内镜、光学相关层析技术和电子染色成像技术如内镜窄带成像技术、智能电子分光比色技术、I-Scan 技术等多种诊断方法。较常应用的为窄带成像技术(NBI)＋放大联合碘染色法,NBI 可清晰显示早期食管癌、癌前病变的腺管开口及毛细血管结构形态,NBI 联合碘染色可以更确定病灶的范围,明显优于普通内镜,NBI 联合碘染色可以诊断早期食管癌、癌前病变,为早期治疗和判断愈后提供强有力的证据支持。将激光共聚焦显微镜结合于标准电子内镜,可使图像放大1000倍,达到类似组织病理学的诊断。进行共聚焦内镜检查时,需使用荧光对比剂,目前应用较广泛的主要是静脉注射剂荧光素钠和局部应用的盐酸吖啶黄。共聚焦激光显微内镜对Barrett食管的诊断具有很大的价值。因杯状细胞的存在,Barrett食管及由其衍生的早期食管腺癌组织的共聚焦图像具有独特的形态。

1.内镜检查的适应证

(1)具有咽下食物梗噎感、胸骨后疼痛、食管内异物感、食物通过停滞感等早期食管癌症状,或者吞咽困难者。

(2)食管X线造影检查发现异常,需进一步明确病变性质者。

(3)食管脱落细胞学检查阳性,但部位不明确者。

(4)食管癌患者术后定期复查随访。

(5)食管癌放射治疗或化学药物治疗后的疗效评价。

(6)对伴有食管上皮不典型增生的中重度食管炎高危人群的随访。

(7)已确诊的食管良性病变如贲门失弛缓症或食管憩室患者症状加重时。

(8)食管癌患者的内镜治疗。

2.禁忌证

(1)严重心血管疾病。

(2)急性呼吸道感染和严重咽喉炎。

(3)恶病质或全身情况极度衰弱者。

(4)精神病患者或检查不能合作者。

3.食管癌的分段

(1)颈段食管:上自下咽,下达胸廓入口即胸骨上切迹水平。内镜下测量距上切牙15～20cm。

(2)胸上段食管:上起胸廓入口,下至奇静脉弓下缘(即肺门水平之上)。内镜下测量距上切牙20～25cm。

(3)胸中段食管:上起奇静脉弓下缘,下至下肺静脉下缘(即肺门水平之间)。内镜下测量距上切牙25～30cm。

(4)胸下段食管:上起自下肺静脉下缘,下至胃(即肺门水平之下)。内镜下测量距上切牙30～40cm。

4.早期食管癌的内镜表现与分型

早期食管癌的镜下特征是局部黏膜充血(38.5%)、浅表糜烂(53%)、颗粒状粗糙不平(27.4%)、小肿物(9.4%)、小溃疡(6.8%)及小斑块(6.8%)。内镜检查可将其分成以下四型。

(1)充血型:病变区黏膜平坦,呈局限性斑片状充血,色泽潮红,与正常黏膜境界不清,触之易出血。充血型是食管癌发生的最早期阶段,组织学检查几乎均为原位癌。

(2)糜烂型:病变呈点片状浅表糜烂,大小不一、边界不规则,癌变区呈地图样。该型在早期食管癌中最常见。

(3)斑块型:癌变区轻度隆起,表面呈颗粒状粗糙不平或散在小斑块。此型中18%为原位癌,46%为黏膜内癌,36%为黏膜下癌。其浸润深度较充血型和糜烂型为深。

(4)乳头型:肿瘤呈乳头状或息肉样隆起,直径通常<3cm,基底宽,表面偶有糜烂或出血。此型约占早期食管癌的3%,较少见。

5.中晚期食管癌的内镜表现与分型

中晚期(亦称进展期)食管癌镜下所见较明确,表现为结节或菜花样肿物,深在性溃疡、管腔狭窄或黏膜苍白僵硬,触之易出血,因而容易辨识和诊断。内镜下可将其分为三型。

(1)肿块型:肿块呈息肉样、结节状或菜花样突出管腔,使管腔呈不同程度狭窄。此型包括了病理形态分类中的髓质型和蕈伞形,在中晚期食管癌中最常见,约占70%。

(2)溃疡型:病变呈大小与外形不一的深在性溃疡,边缘不齐呈"围堤"状隆起,底部凹凸不平,常有污秽及坏死组织覆盖,触之易出血。此型占中晚期癌的20%左右。

(3)狭窄型:病变浸润管壁形成环状狭窄,在多数病例内镜无法通过狭窄病区。狭窄口不对称,黏膜粗糙不平,可见糜烂及结节状隆起,触之易出血。

(四)超声内镜(EUS)检查

超声内镜系将微型超声探头安装于内镜的顶端,除可直接观察病变黏膜的形态外,尚能进行超声扫描,获取病变与食管壁各层次的相互关系及周围邻近器官的超声影像,扩大内镜的识别范畴,提高内镜的诊断能力。超声内镜能够为合理选择治疗方式提供依据,对选择内镜治疗还是外科手术有重要价值。

根据超声扫描方向与内镜轴的相互关系,可将超声内镜分为与镜轴相平行的线型扫描超声内镜及与镜轴相垂直的扇型扫描超声内镜两种类型。目前临床上应用最广泛的为扇型扫描超声内镜,主要用于判断食管癌的浸润深度和外科手术切除的可能性,也能用于确诊食管黏膜下肿瘤,是目前用于食管癌分期最准确的工具。食管的超声内镜扫描均采用水囊法进行,即于内镜顶端超声探头的周围固定一个橡皮囊,通过内镜管道注入脱气水3~5mL进行超声扫描。

超声内镜扫描时,正常的食管壁显示5层结构。第1层高回声带,第2层低回声带,相当于黏膜层及黏膜肌层;第3层高回声带,相当于黏膜下层;第4层低回声带,相当于固有肌层;第5层高回声带相当于外膜层。正常食管壁的厚度为3.1~3.3cm。

食管癌的内镜超声图像表现为管壁增厚,层次紊乱、中断及分界消失的不规则低回声。超声内镜能比较客观地判断肿瘤的浸润深度,对食管癌T分期的准确率达75%~85%,对淋巴结的分期准确率相对较低,接近65%~75%。对T1期食管癌的分辨率最高,而对T2期肿瘤的分辨率相对低,多由于肿瘤的微侵袭、瘤周炎症改变、管腔狭窄和扫描假象等影响了准确性。目前尚无一个客观标准判断淋巴结是良性亦或是恶性的,一般说来,恶性淋巴结的特点包括大小>1cm、低回声、边缘清晰、圆形,但非一个单一的特征就足以诊断恶性淋巴结,如同时具备上述4个特征则对恶性淋巴结的预测准确率可达80%,然而仅有25%的恶性淋巴结同时具备上述4个特征。超声内镜对食管旁淋巴结的分辨率最好,对判断远离食管的淋巴结则较差。EUS引导下的细针穿刺(FNA)很大程度提高了腺癌的诊断率。食管旁纵隔淋巴结和腹腔淋巴结穿刺均安全有效。但只有在进针途径可以避开原发肿瘤时才适合FNA,否则因进针时穿过原发肿瘤而易造成假阳性。FNA在食管癌应用中的假阳性率尚无确切统计。

研究表明,EUS在判断肿瘤侵袭性方面优于CT扫描。对有局部或区域转移者的食管癌患者术前行 EUS 检查,由于获得更准确的分期,在术前实施了更为合理的联合治疗,因而其生存率要显著高于未行 EUS 检查者(22%比 10%),手术标本边缘的阴性率也高于未行 EUS 检查者。EUS 对接受联合放化疗的食管癌患者的治疗反应评价也有一定的作用,可以判断哪些患者将从手术或联合放化疗中获得更大的益处。

由于内镜技术的进展,局限于黏膜下的肿瘤可行内镜下治疗,但这在肿瘤的准确分期上提出了很高的要求,尤其是要准确区分 Tla 和 Tlb 期,EUS 在这一方面具有独到的优势。EUS 对早期食管腺癌的预测准确率要高于鳞癌。Barrett 食管有肉眼可见的结节时,EUS 对判断结节的性质最有帮助。伴有重度异型增生的 Barrett 食管进展而来的食管癌侵犯黏膜下层,EUS 具有很高的敏感性、准确性和阴性预测值。

(五)CT 检查诊断食管癌的价值

CT 检查可得到清晰的三维结构的横断层解剖图像,通过胸部扫描可显示食管全长的横断层图像及其周围结构。虽然 CT 检查对食管癌的诊断价值不及 X 线钡剂造影及内镜检查,但它可观察肿瘤与周围器官的关系,以及纵隔淋巴结转移情况.因而有利于外科术前评估及放疗计划的制订。在以下情况可以选择 CT 扫描:①X 线检查发现肿块巨大(>5cm),有巨大软组织阴影;②食管外生性肿物,内镜下黏膜光滑,但 X 线发现食管呈外压性狭窄;③食管癌患者有持续性胸背部疼痛,疑有纵隔受累;④了解肿物是否外侵,为内镜下治疗做准备。CT 扫描对食管癌的诊断有以下几方面意义。

1.食管壁的厚度

正常食管壁的厚度为 3.1~3.3mm,CT 检查时食管壁的厚度随食管扩张状况不同而有小的差异,但正常情况下不超过 5.0mm。食管癌时食管管壁局部增厚,往往不对称。食管全周性增厚多系炎症性改变。食管管腔在无进食时呈关闭状态,因此对管壁的观察有时不满意。在 CT 扫描前做食管低张力双重造影有助于对管壁的观察。

2.食管癌长度的测量

CT 扫描测量食管癌长度较常规 X 线造影准确,两者测量相差可达 2~3cm,因此 CT 检查对食管癌的分期较为准确。

3.肿瘤外侵程度

(1)气管、支气管受侵:可见气管与支气管受挤移位,食管与气管间脂肪层密度增高或消失,后壁呈锯齿状凹陷。诊断灵敏度为 98%。

(2)心包或主动脉受侵:病变段食管与心包及主动脉间脂肪层消失,而病变上下段脂肪层存在,CT 检查诊断心包受侵的灵敏度为 100%,诊断主动脉受侵的灵敏度为 88%。

(3)淋巴结转移:淋巴结>1.0~1.5cm 提示为异常淋巴结,但难以确定肿大的淋巴结系肿瘤转移还是炎症引起。当转移淋巴结<1cm 时 CT 扫描亦难以检出。通常 CT 检查判断食管周围淋巴结转移的灵敏度为 60%,判断腹腔淋巴结转移的灵敏度约 76%。

(4)肝转移:食管癌肝转移时肝内可见低密度阴影。CT 判断肝转移的灵敏度为 78%,特异性近于 100%。

食管癌的 CT 分期标准如下:

Ⅰ期:腔内肿块,食管壁不增厚,无纵隔受累或转移,即食管周围脂肪层清晰。

Ⅱ期:肿瘤处食管壁厚度>5mm,但无纵隔受累或转移,食管周围脂肪层仍存在。

Ⅲ期:食管壁增厚并直接侵犯周围组织,可有局部纵隔淋巴结转移,但无远处转移。

Ⅳ期:肿瘤已有远处转移。

(六)正电子发射断层扫描术(PET)在食管癌中的应用

PET 通过注射氟(^{18}F)脱氧葡萄糖,观察病灶对该药物的摄入情况,可用于食管癌分期,但不作为常规应用。PET 发现远处转移病灶的敏感性为 88%,特异性为 93%,准确率为 91%;但对于局部淋巴结转移,敏感性仅 45%,特异性为 100%,准确率为 48%。与 CT 或 EUS 比较,PET 对局部淋巴结转移的诊断敏感性低于 EUS,但特异性高;与 CT 联合 EUS 比较,PET 对评价区域和远处淋巴结转移的特异性更高,敏感性相似。PET 对Ⅳ期食管癌的检出率显著提高,但由于费用高昂,PET 并未被广泛应用,它对食管癌的分期标准也尚未确立。

(七)食管癌的血清肿瘤标志物

血清肿瘤标志物具有检测方便、微创等特点,目前应用于食管癌检测和早期诊断的血清标志物尚不成熟。用于食管癌辅助诊断的标志物有组织多肽抗原(TPA)、细胞角质素片段 19 (cyfra21-1)、癌胚抗原(CEA)等。临床报道较多的为 cyfra21-1,阳性率达 45%。多用于食管癌的辅助诊断、预后判断和放疗敏感性的预测。鳞癌细胞抗原(SCC-Ag)对多种鳞癌包括食管癌有一定的敏感性和特异性。联合检测可以提高食管癌的检出率。

五、治疗

食管癌的治疗分为外科手术治疗、放射治疗、化学治疗、光动力治疗、内镜下治疗及综合治疗。

(一)手术治疗

术前应进行 c-TNM 分期,尽可能行根治性切除及区域淋巴结清扫。经胸食管癌切除是目前常规的手术方法。胃是最常替代食管的器官,其他可以选择的器官有结肠和空肠。无法根治者可切除原发灶,术后行化疗或放疗。有下列情况不应进行手术治疗:①诊断明确的Ⅳ期、部分Ⅲ期(侵及主动脉及气管的 T_4 病变)食管癌患者。②心肺功能差或合并其他重要器官系统严重疾病,不能耐受手术者。

(二)放射治疗

放射治疗是食管癌治疗最主要的手段之一。主要适用于上段食管癌和不能切除的中、下段食管癌。而对于上段食管癌的放疗效果不亚于手术,可首选放疗。另外术前放疗可使癌肿明显缩小,提高手术切除率。但并发食管气管瘘或出现远处转移者不适合放疗。

(三)化学治疗

食管癌化疗分为姑息性化疗、术前新辅助化疗、术后辅助化疗及术中化疗。

常用方案有:鳞癌:顺铂加氟尿嘧啶(DDP+5-FU);顺铂加紫杉醇(DDP+PTX);顺铂加多西紫杉醇(DDP+TXT);奥沙利铂加氟尿嘧啶(Oxaliplatin+5-FU),术前多以顺铂和(或)氟尿嘧啶为主。腺癌:表阿霉素加顺铂加氟尿嘧啶,即 EGF 方案。

(四)光动力治疗(PDT)

主要是光敏剂与靶向组织和细胞产生反应,特定光照射之后发生作用,导致靶向细胞坏死的治疗技术。PDT 治疗食管癌近年得到较为广泛的关注和应用,它选择性和安全性较好,尤其对于食管癌前病变及早期食管癌,国内外有较多相关支持性临床数据。对于不宜手术的中晚期患者,PDT 能缩小肿瘤,缓解吞咽困难,毒副作用轻微,可提高患者生活质量,是治疗食管癌的一种有效的方法。

(五)内镜下治疗

包括内镜下微创治疗及姑息性治疗,内镜下微创治疗主要针对的是 T_1 期的病变。

1.内镜下微创治疗

包括内镜下黏膜切除术(EMR)及内镜下黏膜剥离术(ESD)。EMR 适用于直径<2cm,无淋巴结转移的早期癌,对于对直径≥2cm 的病变,则应行 ESD。ESD 是在内镜下将病变黏膜剥离,使用电切术完整切除病变,是针对浅表型黏膜病变的一种新型治疗手段,近年来广泛应用于临床。内镜下黏膜剥离术相对于传统外科手术具有痛苦小、创伤小、疗效确切及术后恢复快的优点,能一次性完整切除较大面积的浅表病变,剥离的病变能提供完整的病理诊断资料,且病变局部的复发率也较低。当切除部位病理检查提示有黏膜下层浸润或切缘有癌组织时,应追加外科手术治疗。

2.内镜下姑息治疗

包括消融术及支架植入术。对于晚期食管癌引起的狭窄,可通过电凝、氩气刀、微波、激光等方法烧灼癌肿,使狭窄的管腔通畅,称为内镜下消融术。食管狭窄及并发食管瘘的患者,可进行内镜下的支架植入术,缓解进食梗阻及呛咳症状。常用的支架为金属覆膜支架,可堵闭瘘口及减慢癌肿发展引起的管腔再狭窄。

采用以上两种或两种以上方法治疗即为综合治理。另外,可给予营养支持治疗及对症治疗。

第五节　急性单纯性胃炎

急性单纯性胃炎是临床常见多发病,又称急性非特异性胃炎、急性浅表性胃炎,可由化学因素,物理(机械的和温度的)因素、微生物感染或细菌毒素等引起,以后者较为多见。一般短期可以治愈,少数可留有后遗症。

一、病因与发病机制

1.微生物感染或细菌毒素

在进食污染微生物和细菌毒素的食物引起的急性胃炎中,微生物包括沙门菌属、嗜盐杆菌、Hp 及某些病毒等,细菌毒素以金黄色葡萄球菌毒素为多见,偶为肉毒杆菌毒素。①沙门菌属:多存在于家畜、家禽、鱼类等的肠腔及内脏中,并可污染各种禽蛋。②嗜盐杆菌:存在于海水中,可污染蟹、螺、海蜇等海产品和腌渍食物。③Hp:主要栖居于胃窦部黏液层与上皮之间,它能产生多种酶和毒素,引起胃黏膜损伤。④金黄色葡萄球菌:易在乳类和肉类食品中繁殖生长,在 30℃条件下,4～5 小时就可产生大量肠毒素,该毒素耐热性强,即使煮沸半小时仍能致病。⑤急性病毒性胃肠炎:大多由轮状病毒及诺沃克病毒引起,轮状病毒在外界环境中比较稳定,在室温中可存活 7 个月,耐酸,不被胃酸破坏,粪-口途径为主要传播途径;Norwalk 病毒对各种理化因子有较强抵抗力,60℃ 30 分钟不能灭活,在 pH 2.7 环境中可存活 3 小时,感染者的吐泻物有传染性,污染食物常引起暴发流行,吐泻物污染环境则可形成气溶胶,经空气传播。⑥当患有白喉、猩红热、肺炎、流行性感冒或脓毒血症等全身感染性疾病时,病毒、细菌和(或)其毒素可通过血液循环进入胃组织而导致急性胃炎。

2.化学因素

①药物:主要是 NSAIDs,如水杨酸制剂[吲哚美辛(消炎痛)、布洛芬等],能抑制环氧化酶-1 的活性,阻断内源性前列腺素 E_2 和前列腺素 I_2 的合成,削弱黏膜抵御损害因子的能力;NSAIDs 抑制胃黏液的合成和碳酸氢盐的分泌,削弱黏液-碳酸氢盐屏障;从而破坏了胃黏膜屏障,前列腺素合成减少,而胃酸分泌相对增加。洋地黄、利血平、金霉素、氯化铵及某些抗癌药物等均可刺激胃黏膜,损害胃黏膜屏障。②误食毒蕈、砷、汞、灭虫、杀鼠等化学毒物,均可刺激胃黏膜引起炎症。③酗酒、服烈性酒及浓茶、咖啡等一些饮料也可引起急性胃炎。其机制可能是增加 H^+ 向黏膜内的渗透,损伤黏膜内和黏膜下的毛细血管,血管充血、渗出所致,并可使胃酸分泌增加。

3.物理因素

进食过冷、过热或粗糙食物,以及胃内冷冻、放射治疗,均可损伤胃黏膜,引起炎症。

4.其他因素

某些全身性疾病如尿毒症、肝硬化、慢性肺心病呼吸衰竭及晚期癌肿等均可作为内源性刺激因子,引起胃黏膜急性炎症。

二、病 理

以弥散性病变多见,也可为局限性。胃黏膜充血、水肿,黏液分泌增加,表面覆盖白色或黄色渗出物。黏膜皱襞上常有点状出血和(或)轻度糜烂,深的糜烂可累及腺体,但不超过黏膜肌层。镜检可见表层上皮细胞脱落,固有层血管受损引起出血和血浆外渗,伴多量中性粒细胞浸润,并有淋巴细胞、浆细胞和少量嗜酸粒细胞浸润,严重者黏膜下层亦有水肿。腺体细胞,特别是腺颈部细胞呈不同程度的变性和坏死。

三、诊 断

急性单纯性胃炎是由微生物感染、化学或物理因素引起的急性胃黏膜的非特异性炎症。常有不洁饮食,口服刺激性食物、特殊药物等明确的病因,不洁饮食中被污染葡萄球菌、沙门菌、肉毒杆菌或嗜盐菌及其毒素是最常见原因,其他的病因有服用有明显损害胃黏膜的药物(如非甾体类消炎药、抗癌药),过量饮酒,误食有毒化学品,食物过热、过冷、过于粗糙以及胃部受放射线照射等。患者经常出现上腹痛、不适,伴有严重恶心、呕吐等症状,由细菌或毒素起发病者,常于进食后数小时起病。伴发腹泻等肠道症状者又称急性胃肠炎,后者常有发热、呕吐、腹泻,严重时可有脱水和(或)酸碱平衡失调。病程较短,多于数日内自愈。

胃镜下胃黏膜充血、水肿,黏液增多,黏膜表面附有白或淡黄色渗出物,常伴有糜烂或出血点。

四、鉴别诊断

1.消化性溃疡

在饮酒及服用刺激性食物、非甾体类消炎药等诱发因素的作用下,可引起腹痛、反酸、恶心、呕吐等类似急性胃炎的症状。十二指肠球部溃疡腹痛部位位于中上腹部,或在脐上,或在脐上偏右处;胃溃疡疼痛的位置也多在中上腹但稍偏高处或在剑突下和剑突下偏左处。溃疡病的腹痛多呈节律性、慢性周期性、季节性,病史较长,反复发作。男性,青壮年多见,可合并出现上消化道出血、幽门梗阻及穿孔。确诊需在胃镜下发现典型的溃疡病灶。

2.急性胆囊炎

可有腹痛、恶心、呕吐等类似急性胃炎的症状,但典型的患者,疼痛常与进食油腻有关,位于右上腹,放射至背部,反复发作,可伴有发热,甚至黄染。查体 Murphy 征阳性。对不典型的患者,需行腹部 B 超或腹部 CT 检查确诊。

3.急性胰腺炎

轻型胰腺炎发病可仅有上腹痛、恶心、呕吐、腹胀等症状,一般较急性单纯性胃炎更为剧烈,向腰背部呈带状放射。典型的急性胰腺炎的病因除大量饮酒外,更常见于有胆道疾病及暴饮暴食者,腹痛以左上腹为主,血尿淀粉酶升高,大部分病情有自限性,数日后可完全恢复。饮酒为诱发因素之一,与急性单纯性胃炎有相似之处。重症急性胰腺炎可出现腹膜炎与休克。血尿淀粉酶的动态变化、腹部 B 超及 CT 显示胰腺的变化对确诊有帮助。

五、治疗

(一)去除病因
停止一切可能对胃有刺激性的食物及药物。

(二)一般治疗
症状严重者应卧床休息。频繁呕吐时可短时禁食,给予输液补充热量,纠正脱水,维持水、电解质及酸碱平衡。症状缓解后可逐渐进食。

(三)对症治疗
1.抗胆碱能药物

可减少胃酸分泌,解除平滑肌和血管痉挛;改善局部黏膜营养和延缓胃排空,从而达到止痛作用。常用的药物有:阿托品 0.3mg,颠茄片 16mg,溴丙胺太林 15~30mg,均为 3~4 次/天,餐前0.5~1 小时口服,必要时可睡前加服 1 次,症状严重者,可肌内注射阿托品0.5mg;或山莨菪碱 10mg,能迅速见效。该类药物可减少支气管黏液的分泌,解除迷走神经对心脏的抑制,使心跳加快、瞳孔散大、眼压升高、兴奋呼吸中枢等,所以临床上还用于抢救感染性休克、治疗缓慢性心律失常、辅助治疗有机磷农药中毒、眼科疾病以及用于外科手术麻醉前给药等。常见的药物不良反应有口干、眩晕、皮肤潮红、心率加快、兴奋、瞳孔散大、烦躁、谵语、惊厥。青光眼及前列腺肥大患者禁用。若出现排尿困难可肌内注射新斯的明 0.5～1mg 或甲氧氯普胺 10mg，以解除症状。

2.抗酸药

能中和或减弱胃酸，当胃液 pH 值在 3.5～4.0 时，胃蛋白酶活性即降低，使疼痛缓解，常用药物有氢氧化铝凝胶、复方氢氧化铝片、铝碳酸镁片、铝镁加混悬液等。

3.止吐药

甲氧氯普胺和多潘立酮为胃肠道多巴胺拮抗药，可提高食管下端括约肌张力，促进胃运动及排空；抑制延脑的催吐化学感受器，具有强的镇吐作用。甲氧氯普胺：口服 5～10mg/次，3～4 次/天，饭前 0.5 小时服用，必要时可肌内注射 10mg。注意：该药大剂量或长期应用可能因阻断多巴胺受体，使胆碱能受体相对亢进而导致锥体外系反应，表现为帕金森综合征。出现肌震颤、头向后倾、斜颈、双眼向下注视、发音困难、共济失调等，可用抗胆碱药治疗。禁忌证为：嗜铬细胞瘤、癫痫、进行放疗或化疗的乳腺癌患者、机械性肠梗阻、胃肠出血、孕妇。多潘立酮：口服，10mg/次，3 次/天，饭前 0.5 小时口服，不能口服者使用多潘立酮肛栓，成人每日 2～4 枚栓，不良反应少。莫沙必利(加斯清)：该药主要是选择性地促进肠肌层神经丛节后处乙酰胆碱的释放，增强食管、胃和十二指肠的收缩与蠕动，改善胃窦-十二指肠的协调功能，从而防止胃-食管和十二指肠-胃反流，加强胃和十二指肠的排空，起到止吐的作用。口服吸收迅速，5～10mg/次，3 次/天。由于本品系通过促进肠肌层节后，神经释放乙酰胆碱而发挥胃肠动力作用，因此抗胆碱药可降低本品效应。可加速中枢抑制剂如巴比妥类和乙醇等的吸收，引起嗜睡。氟康唑、红霉素及克拉霉素等明显抑制该药的代谢，应禁止同时服用。老年人及肝、肾功能不全患者剂量酌减。

(四)抗菌治疗

对食物中毒性胃肠炎，可适当给予抗生素治疗。静脉滴注氨苄西林 4～6g/d；庆大霉素 16 万～32 万 U 静脉滴注，1 次/天；阿米卡星(丁胺卡那霉素)0.2g，2 次/天；左氧氟沙星 0.2g，2 次/天。腹泻严重时，可服洛哌丁胺(易蒙停)2mg，2 次/天。

第四章　神经系统疾病

第一节　短暂性脑缺血发作

短暂性脑缺血发作(TIA)也称一过性脑缺血发作或小卒中,是由颅内血管病变引起的一过性或短暂性、局灶性脑或视网膜功能障碍。以反复发作的短暂性失语、瘫痪或感觉障碍为特点。每次发作持续数分钟至 1 小时,最长不超过 24 小时即完全恢复,不遗留神经功能缺损症状和体征。TIA 被公认为缺血性卒中最重要的危险因素,近期频繁发作的 TIA 是脑梗死的特级警报。4%～8%完全性卒中患者发生于 TIA 之后。

一、病因与发病机制

TIA 的病因尚不完全清楚。其发病与动脉粥样硬化、动脉狭窄、心脏病、血液成分改变及血流动力学变化等多种病因及多种途径有关。

1.微栓塞

多数学者支持这一学说。微栓子主要来源于颈内动脉系统动脉硬化性狭窄处的附壁血栓和动脉粥样硬化斑块的脱落、胆固醇结晶等,微栓子阻塞小动脉后出现缺血症状,当栓子破碎或溶解移向远端时,血流恢复,症状消失。

2.脑血管痉挛

脑动脉硬化后的狭窄可形成血流旋涡,刺激血管壁发生血管痉挛;用钙拮抗剂治疗 TIA 有效也支持血管痉挛学说。

3.血液成分、血流动力学改变

某些血液系统疾病如真性红细胞增多症、血小板增多症、白血病、异常蛋白血症和贫血等,各种原因所致的高凝状态及低血压和心律失常等所致的血流动力学改变等都可引起 TIA。

4.其他

如脑实质内的血管炎或小灶出血、脑外盗血综合征和颈椎病所致的椎动脉受压等。

二、临床表现

TIA 症状取决于受累血管的分布。

1.颈动脉系统 TIA

常表现为单眼或大脑半球症状。视觉症状表现为一过性黑蒙、雾视、视野中有黑点等;大脑半球症状多为一侧面部或肢体的无力或麻木。一过性单眼盲是颈内动脉分支眼动脉缺血的特征性症状,优势半球缺血时可有失语。

2.椎-基底动脉系统 TIA

通常表现为眩晕、头晕、构音障碍、发作性跌倒、共济失调、复视、眼球震颤、交叉性运动或感觉障碍、偏盲或双侧视力障碍。一侧脑神经麻痹,对侧肢体瘫痪或感觉障碍为椎-基底动脉系统 TIA 的典型表现。

三、实验室检查

CT 或 MRI 检查大多正常,部分病例(发作时间＞60 分钟)于弥散加权 MRI 可见片状缺血灶。CTA、MRA 及 DSA 检查可见血管狭窄、动脉粥样硬化斑。TCD 检测可发现颅内动脉狭窄,并可进行血流状况评估和微栓子监测。血常规和生化检查也是必要的,神经心理学检查可能发现轻微的脑功能损害。

四、治疗要点

(一)病因治疗

确诊 TIA 后应针对病因进行积极治疗,如控制血压,治疗心律失常、心肌病变,稳定心脏功能,治疗脑动脉炎,纠正血液成分异常等。

(二)药物治疗

1.抗血小板聚集剂

可能减少微栓子的发生,对预防复发有一定疗效。常用药物有:阿司匹林 75～150mg/d;双嘧达莫,每次 25～50mg,3 次/天;噻氯匹定、氯吡格雷和奥扎格雷。

2.抗凝治疗

对伴有房颤、频繁发作的 TIA,或发作持续时间长,每次发作症状逐渐加重,同时又无明显的抗凝治疗禁忌者(无出血倾向、无严重高血压、无肝肾疾病、无溃疡病等),可及早进行抗凝治疗。首选肝素 100mg 加入生理盐水 500mL 中静滴,20～30 次/分;根据凝血活酶时间(APTT)调整肝素剂量,维持治疗前 APTT 值的 1.5～2.5 倍为完全抗凝标准,5 天后可改口服华法林或低分子肝素钠腹壁皮下注射。

3.钙通道阻滞药

钙通道阻滞药可扩张血管,阻止脑血管痉挛,如尼莫地平 20～40mg/d。

4.中医药治疗

常用川芎、丹参、红花等药物。

5.外科手术和血管内介入治疗

经血管造影确定 TIA 是由颈部大动脉病变如动脉硬化斑块引起明显狭窄或闭塞者,为了消除微栓塞,改善脑血流量,建立侧支循环,可考虑外科手术和血管内介入治疗(一般颈动脉狭窄＞70%,患者有与狭窄相关的神经系统症状,可考虑颈动脉内膜切除术或血管内介入治疗)。

第二节　脑梗死

脑梗死是指由于脑供血障碍引起脑缺血、缺氧,导致组织坏死产生的软化灶。临床上最常见的脑梗死有脑血栓形成和脑栓塞。

一、病因与发病机制

(一)脑血栓形成

(1)脑动脉粥样硬化:是脑血栓形成最常见的病因,它多与主动脉弓、冠状动脉、肾动脉及其他外周动脉粥样硬化同时发生。但脑动脉硬化的严重程度并不与其他部位血管硬化完全一致。高血压常与脑动脉硬化并存、两者相互影响,使病变加重。高脂血症、糖尿病等则往往加速脑动脉硬化的进展。

(2)脑动脉炎:如钩端螺旋体感染引起的脑动脉炎。

(3)胶原系统疾病、先天性血管畸形、巨细胞动脉炎、肿瘤、真性红细胞增多症、血液高凝状态等。

(4)颈动脉粥样硬化的斑块脱落引起的栓塞称为血栓-栓塞。

在颅内血管壁病变的基础上,如动脉内膜损害破裂或形成溃疡,在睡眠、失水、心力衰竭、心律失常等情况时,出现血压下降、血流缓慢,胆固醇易于沉积在内膜下层,引起血管壁脂肪透明变性、纤维增生、动脉变硬、纤曲、管壁厚薄不匀、血小板及纤维素等血液中有形成分黏附、聚集、沉着、形成血栓。血栓逐渐扩大,使动脉管腔变狭窄,最终引起动脉完全闭塞。缺血区脑组织因血管闭塞的快慢、部位及侧支循环能提供代偿的程度,而出现不同范围、不同程度的梗死。

脑部任何血管都可发生血栓形成,但以颈内动脉、大脑中动脉多见。血栓形成后,血流受阻或完全中断,若侧支循环不能代偿供血,受累血管供应区的脑组织则缺血、水肿、坏死。经数周后坏死的脑组织被吸收,胶质纤维增生或瘢痕形成,大病灶可形成中风囊。

(二)脑栓塞

脑栓塞的栓子来源可分为心源性、非心源性、来源不明性三大类。

1.心源性

为脑栓塞最常见的原因。在发生脑栓塞的患者中约一半以上为风湿性心脏病二尖瓣狭窄并发心房颤动。在风湿性心脏病患者中有 $14\%\sim48\%$ 的患者发生脑栓塞。细菌性心内膜炎心瓣膜上的炎性赘生物易脱落,心肌梗死或心肌病时心内膜病变形成的附壁血栓脱落,均可成为栓子。心脏黏液瘤、二尖瓣脱垂及心脏手术、心导管检查等也可形成栓子。

2.非心源性

主动脉弓及其发出的大血管动脉粥样硬化斑块与附着物及肺静脉血栓脱落,也是脑栓塞的重要原因。其他如肺部感染、败血症引起的感染性脓栓;长骨骨折的脂肪栓子;寄生虫虫卵栓子;癌性栓子;胸腔手术、人工气胸、气腹以及潜水员或高空飞行员所发生的减压病时的气体栓子;异物栓子等均可引起脑栓塞。

3.来源不明性

有些脑栓塞虽经现代先进设备、方法进行仔细检查仍未能找到栓子的来源。

(三)腔隙性梗死

主要病因为高血压导致小动脉及微小动脉壁脂质透明变性,管腔闭塞产生腔隙性病变。有资料认为舒张压增高对于多发性腔隙性梗死的形成更为重要。病变血管多为 $100\sim200\mu m$ 的深穿支,如豆纹动脉、丘脑穿通动脉及基底动脉中央支,多为终末动脉,侧支循环差。

二、临床表现

(一)脑血栓形成

(1)本病好发于中老年人,多见于 $50\sim60$ 岁以上的动脉硬化者,且多伴有高血压、冠心病或糖尿病;年轻发病者以各种原因的脑动脉炎为多见;男性稍多于女性。

(2)通常患者可有某些未引起注意的前驱症状,如头晕、头痛等;部分患者发病前曾有 TIA 史。

(3)多数患者在安静休息时发病,不少患者在睡眠中发生,次晨被发现不能说话,一侧肢体瘫痪。病情多在几小时或几天内发展达到高峰,也可为症状进行性加重或波动。多数患者意识清楚,少数患者可有不同程度的意识障碍,持续时间较短。神经系统体征主要决定于脑血管闭塞的部位及梗死的范围,常见为局灶性神经功能缺损的表现如失语、偏瘫、偏身感觉障碍等。

(4)临床分型。根据起病形式可分为以下几种。

①可逆性缺血性神经功能缺损:此型患者的症状和体征持续时间超过 24 小时,但在 $1\sim3$ 周完全。恢复,不留任何后遗症。可能是缺血未导致不可逆的神经细胞损害,侧支循环迅速而充分地代偿,发生的血栓不牢固,伴发的血管痉挛及时解除等。

②完全型:起病 6 小时内病情达高峰,为完全性偏瘫,病情重,甚至出现昏迷,多见于血栓-栓塞。

③进展型:局灶性脑缺血症状逐渐进展,阶梯式加重,可持续 6 小时至数日。临床症状因血栓形成的部位不同而出现相应动脉支配区的神经功能障碍。可出现对侧偏瘫、偏身感觉障碍、失语等,严重者可引起颅内压增高、昏迷、死亡。

④缓慢进展型:患者症状在起病 2 周以后仍逐渐发展。多见于颈内动脉颅外段血栓形成,但颅内动脉逆行性血栓形成亦可见。多与全身或局部因素所致的脑灌流减少有关。此型病例应与颅内肿瘤、硬膜下血肿相鉴别。

(二)脑栓塞

(1)任何年龄均可发病,风湿性心脏病引起者以中青年为多,冠心病及大动脉病变引起者以中老年居多。

(2)通常发病无明显诱因,安静与活动时均可发病,以活动中发病多见。起病急骤是本病的主要特征。在数秒钟或很短的时间内症状发展至高峰。多属完全性脑卒中,个别患者可在数天内呈阶梯式进行性恶化,为反复栓塞所致。

(3)常见的临床症状为局限性抽搐、偏盲、偏瘫、偏身感觉障碍、失语等,意识障碍常较轻且很快恢复。严重者可突起昏迷、全身抽搐，可因脑水肿或颅内压增高，继发脑疝而死亡。

（三）腔隙性梗死

多见于中老年，男性多于女性，半数以上的患者有高血压病史，突然或逐渐起病，出现偏瘫或偏身感觉障碍等局灶症状。通常症状较轻、体征单一、预后较好，一般无头痛、颅高压和意识障碍，许多患者并不出现临床症状而由头颅影像学检查发现。

腔隙状态是本病反复发作引起多发性腔隙性梗死，累及双侧皮质脊髓束和皮质脑干束，出现严重精神障碍、认知功能下降、假性球麻痹、双侧锥体束征、类帕金森综合征和尿便失禁等。

三、实验室检查

1.血液检查

血常规、血生化（包括血脂、血糖、肾功能、电解质）血流动力学、凝血功能。

2.影像学检查

（1）CT检查：是最常用的检查，发病当天多无改变，但可除外脑出血，24小时以后脑梗死区出现低密度灶。脑干和小脑梗死CT多显示不佳。

（2）MRI检查：可以早期显示缺血组织的大小、部位，甚至可以显示皮质下、脑干和小脑的小梗死灶。

（3）血管造影CTA、MRA、DSA：可以发现血管狭窄、闭塞及其他血管病变，如动脉炎、脑底异常血管网、动脉瘤和动静脉畸形等，可以为脑卒中的血管内治疗提供依据。其中DSA是脑血管病变检查的金标准，缺点为有创，费用高，技术要求条件高。

3.TCD

对判断颅内外血管狭窄或闭塞、血管痉挛、侧支循环建立程度有帮助，还可用于溶栓监测。

4.放射性核素检查

可显示有无脑局部的血流灌注异常。

5.心电图检查

作为确定心肌梗死和心律失常的依据。超声心电图检查可证实是否存在心源性栓子，颈动脉超声检查可评价颈动脉管腔狭窄程度及动脉硬化斑块情况，对证实颈动脉源性栓塞有一定意义。

四、治疗要点

脑梗死患者一般应在卒中单元中接受治疗，由多科医师、护士和治疗师参与，实施治疗、护理康复一体化的原则，以最大限度地提高治疗效果和改善预后。

（一）一般治疗

主要为对症治疗，包括维持生命体征和处理并发症。主要针对以下情况进行处理。

1.血压

缺血性脑卒中急性期血压升高通常不需特殊处理，除非收缩压＞220mmHg或舒张压＞120mmHg及平均动脉压＞130mmHg。如果出现持续性的低血压，需首先补充血容量和增加心排血量,如上述措施无效,必要时可应用升压药。

2.吸氧和通气支持

轻症、无低氧血症的患者无需常规吸氧,对脑干卒中和大面积梗死等病情危重或有气道受累者,需要气道支持和辅助通气。

3.血糖

脑卒中急性期高血糖较常见,可以是原有糖尿病的表现或应激反应,当超过11.1mmol/L时应予以胰岛素治疗,将血糖控制在8.3mmol/L以下。

4.脑水肿

多见于大面积梗死,脑水肿通常于发病后3～5天达高峰。治疗目标是降低颅内压、维持足够脑灌注和预防脑疝发生。可应用20％甘露醇125～250mL 1次静点,6～8小时 1 次;对心、肾功能不全者可改用呋塞米 20～40mg 静脉注射,6～8小时 1 次;可酌情同时应用甘油果糖 250～500mL/次静点,1～2 次/天;还可用七叶皂苷钠和白蛋白辅助治疗。

5.感染

脑组织患者(尤其存在意识障碍者)急性期容易发生呼吸道、泌尿系感染等,是导致病情加重的重要原因。患者采用适当体位,经常翻身叩背及防止误吸是预防肺炎的重要措施,肺炎的治疗主要包括呼吸支持(如氧疗)和抗生素治疗;尿路感染主要继发于尿失禁和留置导尿,尽可能避免插管和留置导尿,间歇导尿和酸化尿液可减少尿路感染,一旦发生应及时根据细菌培养和药敏试验应用敏感抗生素。

6.上消化道出血

高龄和重症脑卒中患者急性期容易发生应激性溃疡,建议常规应用静脉抗溃疡药(H_2 受体拮抗药);对已发生消化道出血者,应进行冰盐水洗胃、局部应用止血药(如口服或鼻饲云南白药、凝血酶等);出血量多引起休克者,必要时需要输注新鲜全血或红细胞成分输血。

7.发热

由于下丘脑体温调节中枢受损、并发感染或吸收热、脱水引起,可增加患者死亡率及致残率。对中枢性发热患者应以物理降温为主,必要时予以人工亚冬眠。

8.深静脉血栓形成

高龄、严重瘫痪和心房纤颤均增加深静脉血栓形成的危险性,也增加了发生肺栓塞的风险。应鼓励患者尽早活动,下肢抬高,避免下肢静脉输液(尤其是瘫痪侧)。对有发生血栓形成风险的患者可预防性药物治疗,首选低分子肝素 4000U 皮下注射,1～2 次/天。对发生近端深静脉血栓形成、抗凝治疗症状无缓解者应给予溶栓治疗。

9.水电解质平衡紊乱

脑卒中时由于神经内分泌功能紊乱、进食减少、呕吐及脱水治疗常并发水电解质紊乱,主要包括低钾血症、低钠血症和高钠血症。应对患者常规进行水电解质监测并及时加以纠正,纠正低钠血症和高钠血症均不宜过快,防止脑桥中央髓鞘溶解和加重脑水肿。

10.心脏损伤

脑卒中合并的心脏损伤是脑心综合征的表现之一,主要包括急性心肌缺血、心肌梗死、心律失常及心力衰竭。脑卒中急性期应密切观察心脏情况并及时治疗。慎用增加心脏负担的药物,注意输液速度及输液量,对高龄患者或原有心脏病者甘露醇用量减半或改用其他脱水药,积极处理心肌缺血、心肌梗死、心律失常或心功能衰竭等心脏损伤。

11.癫痫

如有癫痫发作或癫痫持续状态时可给予相应处理。脑卒中 2 周后如发生癫痫,应长期抗癫痫治疗。

（二）特殊治疗

包括早期溶栓治疗、抗血小板治疗、抗凝治疗、血管内治疗、细胞保护治疗和外科治疗等。

1.早期溶栓

脑血栓形成发生后,尽快恢复脑缺血区的血液供应是急性期的主要治疗原则。早期溶栓是指发病后 6 小时内采用溶栓治疗使血管再通,可减轻脑水肿,缩小梗死灶,恢复梗死区血液灌流,减轻神经元损伤,挽救缺血半暗带。

(1)重组组织型纤溶酶原激活剂(rt-PA):可与血栓中纤维蛋白结合成复合体,后者与纤溶酶原有高度亲和力,使之转变为纤溶酶,以溶解新鲜的纤维蛋白,故 rt-PA 只引起局部溶栓,而不产生全身溶栓状态。其半衰期为 3～5 分钟,剂量为 0.9mg/kg(最大剂量 90mg),先静滴 10%(1 分钟),其余剂量连续静滴,60 分钟滴完。

(2)尿激酶:是目前国内应用最多的溶栓药,可渗入血栓内,同时激活血栓内和循环中的纤溶酶原,故可起到局部溶栓作用,并使全身处于溶栓状态。其半衰期为 10～16 分钟。用 100 万～150 万 U,溶于生理盐水 100～200mL 中,持续静滴 30 分钟。

(3)链激酶:它先与纤溶酶原结合成复合体,再将纤溶酶原转变为纤溶酶,半衰期为 10～18 分钟,常用量 10 万～50 万 U。

2.抗血小板治疗

常用抗血小板聚集剂包括阿司匹林和氯吡格雷。未行溶栓治疗的急性脑梗死患者应在 48 小时内服用阿司匹林,但一般不在溶栓后 24 小时内应用阿司匹林,以免增加出血风险。一般认为氯吡格雷的疗效优于阿司匹林,可口服 75mg/d。

3.抗凝治疗

主要包括肝素、低分子肝素和华法林。一般不推荐急性缺血性脑卒中后急性期应用抗凝药来预防脑卒中复发、阻止病情恶化或改善预后。但对于长期卧床,特别是合并高凝状态有形成深静脉血栓和肺栓塞的趋势者,可以用低分子肝素预防治疗。对于心房纤颤者可以应用华法林治疗。

4.脑保护治疗

包括自由基清除药、阿片受体阻滞药、电压门控性钙通道阻断药、兴奋性氨基酸受体阻断药和镁离子等,可通过降低脑代谢、干预缺血引发细胞毒性机制减轻缺血性脑损伤。

5.血管内治疗

包括经皮腔内血管成形术和血管内支架置入术等。对于颈动脉狭窄>70%,而神经功能缺损与之相关者,可根据患者情况考虑行相应的血管内介入治疗。

6.外科治疗

对于有或无症状、单侧重度颈动脉狭窄>70%,或经药物治疗无效者可以考虑进行颈动脉内膜切除术,但不推荐在发病24小时进行。幕上大面积脑梗死伴严重脑水肿、占位效应和脑疝形成征象者,可行去骨瓣减压术;小脑梗死使脑干受压导致病情恶化时,可行抽吸梗死小脑组织和颅后窝减压术。

7.其他药物治疗

降纤治疗可选用巴曲酶,使用中注意出血并发症。

8.中医药治疗

丹参、川芎嗪、葛根素、银杏叶制剂等可降低血小板聚集、抗凝、改善脑血流、降低血液黏度。

9.康复治疗

应早期进行,并遵循个体化原则,制定短期和长期治疗计划,分阶段、因地制宜地选择治疗方法,对患者进行针对性体能和技能训练,降低致残率,增进神经功能恢复,提高生活质量。

第三节　脑出血

脑出血系指原发性非外伤性脑实质出血,占急性脑血管病的20%～30%。年发病率60～80/10万人口,急性期病死率为30%～40%,是急性脑血管病变中死亡率最高的。

一、病因

(1)高血压是发生脑出血的重要原因,其中收缩压尤为重要。随着收缩压的增高,脑出血的发病率也逐渐增加。体力、精神活动紧张时,血压进一步升高,当压力超过了血管承受的能力,则血管破裂发生脑出血。据报道,约有70%～80%的脑出血是由高血压所致。

(2)A型性格,就是所说的躁脾气。具有这种性格的人容易发生脑出血,比其他性格的人防出血的发病率高4倍。有这种性格的人,具有强烈的求成、速达欲望,目标过高,热衷于竞争,有时间紧迫感,过于好胜,说话与行动节奏快,整天处于紧张状态,脾气急躁。由于精神紧张,交感神经兴奋性增高,儿茶酚胺分泌增加,脉搏、心跳加快,血管收缩反应强烈,致使血压升高,脑血管容易破裂发生高血压性脑出血。

(3)肥胖可通过血压因素间接影响脑血管病的发生。研究证实,体重增加血压亦增高。降低体重可减少息高血压病的危险性,每降低体重1公斤*就使收缩压降低0.3千帕(2.25毫米汞柱),舒张压下降0.2千帕(1.5毫米汞柱)。超过标准体重20%以上的肥胖者,高血压的患病率,比正常体重者高2.9倍。

(4)食盐过量是高血压的促发因素,从而增加脑出血的机会。食盐是人体不可缺少的物质,但长期多食则有害。有一部,分人爱吃咸味较重的食物,这是不良嗜好。研究证实,食盐对血管壁有直接损害作用,可增加血管的敏感性,使血容量增加,血压增高,易于发生脑出血。

(5)其他,如吸烟、酗酒、情绪激动、过度疲劳、性交、便秘、脑力紧张活动等,均是脑出血的促发因素。

二、鉴别诊断

有意识障碍者,应与可引起昏迷的全身疾病鉴别;有神经系统定位体征者,应与其他颅内占位病变、脑膜脑炎、闭合性脑外伤鉴别;还应与脑梗塞、蛛网膜下隙出血等脑血管病鉴别。

三、并发症

脑出血后由于植物神经中枢受损,神经-体液调节功能紊乱,可导致肺部感染、消化道出血和水电解质紊乱等多种临床并发症。

四、临床表现

1.呕吐

大约一半的脑出血患者发生呕吐,可能与脑出血时颅内压增高、眩晕发作、脑膜受到血液刺激有关。

2.头痛头晕

头痛是脑出血的首发症状,常常位于出血一侧的头部;有颅内压力增高时,疼痛可以发展到整个头部。头晕常与头痛伴发,特别是在小脑和脑干出血时。

3.运动和语言障碍

运动障碍以偏瘫较为多见;言语障碍主要表现为失语和言语含糊不清。

4.意识障碍

表现为嗜睡或昏迷,程度与脑出血的部位、出血量和速度有关。在脑较深部位的短时间内大量出血,大多会出现意识障碍。

5.眼部症状

瞳孔不等大常发生于颅内压增高的脑疝患者;还可以有偏盲和眼球活动障碍,如脑出血患者在急性期常常两眼凝视大脑的出血侧。

另外,脑出血还可伴有颈项强直、癫痫发作、大小便失禁等。若患者出现深昏迷、高热、瞳孔改变以及合并消化道出血等,则表明病情危重,预后较差。

五、治疗

脑出血是急性脑血管疾病中常见病之一,其病程可分为急性期、恢复期及后遗症期。急性期指发病后的 3 周内,此期脑组织受到破坏、水肿严重、脑功能紊乱,机体处于应激状态,死亡率高。恢复期和后遗症期主要是功能的恢复过程。因此,急性期的治疗极其重要。急性期的治疗主要包括现场急救处理、内科治疗和手术治疗。

1.现场急救处理

预诊护士必须及时接待患者,快速反应,准确分诊,尽快将患者送到诊室。对昏迷患者须保持呼吸道通畅,可头歪向一侧,或侧卧位,头部抬高 20°,给予吸氧并及时清除口腔和呼吸道分泌物,对呼衰患者必要时行气管切开给予人工通气。接诊医师简明扼要询问病史,做较全面体检,对血压过高、脑疝危象、抽搐者给予及时处理;病历及时完成,各种检查妥善安排,尽量减少不必要的搬动。对危重患者及时开通静脉。对暂时无法收住院的危重患者,留置抢救室或诊室内抢救治疗,并做好交接班。对濒死无法抢救的患者,在向家属交代病情的同时,给予人道主义处理。

2.内科治疗

急性期内科治疗原则是制止继续出血和防止再出血,减轻和控制脑水肿,预防和治疗各种并发症,维持生命体征。治疗的主要目的是挽救患者生命,降低残废率,防止复发。控制脑水肿,降低颅内压。控制高血压,降低增高了的血压是防止进一步出血的重要措施,但不宜将血压降得过低,以防供血不足。一般以维持在 20.0～21.3/12.0～13.3kpa(150～160/90～100mmhg)为宜。

3.手术治疗

脑出血除药物治疗外,某些病例可考虑手术治疗。一般来说,脑出血一旦确诊,应首先给脱水、降压措施,根据血肿的大小、部位、患者的一般状况及临床表现来适时决定是否进行手术治疗。关于手术治疗的指征,目前尚无统一的标准。

六、护理

1.心理护理

患者常有忧郁、沮丧、烦躁、易怒、悲观失望等情绪反应。因此,家属应从心理上关心体贴患者,多与患者交谈,安慰鼓励患者,创造良好的家庭气氛,耐心的解释病情,消除患者的疑虑及悲观情绪,使之了解自己的病情,建立和巩固功能康复训练的信心和决心。

2.预防并发症

(1)每日定时:帮助患者翻身拍背 4～6 次,每次拍背 10 分钟左右。一旦发现患者咳黄痰、发热、气促、口唇青紫,应立即请医生诊治。

(2)鼓励患者多饮水,以达到清洁尿路的目的。并注意会阴部的清洁,预防交叉感染。如发现尿液混浊、发热,是泌尿系感染的征兆,应及早治疗。

(3)瘫痪患者多有便秘,有的可因为用力排便致使脑出血再次发生。因此需注意饮食结构,多给患者吃低脂、高蛋白、高能量饮食及含粗纤维的蔬菜、水果等,并给以足够水分。定时定点给便器排便,必要时应用通便药物、灌肠。

(4)患者瘫痪在床,枕骨粗隆、肩胛部、髋部、骶尾部、足跟部等骨骼突出处易发生压疮。应用软枕或海面垫保护骨隆突处,每 2～3 小时翻身一次,避免拖拉、推等动作,床铺经常保持干燥清洁,定时温水擦澡按摩,增进局部血液循环,改善局部营养状况。

(5)每日行四肢向心性按摩,每次 10～15 分钟,促进静脉血回流,防止深静脉血栓形成。一旦发现不明原因的发热、下肢肿疼,应迅速诊治。

3.保持功能位

保持瘫痪肢体功能位是保证肢体功能顺利康复的前提。仰卧或侧卧位时,头抬高 15～30

度。下肢膝关节略屈曲,足与小腿保持 90 度,脚尖向正上。上肢前臂呈半屈曲状态,手握一布卷或圆形物。

4.功能锻炼

功能锻炼每日 3～4 次,幅度次数逐渐增加。随着身体的康复,要鼓励患者自行功能锻炼并及时离床活动,应严防跌倒踩空。同时配合针灸、理疗、按摩加快康复。

(1)上肢功能锻炼:护理人员站在患者患侧,一手握住患侧的手腕;另一手置肘关节略上方,将患肢行上、下、左、右、伸曲、旋转运动;护理人员一手握住患肢手腕,另一手做各指的运动。

(2)下肢功能锻炼。护理人员一手握住患肢的踝关节,另一手握住

膝关节略下方,使髋膝关节伸、屈、内外旋转、内收外展。护理人员一手握住患肢的足弓部,另一手做个趾的活动。

5.日常生活动作锻炼

家庭护理的最终目的是使患者达到生活自理或协助自理。逐渐训练患者吃饭、穿衣、洗漱、如厕及一些室外活动,由完全照顾过度到协助照顾,直至生活自理。

七、预防

(1)必须早期发现,及时治疗。做到定期检查,采取服药措施.降低或稳定血压,防止血压突然增高。

(2)发现动脉硬化,必须早期治疗,降低血脂及胆固醇,以保持血管的弹性。

(3)精神必须乐观。避免精神紧张和疲劳,防止动脉硬化和血压上升。

(4)必须注意劳逸结合,合理安排工作,保证足够睡眠,避免过劳过累。

(5)饮食必须清淡,少食动物脂肪或胆固醇含量高的食物,糖也不宜过多食。可多吃豆类、水果。蔬菜和鱼类等,尤其对血压较高、动脉硬化、血脂者更为重要。

(6)必须忌烟酒。烟能加速动脉硬化的发展,对高血压更有害,并能引起血管痉挛。长期大量饮酒也会促使动脉硬化,甚至促使血管破裂。

(7)大便必须经常畅通,避免过度用劲排大便。多吃蔬菜、水果,多饮水,软化粪便,以免血压突然增高。

(8)必须注意季节变化,防寒避暑,防止寒冷。高温对机体的影响,避免使血管舒缩功能发生障碍,血压波动幅度加剧而发生意外。

(9)蹲下、弯腰及卧床、起身或改变体位时,动作必须缓慢,可用头低位及眼睛向下方式渐渐起身,切勿突然改变体位,防止头部一时供血不足而发生意外。

(10)必须适当的坚持体育锻炼,从事力所能及的工作,避免激烈的运动或过度劳动。

八、预防脑出血复发

要继续长期不懈地监控高血压,这是防治脑出血的最重要措施。脑出血复发的原因,主要是患者血压持续增高或急剧波动。控制高血压与复发关系极大。为了防止脑出血复发,发生

过脑出血的患者在发病后应做到每个月到医院复诊一次,每周至少测量一两次血压,同时应坚持服用降压药。如通过积极治疗,使患者舒张压稳定在 100 毫米汞柱以下,可减少中风复发率。

要继续定期监控高脂血症、高黏血症和糖尿病,以减缓脑动脉硬化的进一步发展。

要控制膳食中胆固醇的摄入量。日常膳食宜清淡,忌食含胆固醇高的食物,多食维生素丰富的食物。平时饮食要注意少吃甜食、猪油、奶油、肥肉、蛋黄、动物内脏;多吃豆类、豆制品及蔬菜和水果,每餐不要吃得过饱。

要适当参加健身锻炼。健身锻炼,不仅能增强体质,减轻体重,防止过胖,而且能使血内高密度脂蛋白含量提高。应注意情绪稳定,劳逸结合,保证有充足的睡眠。过度的兴奋与悲伤都可能诱发脑出血或蛛网膜下隙出血。

要戒掉烟酒嗜好。吸烟是脑血管病的一个重要危险因素,许多资料表明,吸烟可以改变血清脂类浓度,促成动脉样硬化;它还能促进嗜铬细胞释放去甲肾上腺素使血管收缩、血管痉挛而致高血压,极易引发脑出血。来自日本的报道指出,大量饮酒可增加脑出血的机会,因此有关专家将饮酒列为脑血管病第七危险因素。

九、脑出血后遗症

(一)预防脑出血后遗症

(1)锻炼瘫痪肢体不可过急过早,更不能过于剧烈和粗暴。

(2)严重的咳嗽、便秘和性交活动可使脑出血再发,不可忽视。

(3)坚持服用降血压药物,使血压稳定在安全理想水平,收缩压在 20 千帕(150 毫米汞柱)以下。

(4)少食含胆固醇高的食物,食量适度,可少量饮酒,忌烟,防止过胖。

(5)当有血压升高,高血压性脑病或有出血倾向时,均应及时积极治疗,以免导致脑出血。

(6)生活规律化,心胸要宽阔,防止情绪激动,多食新鲜蔬菜、水果。

(二)护理脑出血后遗症患者

1.维持患者的心理平衡

首先应在家庭里营造一个和谐、温馨的气氛,解除患者各种顾虑和精神负担,避免情感刺激。

2.创造良好的居室环境,使患者心情舒畅,有助于稳定患者的情绪,促进心理健康。

3.保证营养和入量适当

因脑出血后遗症的患者常表现出失语,不能正确表达意愿,或有呛咳、咽下困难,不能保证进食,入量常有不足或过多,家属应予足够重视。要定食谱、定入量、定时间供给,必要时经鼻管饲给。

4.坚持进行康复训练

脑出血后遗症的患者的主要表现一般是肢体瘫痪、语言和智能障碍,因此应坚持进行康复训练,防止患者肌肉发生废用性萎缩和关节强直.语言和智能的训练也一样。

5.注重防止并发症的发生

常见的并发症有压疮、尿路感染、肺炎、肢体畸形、皮肤烫伤等,应该在医生的指导下进行精心护理,防止并发症的发生。

6.大便通畅

大便秘结,排便时过于用力可诱发出血性脑年中、脑栓塞。为了保持大便通畅,定时排便,适当吃芹菜、胡萝卜、水果等。必要时可用药物,如蕃泻时泡开水、麻仁润肠丸、果导等。

(三)脑出血后遗症患者的注意事项

(1)在日常生活功能训练时,要学习使用辅助装置及简单工具。

(2)持之以恒,每日至少锻炼一次,坚持不懈。

(3)循序渐进,逐渐提高运动的难度和运动量。

(4)装配假肢及矫形器在一定程度上恢复其生活自理和工作能力。

(5)因人而异,根据各自情况选择适当的锻炼方式和活动量。

(6)预防废用综合征,防止肩发僵、肢体挛缩畸形等后遗症。

(7)劳逸结合,不能急于求成,特别是心血管疾病患者更要注意。

(8)注意安全,防止意外。

(9)加强正常肢体及躯干功能的锻炼,以代偿残肢功能。

(10)要按神经系统疾患的康复原则进行锻炼.运动量开始要小,病后数周再开始功能训练。

(四)脑出血后遗症的预后

(1)年龄越大,预后越差,60岁以下的病死率较低,约占30%左右,70岁以上的病死率可高达70%以上。

(2)高血压病史越长,血压越高,预后越差。血压在26.6/16kPa(200/120毫米汞柱)以上者,死亡率为30.07%。

(3)发病越急越重,起病时血压越高或血压下降,预后越差。

(4)昏迷越深,时间越长,预后越差。深昏迷者94%死亡。病后无意识障碍,或意识障碍逐渐好转者,预后较好。嗜睡时间越长,预后越差。

(5)病情进展越快,高颅压症状出现越早,表现越重,预后越差。有视盘水肿者死亡率59%,视盘水肿出现越早死亡率越高。在发病后3小时内出现者,100%死亡。48小时出现者,50%死亡。腰穿压力在200毫米汞柱以上者,死亡率占64.5%。

(6)出血量较大者,预后较差。有血肿形成,中线结构移位明显者,预后较差。腰穿脑脊液无色透明者,预后较好。

(7)神经体征与死亡率的关系:两侧瞳孔不等大者死亡率64%,瞳孔对光反应消失者死亡率88%,角膜反射消失者死亡率92%。有眼球分离斜视或眼球浮动者,或去皮层强直,去大脑强直者,大多数死亡。偏瘫完全或四肢全瘫,肌张力低下者,预后较差。

(8)生命指征与死亡率的关系:体温在38℃以上者死亡率71%,脉搏在100次/分以上者死亡率75%,呼吸在30次/分以上者死亡率76%。

(9)伴有癫痫发作者,预后较差。因可加重脑水肿或脑出血。

(10)伴有内脏功能紊乱者,预后较差。常见者为消化道出血,死亡率达80%。

(11)合并有代谢障碍者,如酸中毒、电解质紊乱者,预后较差。

(12)有丘脑下部损害症状,如周围白细胞增高,血中嗜酸性粒细胞显著减少,空腹血糖超过200毫克者,预后较差。

(13)脑电图改变进行性加重者,预后较差。

(14)反复发作者,预后较差。

(15)脱水、降压等治疗效果越差,预后越差。

(五)脑出血后遗症的症状

脑出血最常见的后遗症是偏瘫,具体表现为一侧肢体肌力减退、活动不利或完全不能活动,常伴有同侧肢体的感觉障碍如冷热、疼痛等感觉减退或完全不知。有时还可伴有同侧的视野缺损。

脑出血常见的后遗症主要表现在三大方面。

1.精神和智力障碍

较大范围或多次复发的脑出血意外,可留有精神和智力障碍:如人格改变、消极悲观、郁郁寡欢、精神萎靡、易激动等。

2.失语

脑出血后遗症型失语主要包括三个方面。

(1)运动性失语表现为患者能听懂别人的话语,但不能表达自己的意思。

(2)感觉性失语则无语言表达障碍,但听不懂别人的话,也听不懂自己所说的话,表现为答非所问,自说自话。

(3)命名性失语则表现为看到一件物品,能说出它的用途,但却叫不出名称。

3.其他症状

脑出血后遗症的其他症状还有:头疼、眩晕、恶心、失眠、多梦、注意力不集中、耳鸣、眼花、多汗、心悸、步伐不稳、颈项酸痛疲乏、无力、食欲缺乏、记忆力减退、痴呆、抑郁等。

第四节　蛛网膜下隙出血

蛛网膜下隙出血(SAH)是各种原因引起出血、血液直接流入蛛网膜下隙的总称,分原发性或自发性SAH、继发性SAH。原发性SAH是指脑底部或脑及脊髓表面血管破裂流入蛛网膜下隙;继发性SAH是脑实质、脑室出血和硬膜下血管破裂,血液穿破脑组织和蛛网膜流入蛛网膜下隙;还有外伤性SAH。SAH约占急性脑卒中10%,占出血性脑卒中20%,年发病率5～20/10万。

一、病因病理病机

凡能引起脑出血的病因也能引起本病,但以颅内动脉瘤、动静脉畸形、高血压动脉硬化症、脑底异常血管网（moya-moya 病）和血液病等为最常见。多在情绪激动或过度用力时发病。动脉瘤好发于脑底动脉环的大动脉分支处，以该环的前半部较多见。动静脉畸形多位于大脑半球大脑中动脉分布区。当血管破裂血流入脑蛛网膜下隙后，颅腔内容物增加，压力增高，并继发脑血管痉挛。后者系因出血后血凝块和围绕血管壁的纤维索之牵引（机械因素），血管壁平滑肌细胞间形成的神经肌肉接头产生广泛缺血性损害和水肿。另外大量积血或凝血块沉积于颅底，部分凝集的红细胞还可堵塞蛛网膜绒毛间的小沟，使脑脊液的回吸收被阻，因而可发生急性交通性脑积水，使颅内压急骤升高，进一步减少了脑血流量，加重了脑水肿，甚至导致脑疝形成。以上均可使患者病情稳定好转后，再次出现意识障碍或出现局限性神经症状。

二、并发症

1.急性梗阻性脑积水

是蛛网膜下隙出血的一个重要及严重的并发症，是指蛛网膜下隙出血后数小时至 7 天以内的急性或亚急性脑室扩大所致的脑积水。脑室系统充满血液是急性脑室扩张的先决条件，使脑脊液循环通路受阻而导致颅内压急骤升高，是蛛网膜下隙出血后死亡的主要原因之一。发生急性梗阻性脑积水。提示预后不良。如在早期发现双侧侧脑室扩张、腰穿压力可以不高，提示急性梗阻性脑积水，应立即行脑室引流，有时可转危为安。

急性脑积水除了剧烈头痛、频繁呕吐、脑膜刺激征外，常有意识障碍加重等颅内高压表现。尤其在蛛网膜下隙出血后 3 天内逐渐出现昏迷、瞳孔缩小、对光反射减弱或消失等病情恶化。

2.正常颅压脑积水（NPH）

是指患蛛网膜下隙出血后几周或几年后出现脑室扩大，是因多种原因所致的临床综合征，又称隐匿性脑积水、低压力性脑积水、交通性脑积水或脑积水性痴呆。

正常颅压脑积水的发病机制是凡能在脑室系统以外，即在脑基底诸池或大脑凸面处阻碍脑脊液正常流向上矢状窦者，均可引起正常颅压脑积水。正常颅压脑积水的三大主征为精神障碍、步态异常和尿失禁。还可出现性格改变、癫痫、锥体外系症状、强握反射、吸吮反射等。晚期双下肢发生中枢性瘫痪。

三、病理

血液进入蛛网膜下隙后、血染脑脊液可激惹对血管、脑膜和神经根等脑组织，引起无菌性脑膜炎反应。脑表面常有薄层凝块掩盖，其中有时可找到破裂的动脉瘤或血管。随时间推移，大量红细胞开始溶解，释放出含铁血黄素，使软脑膜呈现锈色并有不同程度的粘连。如脑沟中的红细胞溶解，蛛网膜绒毛细胞间小沟再开通，则脑脊液的回吸收可以恢复。

四、临床表现

各年龄均可发病，以青壮年多见。多在情绪激动中或用力情况下急性发生，部分患者可有反复发作头痛史。

1.头痛与呕吐

突发剧烈头痛、呕吐、颜面苍白、全身冷汗。如头痛局限某处有定位意义,如前头痛提示小脑幕上和大脑半球(单侧痛)、后头痛表示后颅凹病变。

2.意识障碍和精神症状

多数患者无意识障碍,但可有烦躁不安。危重者可有谵妄,不同程度的意识不清甚至昏迷,少数可出现癫痫发作和精神症状。

3.脑膜刺激征

青壮年患者多见且明显,伴有颈背部痛。老年患者、出血早期或深昏迷者可无脑膜刺激征。

4.其他临床症状

如低热、腰背腿痛等。亦可见轻偏瘫,视力障碍,第Ⅲ、Ⅴ、Ⅵ、Ⅶ等颅神经麻痹,视网膜片状出血和视盘水肿等。此外还可并发上消化道出血和呼吸道感染等。

5.实验室检查

腰穿颅内压多增高,脑脊液早期为血性,3~4天后开始黄变。发病初期部分患者周围血中白细胞可增高,且多伴有核左移。心电图可有心律失常,并以心动过速、传导阻滞较多见。4天内头颅CT扫描,阳性率为75~85%,表现为颅底各池、大脑纵裂及脑沟密度增高,积血较厚处提示可能即系破裂动脉所在处或其附近部位。

五、诊断与鉴别诊断

本病诊断较易,如突发剧烈头痛及呕吐,面色苍白,冷汗,脑膜刺激征阳性以及血性脑脊液或头颅CT见颅底各池、大脑纵裂及脑沟中积血等。少数患者,特别是老年人头痛等临床症状不明显,应注意避免漏诊,及时腰穿或头颅CT检查可明确诊断。

通过病史、神经系统检查、脑血管造影及头颅CT检查,可协助病因诊断与鉴别诊断。除和其他脑血管病鉴别外,还应与下列疾病鉴别:①脑膜炎:有全身中毒症状,发病有一定过程,脑脊液呈炎性改变。②脑静脉窦血栓形成:多在产后发病或病前有感染史,面部及头皮可见静脉扩张,脑膜刺激征阴性,脑脊液一般无血性改变。

六、病程和预后

脑蛛网膜下隙出血后的病程及预后取决于其病因、病情、血压情况、年龄及神经系统体征。动脉瘤破裂引起的蛛网膜下隙出血预后较差,脑血管畸形所致的蛛网膜下隙出血常较易于恢复。原因不明者预后较好,复发机会较少。年老体弱者,意识障碍进行性加重,血压增高和颅内压明显增高或偏瘫、失语、抽搐者预后均较差。

七、治疗与预防

绝对卧床休息至少四周(同时加镇静剂)治疗基本同脑出血。

小心的控制血压严重的高血压,预防性给予软化大便的药物。为预防可能出现的迟发性血管痉挛,可用尼莫地平 30mg,3 次/天口服或其他钙通道阻滞剂以及应用尼莫同持续静脉点滴(24H 维持)并应用止血药物以及预防性应用抗生素。头痛难忍,可给予镇痛药物,药物疗效不佳,又无局限性神经体征者,可行腰穿,一次缓慢放出腰脊液 8～15mL,必要时重复一次经 CT 扫描或脑血管造影证实为血肿或肿瘤者,及时作血肿或肿瘤摘除术;如为血管畸形或动脉瘤者,可直接切除或行夹闭手术,或通过导管向畸形血管注射硬化剂或栓塞物。

第五节　癫痫

癫痫是一组由已知或未知病因所引起,脑部神经元高度同步化,且常具自限性的异常放电所导致的综合征。以反复、发作性、短暂性、刻板性的中枢神经系统功能失常为特征。由于异常放电神经元的位置不同,放电扩展的范围不同,患者的发作可表现为感觉、运动、意识、精神、行为、自主神经功能障碍或兼有之。每次发作称为痫性发作诊断癫痫至少需要一次痫性发作,反复出现的痫性发作方可诊断癫痫。仅有一次痫性发作不诊断为癫痫。癫痫是神经系统疾病中仅次于脑血管病的第二大类疾病,致残率高、病程长,严重威胁患者身心健康。

一、病因与发病机制

(一)病因

1.原发性癫痫

主要是由遗传因素所致,可为单基因或多基因遗传,药物疗效较好。家系调查结果显示,原发性癫痫近亲中患病率为 2％～6％,明显高于一般人群的 0.5％～1％。

2.继发性癫痫

病因比较复杂,主要是由各种原因的脑损伤所致,如脑先天性疾病、颅脑外伤(如新生儿或婴儿期癫痫常见的病因为颅脑产伤)、脑部感染(如各种脑炎、脑膜炎等)、脑血管病、颅内肿瘤、脑部变性病等脑部疾病;脑缺氧(如窒息、休克、急性大出血、一氧化碳中毒等)、儿童期的发热惊厥、药物中毒、内科疾病的神经系统并发症(尿毒症、阿-斯综合征、肝性脑病等)等全身性疾病。

(二)影响发作的因素

(1)年龄:多种原发性癫痫的起病时间与年龄有密切关系。如儿童失神癫痫多在 6～7 岁时起病。

(2)内分泌:少数患者仅在月经期或妊娠早期发作。

(3)睡眠:如婴儿痉挛症多在醒后和睡前发作。有些癫痫在睡眠中发作。

(4)缺睡、疲劳、饥饿、便秘、饮酒、闪光、感情冲动和一过性代谢紊乱等都能诱发发作。过度换气对失神发作、过度饮水对 GTCS 以及闪光、音乐、阅读、下棋等对肌阵挛发作均有诱发作用。

(三)发病机制

痫性发作的机制尚未完全阐明。而所有各种痫性发作均因脑部神经元过度放电而引起。

人体休息时,一个大脑皮质锥体细胞的放电频率一般保持在 $1\sim10$ 次/秒之间,而在癫痫病灶中,一组病态神经元的放电频率可高达每秒数百次。痫灶细胞群高频重复放电,使其轴突所直接联系的神经元产生较大的突触后电位,从而产生连续传播,直至抑制作用(包括痫性周围抑制性神经细胞的活动,胶质细胞对兴奋性物质的回收,以及病灶外抑制机构的参与)使发作终止。由于传播途径及范围不同而引起各种形式发作。

二、分类

现代医学认为发生癫痫的原因可以分为两类:原发性(功能性)癫痫和继发性(症状性)癫痫。

(一)原发性癫痫

又称真性或特发性或隐原性癫痫。其真正的原因不明。虽经现代各种诊查手段检查仍不能明确。

(二)继发性癫痫

又称症状性癫痫。指能找到病因的癫痫。见下述常见病因。

根据发作情况主要可分为大发作、小发作、精神运动性发作、局限性发作和复杂部分性发作。

1.大发作

又称全身性发作,半数有先兆,如头昏、精神错乱、上腹部不适、视听障碍和嗅觉障碍。发作时(痉挛发作期),有些患者先发出尖锐叫声,后既有意识丧失而跌倒,有全身肌肉强直、呼吸停顿,头眼可偏向一侧,数秒钟后有阵挛性抽搐,抽搐逐渐加重,历时数使秒钟,阵挛期呼吸恢复,口吐白沫(如舌被咬破出现血沫)。部分患者有大小便失禁、抽搐后全身松弛或进入昏睡(昏睡期),此后意识逐渐恢复。

2.小发作

可短暂(2~15秒)意识障碍或丧失,而无全身痉挛现象。每日可有多次发作,有时可有节律性眨眼、低头、两眼直视、上肢抽动。

3.精神运动性发作

可表现为发作突然,意识模糊,有不规则及不协调动作(如吮吸、咀嚼、寻找、叫喊、奔跑、挣扎等)。患者的举动无动机、无目标、盲目而有冲动性,发作持续数小时,有时长达数天。患者对发作经过毫无记忆。

4.局限性发作

一般见于大脑皮层有器质性损害的患者表现为一侧口角、手指或足趾的发作性抽动或感觉异常,可扩散至身体一侧。当发作累及身体两侧,则可表现为大发作。

5.复杂部分性发作

此类发作伴有意识障碍,对发作经过不能回忆,也可表现为凝视以及自动症如咂嘴、咀嚼、摸索、游走、拨弄、发哼声,喃喃自语或其他症状和体征。

三、临床表现

根据临床发作类型分为：

1.全身强直-阵挛发作(大发作)

突然意识丧失,继之先强直后阵挛性痉挛。常伴尖叫、面色青紫、尿失禁、舌咬伤、口吐白沫或血沫、瞳孔散大。持续数十秒或数分钟后痉挛发作自然停止,进入昏睡状态。醒后有短时间的头昏、烦躁、疲乏,对发作过程不能回忆。若发作持续不断,一直处于昏迷状态者称大发作持续状态,常危及生命。

2.失神发作(小发作)

突发性精神活动中断,意识丧失、可伴肌阵挛或自动症。一次发作数秒至十余秒。脑电图出现 3 次/秒棘慢或尖慢波综合。

3.单纯部分性发作

某一局部或一侧肢体的强直、阵挛性发作,或感觉异常发作,历时短暂,意识清楚。若发作范围沿运动区扩及其他肢体或全身时可伴意识丧失,称杰克森发作(Jack)。发作后患肢可有暂时性瘫痪,称 Todd 麻痹。

4.复杂部分性发作(精神运动性发作)

精神感觉性、精神运动性及混合性发作。多有不同程度的意识障碍及明显的思维、知觉、情感和精神运动障碍。可有神游症、夜游症等自动症表现。有时在幻觉、妄想的支配下可发生伤人、自伤等暴力行为。

5.植物神经性发作(间脑性)

可有头痛型、腹痛型、肢痛型、晕厥型或心血管性发作。

无明确病因者为原发性癫痫,继发于颅内肿瘤、外伤、感染、寄生虫病、脑血管病、全身代谢病等引起者为继发性癫痫。

四、治疗

癫痫病虽然治疗困难,但不是不能治愈。大量资料表明,只要治疗及时,方法得当,80％左右的患者能够得到完全控制和治愈,因此,癫痫并非不治之症。

(一)治愈标准

癫痫患者经过一定时期的正规、系统的药物治疗而不再发作,一般可以减药,直至停药。于停药后 3 年内没有发作的,即认为治愈。一般经系统治疗后多数人不再发作,但不是每个人都不再发作,据研究观察,临床治愈的患者在 10 年内,有 15％的人又出现发作。因此,治愈的患者不可盲目乐观,要警惕以后还有发作的可能。最主要的是注意保养,防止任何诱发因素,如绝对戒烟、戒酒,防止激动或生气以及疲劳过度等。

(二)常规治疗

(1)一般药物治疗

①根据癫痫发作类型选择安全、有效、价廉和易购的药物。

a.大发作:选用苯巴比妥 90～300mg/d。丙戊酸钠 0.6～1.2 次/天,卡马西平 600～

1200mg/d 等。

b.复杂部分性发作:苯妥英钠 0.2～0.6 次/天,卡马西平 0.2～1.2 次/天。

c.失神发作:氯硝安定 5～25mg/d,安定 7.5～40mg/d。

d.癫痫持续状态:首选安定 10～20mg/次静注。

②.药物剂量从常用量低限开始,逐渐增至发作控制理想而又无严重毒副作用为宜。

③给药次数应根据药物特性及发作特点而定。

④一般不随意更换或间断,癫痫发作完全控制 2～3 年后,且脑电图正常,方可逐渐减量停药。

⑤应定期药物浓度监测,适时调整药物剂量。

(2)在癫痫发作的治疗中,抗癫痫药物有特殊重要的意义。抗癫痫药物可通过两种方式来消除或减轻癫痫发作,一是影响中枢神经元,以防止或减少他们的病理性过渡放电;其二是提高正常脑组织的兴奋阈,减弱病灶兴奋的扩散,防止癫痫复发。

一般将 60 年代前合成的抗癫痫药如:苯妥英钠、卡马西平、乙琥胺、丙戊酸钠等称为老抗癫痫药,其中苯巴比妥、苯妥英钠、卡马西平、丙戊酸钠是目前广泛应用的一线抗癫痫药。

但有些发达国家,由于苯巴比妥、苯妥英钠的一些副作用,已将其列入二线抗癫痫药。仅将卡马西平、丙戊酸钠列为一线抗癫痫药。新的抗癫痫药如:加巴喷丁、拉莫三嗪、氨己烯酸、托吡酯等,目前比较新的是优时比的左乙拉西坦片。

(3)对于明确病因的癫痫,除有效控制发作外要积极治疗原发病。

(4)对药物治疗无效的难治性癫痫可行立体定向术破坏脑内与癫痫发作的有关区域,胼胝体前部切开术或慢性小脑刺激术。

(5)全身强直阵挛发作持续状态的治疗

①积极有效的控制抽搐

a.安定,成人 10～20mg,小儿 0.25～1mg/kg,缓慢静脉注射至抽搐停止。随后将 20～40mg 加入葡萄糖液中以每小时 10～20mg 速度静脉滴注,连续 10～20 小时,日总量不超过 120mg。

b.异戊巴比妥钠成人 0.5g 溶于 10mL 注射用水中,以 50～100mg/分速度缓慢静脉注射至发作停止。注射中要注意呼吸心跳变化。发作控制后应继续鼻饲或口服抗癫痫药物。

②处理并发症:保持呼吸道通畅,利尿脱水减轻脑水肿,防止酸中毒等。

(三)根治癫痫(临床治疗中有少数不能完全治愈,需终生服药方可像常人一样)

1.手术适应证

药物难治性癫痫。继发性癫痫。特殊的癫痫综合症。手术需要得到患者及其家属较好的理解和配合。头部不涉及危险区域和功能区域可做。

2.手术禁忌证

具有潜在的变性疾病或者代谢疾病者。合并有突出并且严重的全身性疾病者。合并有严重精神障碍者、严重的认知功能障碍者不得手术。由于身体营养状况不能耐受手术者。病变部位在脑部危险区域和功能区域不得做。

第五章 泌尿系统疾病

第一节 急性肾小球肾炎

急性肾小球肾炎简称急性肾炎（AGN），是以急性肾炎综合征为主要临床表现的一组疾病。其特点为急性起病，患者出现血尿、蛋白尿、水肿和高血压，并可伴有一过性肾功能不全。多见于链球菌感染后，而其他细菌、病毒及寄生虫感染亦可引起。

一、病因和发病机制

本病常因 B-溶血性链球菌"致肾炎菌株"（常见为 A 组 12 型和 49 型等）感染所致，常见于上呼吸道感染（多为扁桃体炎）、猩红热、皮肤感染（多为脓疱疮）等链球菌感染后。感染的严重程度与急性肾炎的发生和病变轻重并不完全一致。本病主要是由感染所诱发的免疫反应引起，目前认为链球菌的致病抗原系胞质成分（内链素，endostreptosin）或分泌蛋白（外毒素 B 及其酶原前体），诱发免疫反应后可通过循环免疫复合物沉积于肾小球致病，或种植于肾小球的抗原与循环中的特异抗体相结合形成原位免疫复合物而致病。自身免疫反应也可能参与了发病机制。此外，补体异常活化也参与了致病机制，导致肾小球内皮及系膜细胞增生，并可吸引中性粒细胞及单核细胞浸润，导致肾脏病变。

二、病理

肾脏体积可较正常增大，病变主要累及肾小球。病变类型为毛细血管内增生性肾小球肾炎。光镜下通常为弥散性肾小球病变，以内皮细胞及系膜细胞增生为主要表现，急性期可伴有中性粒细胞和单核细胞浸润。病变严重时，增生和浸润的细胞可压迫毛细血管袢使管腔狭窄或闭塞。肾小管病变多不明显，但肾间质可有水肿及灶状炎性细胞浸润。免疫病理检查可见 IgG 及 C3 呈粗颗粒状沿肾小球毛细血管壁和（或）系膜区沉积。电镜检查可见肾小球上皮细胞下有驼峰状大块电子致密物沉积。

三、临床表现

本症在临床上表现轻重悬殊，轻者可为"亚临床型"即除实验室检查异常外，并无具体临床表现；重者并发高血压脑病、严重循环充血和急性肾功能衰竭。

1.前驱感染和间歇期

前驱病常为链球菌所致的上呼吸道感染,如急性化脓性扁桃体炎、咽炎、淋巴结炎、猩红热等,或是皮肤感染,包括脓疱病、疖肿等。由前驱感染至发开门见山有一无症状间歇期,呼吸道感染引起者约 10 天(6~14 天),皮肤感染引起者为 20 天(14~28 天)。

2.典型病例的临床表现

前驱链球菌感染后经 1~3 周无症状间歇期而急性起病,表现为水肿、血尿、高血压及程度不等的肾功能受累。

水肿是最常见的症状,系因肾小球滤过率减低水钠潴留引起。一般水肿多不十分严重,初仅累及眼睑及颜面,晨起重;重者波及全身,少数可伴胸、腹腔积液;轻者仅体重增加,肢体有胀满感。急性肾炎的水肿压之不可凹,与肾病综合征时明显的可凹性水肿不同。

半数病儿有肉眼血尿;镜下血尿几乎见于所有病例。肉眼血尿时尿色可呈洗肉水样、烟灰色、棕红色或鲜红色等。血尿颜色的不同和尿的酸碱度有关;酸性尿呈烟灰或棕红色,中性或碱性尿呈鲜红或洗肉水样。肉眼血尿严重时可伴排尿不适甚至排尿困难。通常肉眼血尿 1~2 周后即转为镜下血尿,少数持续 3~4 周。也可因感染、劳累而暂时反复。镜下血尿持续 1~3 月,少数延续半年或更久,但绝大多数可恢复。血尿同时常伴程度不等的蛋白尿,一般为轻至中度,少数可达肾病水平。尿量减少并不少见,但真正发展至少尿或无尿者为少数。

高血压见于 30%~80% 的病例,系因水钠潴留血容量扩大所致,一般为轻或中度增高。大多于 1~2 周后随利尿消肿而血压降至正常,若持续不降应考虑慢性肾炎急性发作的可能。

出现上述症状的同时,患儿常有乏力、恶心、呕吐、头晕,年长儿诉腰部钝痛,年幼儿中诉腹痛。

3.典型病例表现

有以下几种类型:

(1)无症状的亚临床病例,可全无水肿、高血压、肉眼血尿,仅于链球菌感染流行时,或急性肾炎患儿的密切接触者中行尿常规检查时,发现镜下血尿,甚可尿检正常,仅血中补体 C3 降低,待 6~8 周后恢复。

(2)临床表现有水肿、高血压,甚或有严重循环充血及高血压脑病,而尿中改变轻微或常规检查正常,称"肾外症状性肾炎",此类患儿血补体 C3 呈急性期下降,6~8 周恢复的典型规律性变化,此点有助于诊断。

(3)尿蛋白及水肿重,甚至与肾病近似,部分病儿还可有血浆蛋白下降及高脂血症,而与肾病综合征不易区别

四、辅助检查

1.尿液检查

血尿为急性肾炎重要所见,或肉眼血尿或镜下血尿,尿中红细胞多为严重变形红细胞,但应用袢利尿剂时可暂为非肾变形红细胞。此外还可见红细胞管型,提示肾小球有出血渗出性炎症,是急性肾炎的重要特点。尿沉渣还常见肾小管上皮细胞、白细胞、大量透明和颗粒管型。

尿蛋白通常为(＋)～(＋＋),尿蛋白多属非选择性,尿中纤维蛋白降解产物(FDP)增多。尿常规一般在4～8周内大致恢复正常。残余镜下血尿(或爱迪计数异常)或少量蛋白尿(可表现为起立性蛋白尿)可持续半年或更长。

2.血常规

红细胞计数及血红蛋白可稍低,系因血容量扩大,血液稀释所致。白细胞计数可正常或增高,此与原发感染灶是否继续存在有关。血沉增快,2～3月内恢复正常。

3.血化学及肾功能检查

肾小球滤过率(GFR)呈不同程度下降,但肾血浆流量仍可正常,因而滤过分数常减少。与肾小球功能受累相较,肾小管功能相对良好,肾浓缩功能多能保持。临床常见一过性氮质血症,血中尿素氮、肌酐增高。不限水量的患儿,可有一轻度稀释性低钠血症。此外病儿还可有高血钾及代谢性酸中毒。血浆蛋白可因血液稀释而轻度下降,在蛋白尿达肾病水平者,血白蛋白下降明显,并可伴一定程度的高脂血症。

4.细胞学和血清学检查

急性肾炎发病后自咽部或皮肤感染灶培养出β溶血性链球菌的阳性率约30％左右,早期接受青霉素治疗者更不易检出。链球菌感染后可产生相应抗体,常借检测抗体证实前驱的链球菌感染。如抗链球菌溶血素O抗体(ASO),其阳性率达50％～80％,通常于链球菌感染后2～3周出现,3～5周滴度达高峰,505患者半年内恢复正常。判断其临床意义时应注意,其滴度升高仅表示近期有过链球菌感染,与急性肾炎的严重性无直接相关性;经有效抗生素治疗者其阳性率减低,皮肤感染灶患者阳性率也低。尚可检测抗脱氧核糖核酸酶B(B)及抗透明质酸酶,并应注意应于2～3周后复查,如滴度升高,则更具诊断价值。

5.血补体测定

除个别病例外,肾炎病程早期血总补体及C3均明显下降,6～8周后恢复正常。此规律性变化为本症的典型表现。血补体下降程度与急性肾炎病情轻征无明显相关,但低补体血症持续8周以上,应考虑有其他类型肾炎之可能,如膜增生性肾炎、冷球蛋白血症或狼疮肾炎等。

6.其他检查

部分病例急性期可测得循环免疫复合物及冷球蛋白。通常典型病例不需肾活检,但如与急进性肾炎鉴别困难;或病后3个月仍有高血压、持续低补体血症或肾功能损害者。

五、诊断

典型急性肾炎不难诊断。链球菌感染后,经1～3周无症状间歇期,出现水肿、高血压、血尿(可伴不同程度蛋白尿),再加以血补体C3的动态变化即可明确诊断。

(1)发病前1～4周多有上呼吸道感染、扁桃体炎、猩红热或皮肤化脓等链球菌感染史。

(2)浮肿。

(3)少尿与血尿。

(4)高血压。

(5)严重病例,可出现如下并发症:①循环充血及心力衰竭;②合并高血压脑病;③急性肾功能衰竭。

（6）实验室检查

①尿常规以红细胞为主，可有轻或中度的蛋白或颗粒管型。②血尿素氮在少尿期可暂时升高。③血沉在急性期增快。抗"O"效价增高，多数在 1：400 以上。④血清补体 C3 测定在发病＞2 周明显下降，1～2 月恢复正常。

六、鉴别诊断

1.其他原发性肾小球疾患

（1）膜增殖性肾炎：起病似急性肾炎，但常有显著蛋白尿、血补体 C3 持续低下，病程呈慢性过程可资鉴别，必要时行肾活检。

（2）急进发肾炎：起病与急性肾炎相同，常在 3 个月内病情持续进展恶化，血尿、高血压、急性肾功能衰竭伴少尿或无尿持续不缓解，病死率高。

（3）IgA 肾病：多于上呼吸道感染后 1～2 日内即以血尿起病，通常不伴水肿和高血压。一般无补体下降，有时有既往多次血尿发作史。鉴别困难时需行肾活检。

（4）原发性肾病综合征肾炎型：肾炎急性期偶有蛋白尿严重达肾病水平者，与肾炎性肾病综合征易于混淆。经分析病史，补体检测，甚至经一阶段随访观察，可以区别，困难时须依赖肾活检。

2.全身性系统性疾病或某些遗传性疾患斑狼疮、过敏性紫癜、溶血尿毒综合征、结节性多动脉炎、Goodpasture 综合征、Alport 综合征等。据各病之其他表现可以鉴别。

3.急性泌尿系感染或肾盂肾炎

在小儿也可表现有血尿，但多有发热、尿路刺激症状，尿中以白细胞为主，尿细菌培养阳性可以区别。

4.慢性肾炎急性发作

易误为"急性肾炎"，因二者预后不同，需予鉴别。此类患儿常有既往肾脏病史，发作常于感染后 1～2 日诱发，缺乏间歇期，且常有较重贫血、持续高血压、肾功能不全，有时伴心脏、眼底变化、尿比重固化、B 超检查有时见两肾体积肾小。

5.热性蛋白尿

在急性感染发热期间，患者可出现蛋白尿、管型尿或镜下血尿，极易与不典型或轻型急性肾小球肾炎相混淆。但热性蛋白尿没有潜伏期的阶段，无水肿及高血压，热退后尿常规迅速恢复正常。

6.急性风湿病

急性风湿病以肾脏病变为突出表现者称为风湿性肾炎，肉眼血尿极少见，常有镜下血尿，尿蛋白少量至中量，血压一般不高，往往同时具有急性风湿热的其他表现，抗风湿治疗后尿蛋白明显好转，但镜下血尿持续时间较长。

七、治疗措施

目前科学家尚无直接针对肾小球免疫病理过程的特异性治疗。主要为通过对症治疗其病理生理过程(如水钠潴瘤、血容量过大),防治急性期并发症、保护肾功能,以利其自然恢复。

1.急性期应卧床休息

通常需2~3周,待肉眼血尿消失、血压恢复、水肿减退即可逐步增加室内活动量。对遗留的轻度蛋白尿及血尿应加强随访观察而无需延长卧床期,如有尿改变增重则需再次卧床。3个月内宜避免剧烈体力活动。可于停止卧床后逐渐增加活动量,2个月后如无临床症状,尿常基本正常,即可开始半日上学,逐步到参加全日学习。

2.饮食和入量

为防止水钠进一步潴留,导致循环过度负荷之严重并发平,须减轻肾脏负担,急性期宜限制盐、水、蛋白质摄入。对有水肿、血压高者用免盐或低盐饮食。水肿重且尿少者限水。对有氮质血症者限制蛋白质摄入。小儿于短期内应用优质蛋白,可按0.5g/kg计算。注意以糖类等提供热量。

3.感染灶的治疗

对仍有咽部、皮肤感染灶者应给予青霉素或其他敏感药物治疗7~10天。

4.利尿剂的应用

急性肾炎时主要病理生理变化为水钠潴留、细胞外流液量扩大,故利尿剂的应用不仅达到利尿消肿作用,且有助于防治并发症。凡经控制水、盐而仍尿少、水肿、血压高者均应给予利尿剂。噻嗪类无效时可用强有力的袢利尿剂如速尿和利尿酸。汞利尿剂一般禁用。

5.降压药的应用

凡经休息、限水盐、利尿而血压仍高者应给予降压药。儿科仍常用利血平,首剂可按0.07mg/kg(每次最大量不超过2mg)口服或肌注,必要时12小时可重复一次。首剂后一般给口服,按每日0.03mg/kg计算,分3次口服。副作用为鼻堵、疲乏、结膜充血、面红、心动过缓等。应避免反复大量注射或与氯丙嗪合用,因偶可发生类帕金森症状,表现为发音不清、不自主震颤、肌张力增高等。利血平效果不满意时可并用肼苯哒嗪,0.1mg/kg肌注或0.5mg/kg(kg·d)分次口服,主要副作用有头痛、心率加快、胃肠刺激。血压增高明显,需迅速降压时近年还常用钙通道阻滞剂,如硝苯吡啶,口服或舌下含眼,20分钟后血压开始下降,1~2小时作用达高峰,持续6~8小时,或用血管紧张素转移酶抑制剂,如巯甲丙脯酸。发生高血压脑病需紧急降压者可选用下列静脉用药:硝普钠,对伴肺水肿者尤宜,本药作用迅速,滴注后数10秒钟即见效。但维持时间短。停用后3~5分钟作用消失,须维持静点,小儿可给5~20mg,溶于100mL葡萄糖液中,以1μg(kg·min)速度开始,视血压调整滴数。应注意点滴速度、需新鲜配制、输液瓶应黑纸包裹避光。另一静脉快速降压药氯甲苯噻嗪具直接扩血管作用,用量3~5mg/kg,快速静脉注射,效果不满意时30~60分钟后可重复一次。用后5分钟即达最大降压效果,维持8小时。副作用为偶见恶性、头痛、心悸、一过性室性心律不齐等。既往常用的降压药硫酸镁,因已有其他有效药物,且肾功能不全少尿时还存在镁中毒危险,近年已少用。

6.急性期并发症的治疗

(1)急性循环充血的治疗:本症主因水钠潴留、血容量扩大而致,故本症治疗重点应在纠正水钠潴留、恢复血容量,而不是应用加强心肌收缩力的洋地黄类药物。除应用利尿剂外必要时加用酚妥拉明或硝普钠以减轻心脏前后负荷,经上述治疗仍未能控制者可行腹膜透析,以及时迅速缓解循环的过度负荷。

(2)高血压脑病的治疗:除以强有效的降压药控制血压外,要注意对症处理。对持续抽搐者可应用安定0.3mg/(kg·次),总量不超过20mg,静脉注射,或采用其他止痉药。利尿剂有协助降压的效果,本症常伴脑水肿,宜采用速效有力的利尿剂。

7.其他治疗

一般不用肾上腺皮质激素。对内科治疗无效的严重少尿或无尿、高度循环充血状态及不能控制的高血压可用透析治疗。

8.中医药治疗

中医认为急性肾炎是由风邪、湿热、疮毒内侵所致,影响肺、脾、肾三经的气化功能,故急期以祛邪为主,治以清宜利湿,可用麻黄连翘9g,赤小豆30g,茯苓皮15g,泽泻10g,冬瓜皮15~30g,白茅根15g.加随证加减:①表邪重加防风10g,芥穗6g;②毒热重加双花10g,蒲公英10g;③浮肿尿少加车前子15g;④血尿重加大小蓟10g,生地10g;⑤血压高加生石决明15~30g,黄芩10g,菊花10g。恢复期仅留轻微尿异常时可治以理脾益肾,清化余邪,常用健脾汤加减。处方举例:茯苓10g,山药10g,妇女贞子10g,侧柏10g,旱莲草10g,通草3g。

八、并发症

急性期的严重并发症主要有严重的循环充血状态、高血压脑病和急性肾功能衰竭。随着近年防治工作的加强其发生率及病死率已明显下降。

1.循环充血状态

因水钠潴留、血容量竭、直至肺水肿。发生率各家报道不一,与病情轻重、治疗情况有关。我国50~60年代报道可于住院急性肾炎患儿的24%~27%中见到此类并发症,近年报告已降至2.4%。多发生于急性肾炎起病后1~2周内。临床表现为气急、不能平卧、胸闷、咳嗽、肺底湿啰音、肝大压痛、奔马律等左右心衰竭症状,系因血容量扩大所致,而与真正心肌泵竭不同。此时心搏出量常增多而并不减少,循环时间正常,动静脉血氧分压差未见加大,且洋地黄类强心剂效不佳,而利尿剂的应用常能使其缓解。极少数重症可发展至真正的心力衰竭,于数小时至1~2日内迅速出现肺水肿而危及生命。

2.高血压脑病

指血压(尤其是舒张压)急剧增高,出现中枢神经症状而言。一般儿童较成年人多见。通常认为此症是在全身高血压基础上,脑内阻力小血管痉挛导致脑缺氧脑水肿而致;但也有人认为是血压急剧升高时,脑血管原具备的自动舒缩调节功能失控、脑血管高度充血、脑水肿而致此外急性肾炎时的水钠潴留也在发病中起一定作用。多发生于急性肾炎病程早期,起病一般较急,表现为剧烈头痛、频繁恶心呕吐,继之视力障碍、眼花、复视、暂时性黑蒙,并有嗜睡或烦躁,如不及时治疗则发生惊厥、昏迷、少数暂时偏瘫失语,严重时发生脑疝。神经系多无局限体征,浅反射及腱反射可减弱或消失,踝阵挛有时阳性,也可出现病理反射,严重者可有脑疝的症状和体征。眼底检查常见视网膜小动脉痉挛,有时可见视神经乳头水肿。脑脊液清亮,压力和蛋白正常或略增。如血压超过18.7/12.0kPa(140/90mmHg),并伴视力障碍、惊厥及昏迷三项之一项即可诊断。

3.急性肾功能衰竭

急性肾炎患儿相当部分于急性期有程度不一的氮质血症,但进展为急性肾功能衰竭者仅为极少数。并发症尚乏有效预防措施,已成为急性肾炎死亡的主要原因。临床表现为少尿或无尿、血尿素氮、血肌酐增高、高血钾、代谢性酸中毒。少尿或无尿持续3～5或1周以上,此后尿量增加、症状消失、肾功能逐渐恢复。

九、预防

根本的预防是防治链球菌感染。平日应加强锻炼,注意皮肤清洁卫生,以减少呼吸道及皮肤感染。如一旦感染则应及时彻底治疗。感染后2～3周时应检尿常规以及时发现异常。

10种呵护肾脏好方法:

1.冬天做好保暖

调查发现,在冬天肾功能恶化患者远超过其他各季,主因低温下血管收缩,血压蹿升,小便量减少,血液凝结力变强,容易让肾脏出状况。

2.不乱吃药

许多市售的止痛药、感冒药和中草药都有肾脏毒性,不要不经医师处方乱吃,对医师处方的抗生素、止痛药也应知其副作用有哪些。

3.不暴饮暴食

吃太多蛋白质和盐分,会加重肾脏负担。此外,运动饮料含有电解质与盐分,有肾病的人需小心这类饮料。

4.治疗感冒

若感冒去了又来,或是感冒后,有高血压、水肿、解小便有泡泡,最好找肾脏科医生做筛检。

5.反复发作的扁桃体炎要小心

喉部或扁桃体遭链球菌感染时,务必根治,否则容易导致肾脏发炎。

6.适量饮水不憋尿

尿液潴留在膀胱,就如同下水道阻塞后容易繁殖细菌一样,细菌会经由输尿管感染肾脏。

7.控制糖尿病和高血压

血压控制不好、糖尿病太久都会造成血管硬化,而肾脏就是由数百万个微血管球组成,血糖血压控制不好,肾脏坏得快。

8.不喝成分不明的井水和河水

以免铅、镉、铬等重金属太高而损害。肾脏。

9.泌尿道结石要处理

结石不痛不代表好了,尤其是输尿管结石很容易造成肾积水,长久下来,肾脏会完全损坏而不自知。

10.定期检查

最好每半年做一次尿液和血液肌酐和尿素氮检查,女性怀孕时肾脏负担会加重,应该监测肾功能,以免因妊娠毒血症而变成尿毒症。

十、预后

小儿急性肾炎预后良好。50年代住院患儿中有报告病死率可高达5%（死于肺水肿、高血压脑病、急性肾功能衰竭和感染）。近年由于诊治水平的提高,住院患儿病死率已降至0.5%～2.0%以下,某些城市已消灭了急性期死亡,其死因主要为肾功能衰竭。绝大多数患儿2～4周内肉眼血尿消失,利尿消肿,血压逐渐恢复,残余少量蛋白尿及镜下血尿多于6个月内消失,少数迁延1～3年,但其中多数仍可恢复。

第二节　急进性肾小球肾炎

急进性肾小球肾炎（RPGN）是以急性肾炎综合征、肾功能急剧恶化、多在早期出现少尿性急性肾衰竭为临床特征,病理类型为新月体性肾小球肾炎的一组疾病。

一、病因和发病机制

由多种原因所致的一组疾病,包括:①原发性急进性肾小球肾炎;②继发于全身性疾病（如系统性红斑狼疮肾炎）的急进性肾小球肾炎;③在原发性肾小球病（如系膜毛细血管性肾小球肾炎）的基础上形成广泛的新月体,即病理类型转化而来的新月体性肾小球肾炎。本文着重讨论原发性急进性肾小球肾炎（以下简称急进性肾炎）。

RPGN根据免疫病理可分为三型,其病因及发病机制各不相同:①Ⅰ型,又称抗肾小球基底膜（GBM）型肾小球肾炎,由于抗GBM抗体与GBM抗原相结合激活补体而致病。②Ⅱ型,又称免疫复合物型,因肾小球内循环免疫复合物的沉积或原位免疫复合物形成,激活补体而致病。③Ⅲ型,为少免疫复合物型,肾小球内无或仅微量免疫球蛋白沉积。现已证实50%～80%的Ⅲ型患者为原发性小血管炎肾损害,肾脏可为首发、甚至唯一受累器官或与其他系统损害并存。原发性小血管炎患者血清抗中性粒细胞胞质抗体（ANCA）常呈阳性。

RPGN患者约半数以上有上呼吸道感染的前驱病史,其中少数为典型的链球菌感染,其他多为病毒感染,但感染与RPGN发病的关系尚未明确。接触某些有机化学溶剂、碳氢化合物如汽油,与RPGNⅠ型发病有较密切的关系。某些药物如丙硫氧嘧啶（PTU）、肼苯达嗪等可引起RPGNⅢ型。RPGN的诱发因素包括吸烟、吸毒、接触碳氢化合物等。此外,遗传易感性在RPGN发病中也发挥着一定作用。

二、病理

肾脏体积常较正常增大。病理类型为新月体性肾小球肾炎。光镜下通常以广泛（50%以上）的肾小球囊腔内有大新月体形成（占肾小球囊腔50%以上）为主要特征,病变早期为细胞新月体,后期为纤维新月体。另外,Ⅱ型常伴有肾小球内皮细胞和系膜细胞增生,Ⅰ型和Ⅲ型可见肾小球节段性纤维素样坏死。免疫病理学检查是分型的主要依据，Ⅰ型 IgG 及 C3 呈光滑线条状沿肾小球毛细血管壁分布；Ⅱ型 IgG 及 C3 呈颗粒状沉积于系膜区及毛细血管壁；Ⅲ型肾小球内无或仅有微量免疫沉积物。电镜下Ⅱ型可见电子致密物在系膜区和内皮下沉积，Ⅰ型和Ⅲ型无电子致密物。

三、临床表现

多为急骤起病，主要表现为急性肾炎综合症，少尿或无尿、血尿（常为肉眼血尿且反复发作）、大量蛋白尿、红细胞管型伴或不伴水肿和高血压，病程迅速进展，病情持续发作，致使肾功能进行性损害，可在数周或数月发展至肾功能衰竭终末期。患者可有前驱呼吸道感染。它可有三种转归：①在数周内迅速发展为尿毒症，呈急性肾功能衰竭表现；②肾功能损害的进行速度较慢，在几个月或 1 年内发展为尿毒症；③少数患者治疗后病情稳定，甚至痊愈或残留不同程度肾功能损害。

四、疾病诊断

多数病例根据急性起病、病程迅速进展、少尿或无尿、肉眼血尿伴大量蛋白尿和进行性肾功能损害等典型临床表现，以及结合肾活检显示 50％以上肾小球有新月体形成病理形态改变，一般不难做出诊断，但要注意不典型病例。

明确本病诊断后，尚应区别特发性抑或继发性，重视本病的基本病因诊断甚为重要，因为各种疾病引起急进性肾炎的预后不同，且治疗方法和效果也异，多数学者认为，急性链球菌感染后肾小球肾炎引起者预后较周身疾患引起者为好。此外，同样是周身疾患引起者，如能早期诊断，如紫癜性肾小球肾炎引起者预后可能较多动脉炎或肺出血-肾炎综合征为佳，但这几种疾患在诊断上常易混淆，应注意鉴别。

五、鉴别诊断

（1）与肾前性或肾后性急性肾功能衰竭鉴别此外，应注意肾前性因素加重急进性肾炎肾功能损害。

（2）与急性间质性肾炎或急性肾小管坏死鉴别：鉴别诊断有困难时，需做肾活检明确诊断。

（3）重型链球菌感染后肾小球肾炎：本病多数为可逆性，少尿和肾功能损害持续时间短，肾功能一般在病程 4～8 周后可望恢复，肾活检或动态病程观察可助两者鉴别。

（4）与溶血性尿毒症综合征、急进性高血压等鉴别：此外，军团病引起者急性肾功能衰竭是可以治愈的，由于它常伴有肺部病变，有报道误诊为肺出血-肾炎综合征的病例。

六、治疗措施

对本症群的治疗宜及早进行，若新月体在 70％以上，或血肌酐浓度在 5mg％以上者，虽积极抢救，但肾功能恢复机会不多，然常有个案报道严重病例经血透及积极治疗好转者。在此类患者血中常有高浓度抗基底膜抗体或免疫复合物，若不清除可继续作用于肾小球，造成不可逆的损害。此外,免疫反应激发的凝血,是刺激球囊上皮细胞增殖,形成新月体的主要条件。动物实验中早期使用肝素,可减少或防止新月体形成,因此可采用下列措施。

(1)使用大剂量肾上腺皮质激素及免疫抑制剂,以抑制炎症反应,减少抗体生成。用 $480\sim1000$mg甲基强的松龙或 $500\sim1000$mg琥珀氢化考的松静脉注射,连续 4 日,或间日注射 $4\sim6$ 次;如无静脉注射剂,则服用大剂量强的松或地塞米松。我们采用琥珀氢化考的松 $100\sim200$mg 加于 5% 葡萄糖液 20mL,静脉内注射,隔 $1\sim2$ 小时重复一次,每日总量为 $500\sim$ 1000mg,连续 3 天;以后改口服强的松 40mg/d,早期病例伴有间质水肿和炎症细胞浸润者,短期大剂量使用激素效果可能较好。对新月体和间质已纤维化以及后期病例,采用透析疗法为宜。

(2)应用抗凝剂低分子量肝素、尿激酶、华福林配合潘生丁等治疗。肝素治疗要早,持续用药时间要长,剂量适中,并严密观察出血倾向,每日~75mg 加在 5% 葡萄糖液 250mL 中静脉滴注较为安全;尿激酶用法为每日 2 次,每次~4 万单位,静脉注射,维持优球蛋白溶解时间在 $90\sim100$ 分钟。只要无出血等禁忌证发生,应长期连续全使用肝素,并配合潘生丁静脉滴注或口服,两者可有协同作用。

(3)透析疗法:由于本病病程为持续进展,预后甚差,非透析疗法无肯定疗效,出现终末期肾功能衰竭病例应采用腹膜透析或血液透析,后两者较长期使用激素或免疫抑制剂为安全;对年龄大、心血管功能差、有出血倾向者,以选用腹膜透析为宜;拟采用血浆置换者可先做血液透析。

(4)血浆置换法:以降低血中抗体或免疫复合物浓度。每天置换掉血浆 $2\sim4$L 或每周 3 次,联合应用类固醇激素、细胞毒药物治疗 RPGN,尤其肾小球内 1g 线性沉积者近期效果显著。对非抗基底膜抗体介导的 RPGN,血浆置换联合免疫抑制剂治疗也可获得疗效。这类患者可能存在着"顿挫型"的系统性坏死性血管炎。由于缺乏糖皮质激素冲击加免疫抑制、和血浆置换加醋皮质激素和免疫抑制剂疗效的对比性前瞻性研究,因此血浆置换的疗效还不能肯定。目前由于血浆置换技术已有改进,特制的血浆滤器,且加用吸附血浆中抗体的容器,大部分血浆又可回输入患者体内,可节省大量的新鲜血浆,又可降低丙型肝炎的发生率。

(5)肾移植后 RPGN 患者有可能复发,但难以确定每一个病例究竟有多少复发的可能性。循环中存在抗基底膜抗体的患者,在开始血透治疗后观察 $3\sim6$ 个月,然后再进行肾移植。在肾移植前,先行双肾切除术能否降低复发并无定论。

(6)抗 ICAM-1 和 VCAM-1 及它们的反受体 LFA-1、Mac-1 和 VLA-4 能抑制抗 GBM 抗体引起鼠模型的蛋白尿和肾小球中白细胞的浸润。

七、预 防

预后差,病死率高,5 年生存率约 25%;但也有报道新月体可以消失,病变可减轻,肾功能可望恢复,故应积极诊治。预后与下列因素有关:①基本病因;②新月体形成程度;③增殖病变;④间质病变;⑤早期诊断;⑥并发症。

第三节 肾病综合征

肾病综合征(NS)诊断标准是：①尿蛋白大于 3.5g/d；②血浆白蛋白低于 30g/L；③水肿；④血脂升高。其中①②两项为诊断所必需。

一、病因

肾病综合征可分为原发性及继发性两大类,可由多种不同病理类型的肾小球疾病所引起(表 5-1)。

表 5-1 肾病综合征的分类和常见病因

分类	儿童	青少年	中老年
原发性	微小病变型肾病	系膜增生性肾小球肾炎	膜性肾病
		微小病变型肾病	
		局灶节段性肾小球硬化	
		系膜毛细血管性肾小球肾炎	
继发性	过敏性紫癜肾炎	系统性红斑狼疮肾炎	糖尿病肾病
	乙型肝炎病毒相关性肾炎	过敏性紫癜肾炎	肾淀粉样变性
	系统性红斑狼疮肾炎	乙型肝炎病毒相关性肾炎	骨髓瘤性肾病
			淋巴瘤或实体肿瘤性肾病

二、病理生理

(一)大量蛋白尿

在正常生理情况下,肾小球滤过膜具有分子屏障及电荷屏障作用,这些屏障作用受损致使原尿中蛋白含量增多,当其增多明显超过近曲小管回吸收量时,形成大量蛋白尿。在此基础上,凡是增加肾小球内压力及导致高灌注、高滤过的因素(如高血压、高蛋白饮食或大量输注血浆蛋白)均可加重尿蛋白的排出。

(二)血浆蛋白变化

肾病综合征时大量白蛋白从尿中丢失,促进肝脏代偿性合成白蛋白增加,同时由于近端肾小管摄取滤过蛋白增多,也使肾小管分解蛋白增加。当肝脏白蛋白合成增加不足以克服丢失和分解时,则出现低白蛋白血症。此外,肾病综合征患者因胃肠道黏膜水肿导致食欲减退、蛋白质摄入不足、吸收不良或丢失,也是加重低白蛋白血症的原因。

除血浆白蛋白减少外,血浆的某些免疫球蛋白(如 IgG)和补体成分、抗凝及纤溶因子、金属结合蛋白及内分泌激素结合蛋白也可减少,尤其是肾小球病理损伤严重,大量蛋白尿和非选择性蛋白尿时更为显著。患者易产生感染、高凝、微量元素缺乏、内分泌紊乱和免疫功能低下等并发症。

(三)水肿

肾病综合征时低白蛋白血症、血浆胶体渗透压下降,使水分从血管腔内进入组织间隙,是造成肾病综合征水肿的基本原因。后由于肾灌注不足,激活肾素-血管紧张素-醛固酮系统,促进水钠潴留。而在静水压正常、渗透压减低的末梢毛细血管,发生跨毛细血管性液体渗漏和水肿。近年研究表明,约50%患者血容量正常或增加,血浆肾素水平正常或下降,提示某些原发于肾内钠、水潴留因素在肾病综合征水肿发生机制中起一定作用。

(四)高脂血症

流行病学研究表明肾病综合征患者发生动脉硬化风险增加。高胆固醇和(或)高甘油三酯血症、血清中 LDL、VLDL 浓度增加,常与低蛋白血症并存。脂蛋白(a)[Lp(a)]也会增高,病情缓解时恢复正常。其发生机制与肝脏合成脂蛋白增加和脂蛋白分解减少相关,目前认为后者可能是高脂血症更为重要的原因。

三、临床表现

(一)蛋白尿

正常成人每天尿蛋白质排泄量不超过 150mg。大量蛋白尿的产生是由于肾小球滤过膜异常所致。正常肾小球滤过膜对血浆蛋白有选择性滤过作用,能有效阻止绝大部分血浆蛋白从肾小球滤过,只有极小量的血浆蛋白进入肾小球滤液。影响蛋白滤过的因素可能有:

1.蛋白质分子大小

肾小球毛细血管对某一物质的清除与该物质的有效分子半径成反比,蛋白质分子量越大,滤过越少或完全不能滤过。一般情况下,分子量在 6 万～7 万道尔顿的血浆蛋白质(如白蛋白)滤过较少,分子量大于 20 万道尔顿(如 α_1 脂蛋白等)不能滤过,而分子量较小(小于 4 万)的血浆蛋白,如溶菌酶、β_2-mg 和免疫球蛋白的轻链等,则可自由滤过。这种滤过作用因蛋白质分子量不同而异的屏障作用,称为分子选择屏障(机械屏障)。这种屏障作用是由肾小球滤过膜的超微结构决定的。肾小球滤过膜由内皮、肾小球基底膜(GBM)和上皮层组成。内皮细胞间的间隙为 40～100nm,血浆中全部可溶性物质(包括可溶性免疫复合物)均可通过;GBM由内疏松层、致密层和外疏松层组成,GBM 上有滤过,孔半径为 3.5～4.2nm,形成一层粗滤器,可允许部分白蛋白(分子半径 3.7nm)和转铁蛋白通过。上皮层:上皮细胞的足突之间有裂隙,其上有隔膜,上面有小孔,孔径为 4×14nm,形成一层细滤器,使比白蛋白较大的分子不能滤过。

2.蛋白质带电荷情况

肾小球基底膜的内层、外层,肾小球血管袢的内皮、上皮细胞表面及系膜基质含有丰富的氨基多糖成分(硫酸肝素)和涎酸,两者均使肾小球滤过膜带阴电荷,构成了静电屏障。通过同性电荷相斥的原理,带阴电荷蛋白质清除率最低,而带阳电荷者清除率最高。研究证明肾小球疾病时,肾小球基膜涎酸成分明显减少,使带阴电荷的白蛋白滤过出现蛋白尿。肾小球阴电荷场除有静电屏障外,还有维持细胞形态和毛细血管结构的功能。因此,临床上单纯静电屏障作用丧失者少见,多伴有组织结构功能异常。

3.蛋白质的形态和可变性

由于上述肾小球机械屏障作用,使排列疏松呈线状形态的分子较排列紧密呈球形的分子更容易通过肾小球滤过膜。

4.血液动力学改变

肾小球滤过膜的通透性与肾小球内压和肾血流量有密切关系。入球小动脉血浆流量下降和膜两侧静水压代偿性增高,是肾小球损害时普遍的血流动力学调节机制。此时单个肾小球滤过分数增高,出球端的蛋白浓度高于正常,使血浆蛋白经肾小球毛细血管壁的弥散增加。肾内血管紧张素Ⅱ增加使出球小动脉收缩,肾小球内毛细血管压力增加,亦可增加蛋白漏出。

电荷屏障异常(如微小病变)主要导致白蛋白漏出,表现为选择性蛋白尿,在光镜下肾小球结构无异常,但用特殊染色技术,可发现肾小球毛细血管壁的阴离子明显减少。白蛋白清除分数增加,可反应电荷屏障缺陷的程度。机械屏障异常,如膜性肾炎,膜增生性肾炎或伴有 GBM 生化、结构改变的肾小球疾病,如糖尿病、遗传性肾炎等均可有明显的结构改变,使所有的血浆蛋白滤过增加,即表现为非选择性蛋白尿。

(二)低白蛋白血症

低白蛋白血症见于大部分肾病综合征患者,即血清白蛋白水平在 30g/L 以下。其主要原因是尿中丢失白蛋白,但二者并不完全平行,因为血浆白蛋白值是白蛋白合成与分解代谢平衡的结果。主要受以下几种因素影响:

(1)肝脏合成白蛋白增加。在低蛋白血症和白蛋白池体积减少时,白蛋白分解率的绝对值是正常的,甚至下降。肝脏代偿性合成白蛋白量增加,如果饮食中能给予足够的蛋白质及热卡,患者肝脏每日可合成白蛋白达 20g 以上。体质健壮和摄入高蛋白饮食的患者可不出现低蛋白血症。有人认为,血浆胶体渗透压在调节肝脏合成白蛋白方面可能有重要的作用。

(2)肾小管分解白蛋白能力增加。正常人肝脏合成的白蛋白 10% 在肾小管内代谢。在肾病综合征时,由于近端小管摄取和分解滤过蛋白明显增加,肾内代谢可增加至 16%～30%。

(3)严重水肿,胃肠道吸收能力下降,肾病综合征患者常呈负氮平衡状态。年龄、病程、慢性肝病、营养不良均可影响血浆白蛋白水平。肾病综合征患者摄入高蛋白饮食会导致尿蛋白增加,而血浆白蛋白没有增加或虽有增加但甚少,而在严重营养不良者,如果同时服用血管紧张素转换酶抑制剂(减轻肾小球高滤过),则高蛋白饮食可使血浆白蛋白浓度增加。如果限制蛋白摄入,则尿蛋白会减少,而且血浆白蛋白水平多无改变或虽则甚微。因此对肾病综合征患者的饮食蛋白摄入量的控制便有了新概念。

由于低白蛋白血症,药物与白蛋白的结合会有所减少,因而血中游离的药物水平升高,即使常规剂量也可产生毒性反应。低蛋白血症时,花生四烯酸和血浆蛋白结合减少,从而促使血小板聚集和血栓素(TXA_2)增加,后者可加重蛋白尿和肾损害。

(三)水肿

水肿的出现及其严重程度与低蛋白血症的程度呈正相关。然而例外的情况并不少见。机体自身具有抗水肿形成能力,其调节机理为:

(1)当血浆白蛋白浓度下降,血浆胶体渗透压下降的同时,组织液从淋巴回流大大增加,从而带走组织液内的蛋白质,使组织液的胶体渗透压同时下降,两者的梯度差值仍保持正常范围。

(2)组织液水分增加,则其静水压上升,可使毛细血管前的小血管收缩,从而使血流灌注下降,减少了毛细血管床的面积,使毛细血管内静水压下降,从而抑制体液从血管内向组织间逸出。

(3)水分逸出血管外,使组织液蛋白浓度下降,而血浆内蛋白浓度上升。鉴于淋巴管引流组织液蛋白质的能力有限,上述体液分布自身平衡能力有一定的限度,当血浆胶体渗透压进一步下降时,组织液的胶体渗透压无法调节至相应的水平,两者间的梯度差值不能维持正常水平,才产生水肿。

大多数肾病综合征水肿患者血容量正常,甚至增多,并不一定都减少,血浆肾素正常或处于低水平,提示肾病综合征的钠潴留,是由于肾脏调节钠平衡的障碍,而与低血容量激活肾素-血管紧张素-醛固酮系统无关。肾病综合征水肿的发生不能仅以一个机理来解释。血容量的变化,仅在某些患者身上可能是造成水钠潴留,加重水肿的因素,但不能解释所有水肿的发生,其真正的形成机制,目前尚未清楚,很可能是与肾内某些调节机制的障碍有关。

(四)高脂血症

肾病综合征时脂代谢异常的特点为血浆中几乎各种脂蛋白成分均增加,血浆总胆固醇(Ch)和低密度脂蛋白胆固醇(LDL-Ch)明显升高,甘油三酯(TG)和极低密度脂蛋白胆固醇(VLDL-Ch)升高。高密度脂蛋白胆固醇(HDL-Ch)浓度可以升高,正常或降低;HDL 亚型的分布异常,即 HDL3 增加而 HDL2 减少,表明 HDL3 的成熟障碍。在疾病过程中各脂质成分的增加出现在不同的时间,一般以 Ch 升高出现最早,其次才为磷脂及 TG。除数量改变外,脂质的质量也发生改变,各种脂蛋白中胆固醇/磷脂及胆固醇/甘油三酯的比例均升高。载脂蛋白也常有异常,如 ApoB 明显升高,ApoC 和 ApoE 轻度升高。脂质异常的持续时间及严重程度与病程及复发频率明显相关,长期的高脂血症可在肾病综合征进入恢复期后持续存在。

肾病综合征时脂质代谢异常的发生机理:

(1)肝脏合成 Ch、TG 及脂蛋白增加。

(2)脂质调节酶活性改变及 LDL 受体活性或数目改变导致脂质的清除障碍。

(3)尿中丢失 HDL 增加。在肾病综合征时,HDL 的 ApoA-I 可以有 50%～100%从尿中丢失,而且患者血浆 HDL3 增加而 HDL2 减少,说明 HDL3 在转变为较大的 HDL2 颗粒之前即在尿中丢失。

肾病综合征患者的高脂血症对心血管疾病发生率的影响,主要取决于高脂血症出现时间的长短、LDL/HDL 的比例、高血压史及吸烟等因素的影响。长期的高脂血症,尤其是 LDL 上升而 HDL 下降,可加速冠状动脉粥样硬化的发生,增加患者发生急性心肌梗塞的危险性。近年来,高脂血症对肾脏的影响已引起了不少学者的重视。脂质引起肾小球硬化的作用已在内源性高脂血症等的研究中得到证实。脂代谢紊乱所致肾小球损伤的发生机理及影响因素较为复杂,可能与下述因素有关:肾小球内脂蛋白沉积、肾小管间质脂蛋白沉积、LDL 氧化、单核细胞浸润、脂蛋白导致的细胞毒性致内皮细胞损伤、脂类介质的作用和脂质增加基质合成。

(五)血中其他蛋白浓度改变

肾病综合征时多种血浆蛋白浓度可发生变化。如血清蛋白电泳中 α_2 和 β 球蛋白升高,而 α_1 球蛋白可正常或降低,IgG 水平可显著下降,而 IgA、IgM 和 IgE 水平多正常或升高,但免疫球蛋白的变化同原发病有关。补体激活旁路 B 因子的缺乏可损害机体对细菌的调理作用,为肾病综合征患者易感染的原因之一。纤维蛋白原、凝血因子 V、Ⅷ、X 可升高;血小板也可轻度升高;抗凝血酶Ⅲ可从血浆中丢失而导致严重减少;C 蛋白和 S 蛋白浓度多正常或升高,但其活性降低;血小板凝集力增加和 β-血栓球蛋白的升高,可能是潜隐的自发性血栓形成的一个征象。

四、并发症

1.感染

肾病综合征患者对感染抵抗力下降的原因最主要是由于:①尿中丢失大量 IgG。②B 因子(补体的替代途径成分)的缺乏导致对细菌免疫调理作用缺陷;③营养不良时,机体非特异性免疫应答能力减弱,造成机体免疫功能受损。④转铁蛋白和锌大量从尿中丢失。转铁蛋白为维持正常淋巴细胞功能所必需,锌离子浓度与胸腺素合成有关。⑤局部因素。胸腔积液、腹水、皮肤高度水肿引起的皮肤破裂和严重水肿使局部体液因子稀释、防御功能减弱,均为肾病综合征患者的易感因素。在抗生素问世以前,细菌感染曾是肾病综合征患者的主要死因之一,严重的感染主要发生在儿童和老人,成年人较少见。临床上常见的感染有:原发性腹膜炎、蜂窝织炎、呼吸道感染和泌尿道感染。一旦感染诊断成立,应立即予以治疗。

2.高凝状态和静脉血栓形成

肾病综合征存在高凝状态,主要是由于血中凝血因子的改变。包括Ⅸ、Ⅺ因子下降,V、Ⅷ、X因子、纤维蛋白原、β-血栓球蛋白和血小板水平增加。血小板的粘附和凝集力增强。抗凝血酶Ⅲ和抗纤溶酶活力降低。因此,促凝集和促凝血因子的增高,抗凝集和抗凝血因子的下降及纤维蛋白溶解机制的损害,是肾病综合征产生高凝状态原因。抗生素、激素和利尿剂的应用为静脉血栓形成的加重因素,激素经凝血蛋白发挥作用,而利尿剂则使血液浓缩,血液黏滞度增加。

肾病综合征时,当血浆白蛋白小于 2.0g/dl 时,肾静脉血栓形成的危险性增加。多数认为血栓先在小静脉内形成,然后延伸,最终累及肾静脉。肾静脉血栓形成,在膜性肾病患者中可高达 50%,在其他病理类型中,其发生率为 5%～16%。肾静脉血栓形成的急性型患者可表现为突然发作的腰痛、血尿、白细胞尿、尿蛋白增加和肾功能减退。慢性型患者则无任何症状,但血栓形成后的肾瘀血常使蛋白尿加重,或对治疗反应差。由于血栓脱落,肾外栓塞症状常见,可发生肺栓塞。也可伴有肾小管功能损害,如糖尿、氨基酸尿和肾小管性酸中毒。明确诊断需做肾静脉造影。Doppler 超声、CT、IMR 等无创伤性检查也有助于诊断。血浆 β 血栓蛋白增高提示潜在的血栓形成,血中 α_2-抗纤维蛋白溶酶增加也认为是肾静脉血栓形成的标志。外周深静脉血栓形成率约为 6%,常见于小腿深静脉,仅 12% 有临床症状,25% 可由 Doppler 超声发现。肺栓塞的发生率为 7%,仍有 12% 无临床症状。其他静脉累及罕见。动脉血栓形成更为少见,但在儿童中,尽管血栓形成的发生率相当低,但动脉与静脉累及一样常见。

3.急性肾衰

急性肾衰为肾病综合征最严重的并发症,常需透析治疗。常见的病因有:①血液动力学改变:肾病综合征常有低蛋白血症及血管病变,特别是老年患者多伴肾小动脉硬化,对血容量及血压下降非常敏感,故当急性失血、呕吐、腹泻所致体液丢失、外科损伤、腹水、大量利尿及使用抗高血压药物后,都能使血压进一步下降,导致肾灌注骤然减少,进而使肾小球滤过率降低,并因急性缺血后小管上皮细胞肿胀、变性及坏死,导致急性肾衰。②肾间质水肿:低蛋白血症可引起周围组织水肿,同样也会导致肾间质水肿,肾间质水肿压迫肾小管,使近端小管包曼囊静水压增高,GFR下降。③药物引起的急性间质性肾炎。④双侧肾静脉血栓形成。⑤血管收缩:部分肾病综合征患者在低蛋白血症时见肾素浓度增高,肾素使肾小动脉收缩,GFR下降。此种情况在老年人存在血管病变者多见。⑥浓缩的蛋白管型堵塞远端肾小管:可能参与肾病综合征急肾衰机制之一。⑦肾病综合征时常伴有肾小球上皮足突广泛融合,裂隙孔消失,使有效滤过面积明显减少。⑧急进性肾小球肾炎。⑨尿路梗阻。

4.肾小管功能减退

肾病综合征的肾小管功能减退,以儿童多见。其机制认为是肾小管对滤过蛋白的大量重吸收,使小管上皮细胞受到损害。常表现为糖尿、氨基酸尿、高磷酸盐尿、肾小管性失钾和高氯性酸中毒,凡出现多种肾小管功能缺陷者常提示预后不良。

5.骨和钙代谢异常

肾病综合征时血循环中的 VitD 结合蛋白(Mw65000)和 VitD 复合物从尿中丢失,使血中 $1,25(OH)_2$ VitD$_3$ 水平下降,致使肠道钙吸收不良和骨质对 PTH 耐受,因而肾病综合征常表现有低钙血症,有时发生骨质软化和甲旁亢所致的纤维囊性骨炎。在肾病综合征进展的肾衰所并发的骨营养不良,一般较非肾病所致的尿毒症更为严重。

6.内分泌及代谢异常

肾病综合征尿中丢失甲状腺结合蛋白(TBG)和皮质激素结合蛋白(CBG)。临床上甲状腺功能可正常,但血清 TBG 和 T$_3$ 常下降,游离 T$_3$ 和 T$_4$、TSH 水平正常。由于血中 CBG 和 17 羟皮质醇都减低,游离和结合皮质醇比值可改变,组织对药理剂量的皮质醇反应也不同于正常。由于铜蓝蛋白(Mw151000)、转铁蛋白(Mw80000)和白蛋白从尿中丢失,肾病综合征常有血清铜、铁和锌浓度下降。锌缺乏可引起阳痿、味觉障碍、伤口难愈及细胞介导免疫受损等。持续转铁蛋白减少可引起临床上对铁剂治疗有抵抗性的小细胞低色素性贫血。此外,严重低蛋白血症可导致持续性的代谢性碱中毒,因血浆蛋白减少 10g/L,则血浆重碳酸盐会相应减少3mmol/L。

五、辅助检查

怀疑患了肾病综合征时,为明确诊断,应该做的检查为:

1.尿常规检查
通过尿蛋白定性,尿沉渣镜检,可以初步判断是否有肾小球病变存在。

2.24 小时尿蛋白定量
24 小时尿蛋白定量超过 3.5 克是诊断的必备条件。

3.血浆蛋白测定
血浆白蛋白低于 3 克/分升,是诊断的必备条件。

4.血脂测定

肾病综合征患者常有脂质代谢紊乱,血脂升高。

为了解肾病综合征时肾功能是否受损或受损程度,进一步明确诊断、鉴别诊断,指导、制定治疗方案,估计预后,可视具体情况做如下检查:

1.肾功能检查

常做的项目为尿素氮、肌酐,用来了解肾功能是否受损及其程度。

2.电解质及二氧化碳结合力测定

用来了解是否有电解质紊乱及酸碱平衡失调,以便及时纠正。

3.血液流变学检查

这种病患者的血液经常处于高凝状态,血液黏稠度增加,此项检查有助于对该情况的了解。

4.可根据需要选用项目

血清补体、血清免疫球蛋白、选择性蛋白尿指数、尿蛋白聚丙烯胺凝胶电泳、尿 C3、尿纤维蛋白降解产物、尿酶、血清抗肾抗体及肾穿刺活组织检查等。

六、诊断

1.肾病综合征(NS)诊断标准

(1)尿蛋白大于 $3.5g/d$。

(2)血浆白蛋白低于 $30g/L$。

(3)水肿。

(4)高脂血症。其中(1)(2)两项为诊断所必需。

2.肾病综合征诊断应包括三个方面

(1)确诊肾病综合征。

(2)确认病因:首先排除继发性和遗传性疾病,才能确诊为原发性肾病综合征;最好进行肾活检,做出病理诊断。

(3)判断有无并发症。

七、治疗

(一)病因治疗

1.糖皮质激素治疗

糖皮质激素用于肾脏疾病,主要是其抗炎作用。它能减轻急性炎症时的渗出,稳定溶酶体膜,减少纤维蛋白的沉着,降低毛细血管通透性而减少尿蛋白漏出;此外,尚可抑制慢性炎症中的增生反应,降低成纤维细胞活性,减轻组织修复所致的纤维化。糖皮质激素对肾病综合征的疗效反应在很大程度上取决于其病理类型,一般认为只有微小病变肾病的疗效最为肯定。

激素的制剂有短效(半衰期 6～12 小时):氢化泼尼松(20mg);中效(12～36 小时):泼尼松(5mg)、泼尼松龙(5mg)、甲泼尼龙(4mg)、氟羟泼尼龙(4mg);长效(48～72 小时):地塞米松(0.75mg)、倍他米松(0.60mg)。激素可经胃肠道迅速吸收,故片剂为最常用的剂型。首治剂量一般为泼尼松 1mg/(kg·d),儿童 1.5～2mg/(kg·d)。经治疗 8 周后,有效者应维持应用,然后逐渐减量,一般每 1～2 周减原剂量 10%～20%,剂量越少递减的量越少,速度越慢。激素的维持量和维持时间因病例不同而异,以不出现临床症状而采用的最小剂量为度,以低于 15mg/d 为满意。在维持阶段有体重变化、感染、手术和妊娠等情况时调整激素用量。经 8 周以上正规治疗无效病例,需排除影响疗效的因素,如感染、水肿所致的体重增加和肾静脉血栓形成等,应尽可能及时诊断与处理。对口服激素治疗反应不良,高度水肿影响胃肠道对激素的吸收,全身疾病(如系统性红斑狼疮)引起的严重肾病综合征;病理上有明显的肾间质病变,小球弥散性增生,新月体形成和血管纤维素样坏死等改变的患者,可予以静脉激素冲击治疗。冲击疗法的剂量为甲泼尼松龙 0.5～1g/d,疗程 3～5 天,但根据临床经验,一般选用中小剂量治疗,即泼尼松龙 240～480mg/d,疗程 3～5 天,1 周后改为口服剂量。这样既可减少因大剂量激素冲击而引起的感染等副作用,临床效果也不受影响。相应的地塞米松冲击剂量为 30～70mg/d,但要注意加重水钠潴留和高血压等副作用。

长期应用激素可产生很多副作用,有时相当严重。激素导致的蛋白质高分解状态可加重氮质血症,促使血尿酸增高,诱发痛风和加剧肾功能减退。大剂量应用有时可加剧高血压、促发心衰。激素应用时的感染症状可不明显,特别容易延误诊断,使感染扩散。激素长期应用可加剧肾病综合征的骨病,甚至产生无菌性股骨颈缺血性坏死。

2.细胞毒性药物

激素治疗无效,或激素依赖型或反复发作型,因不能耐受激素的副作用而难以继续用药的肾病综合征可以试用细胞毒药物治疗。由于此类药物多有性腺毒性、降低人体抵抗力及诱发肿瘤的危险,因此,在用药指征及疗程上应慎重掌握。如局灶节段性肾小球肾炎对细胞毒药物反应很差,故不应选用。目前临床上常用的此类药物中,环磷酰胺(CTX)和苯丁酸氮介(CB1348)疗效最可靠。CTX 的剂量为 2～3mg/(kg·d),疗程 8 周,当累积总量超过 300mg/kg 时易发生性腺毒性。苯丁酸氮介 0.1mg/(kg·d),分 3 次口服,疗程 8 周,累积总量达 7～8mg/kg 则易发生毒性副作用。对用药后缓解又重新复发者多不主张进行第二次用药,以免中毒。对狼疮性肾炎、膜性肾炎引起的肾病综合征,有人主张选用 CTX 冲击治疗,剂量为 12mg～20mg/(kg·次),每周一次,连用 5～6 次,以后按患者的耐受情况延长用药间隙期,总用药剂量可达 9～12g。冲击治疗目的为减少激素用量,降低感染并发症并提高疗效,但应根据肾小球滤过功能选择剂量或忌用。

3.环孢霉素 A(CyA)

CyA 是一种有效的细胞免疫抑制剂,近年已试用于各种自身免疫性疾病的治疗。目前临床上以微小病变、膜性肾病和膜增生性肾炎疗效较肯定。与激素和细胞毒药物相比,应用 CyA 最大优点是减少蛋白尿及改善低蛋白血症疗效可靠,不影响生长发育和抑制造血细胞功能。但此药亦有多种副作用,最严重的副作用为肾、肝毒性。其肾毒性发生率在 20%～40%,长期应用可导致间质纤维化。个别病例在停药后易复发。故不宜长期用此药治疗肾病综合征,更不宜轻易将此药作为首选药物。CyA 的治疗剂量为 3～5mg/(kg·d),使药物血浓度的谷值在 75～200μg/mL(全血,HPLC 法),一般在用药后 2～8 周起效,但个体差异很大,个别患者则需更长的时间才有效，见效后应逐渐减量。用药过程中出现血肌酐升高应警惕 CyA 中毒的可能。疗程一般为 3～6 个月，复发者再用仍可有效。

4.中医中药综合治疗

由于某些肾病综合征对免疫抑制剂治疗反应不佳，持续地从尿中丢失大量蛋白。对于这些患者除对症治疗外，可试用中药治疗。肾病综合征按中医理论，在水肿期，主要表现为脾肾两虚与水津积聚于组织间质，呈本虚而标实的表现，因而治疗宜攻补兼施，即在温肾健脾的基础上利尿消肿。辨证论治为：①脾肾阳虚型，治则以温肾实脾，兼以利水。方药可用真武汤、济生肾气丸加减。②脾肾气虚型：治则为益气健脾温肾，方药可用实脾饮或防己茯苓汤合参苓白术散加减。③肾阴阳俱虚：治则为阴阳双补，方剂可用济生肾气丸、地黄饮子加减。

（二）对症治疗

1.低白蛋白血症治疗

(1)饮食疗法：肾病综合征患者通常是负氮平衡，如能摄入高蛋白饮食，则有可能转为正氮平衡。但肾病综合征患者摄入高蛋白会导致尿蛋白增加，加重肾小球损害，而血浆白蛋白水平没有增加。因此，建议每日蛋白摄入量为 1g/kg，再加上每日尿内丢失的蛋白质量，每摄入 1g蛋白质，必须同时摄入非蛋白热卡 138kJ(33kcal)。供给的蛋白质应为优质蛋白，如牛奶、鸡蛋和鱼、肉类。

(2)静脉滴注白蛋白：由于静脉输入白蛋白在 1～2 天内即经肾脏从尿中丢失，而且费用昂贵。另外大量静脉应用白蛋白有免疫抑制、丙型肝炎、诱发心衰、延迟缓解和增加复发率等副作用，故在应用静脉白蛋白时应严格掌握适应证：①严重的全身水肿，而静脉注射速尿不能达到利尿效果的患者，在静脉滴注白蛋白以后，紧接着静脉滴注速尿(速尿 120mg，加入葡萄糖溶液 100～250mL 中，缓慢滴注 1 小时)，常可使原先对速尿无效者仍能获得良好的利尿效果。②使用速尿利尿后，出现血浆容量不足的临床表现者。③因肾间质水肿引起急性肾功能衰竭者。

2.水肿的治疗

(1)限钠饮食：水肿本身提示体内钠过多，所以肾病综合征患者限制食盐摄入有重要意义。正常人每日食盐的摄入量为 10g(含 3.9g 钠)，但由于限钠后患者常因饮食无味而食欲缺乏，影响了蛋白质和热量的摄入。因此，限钠饮食应以患者能耐受，不影响其食欲为度，低盐饮食的食盐含量为 3～5g/d。慢性患者，由于长期限钠饮食，可导致细胞内缺钠，应引起注意。

(2)利尿剂的应用：按不同的作用部位，利尿剂可分为：①袢利尿剂：主要作用机制是抑制髓袢升支对氯和钠的重吸收，如映塞米(速尿)和布美他尼(丁脲胺)为最强有力的利尿剂。剂量为速尿 20～120mg/d，丁脲胺 1～5mg/d。②噻嗪类利尿剂：主要作用于髓袢升支厚壁段(皮质部)及远曲小管前段，通过抑制钠和氯的重吸收，增加钾的排泄而达到利尿效果。双氢氯噻嗪的常用剂量为 75～100mg/d。③排钠潴钾利尿剂：主要作用于远端小管和集合管，为醛固酮拮抗剂。安体舒通常用剂量为 60～120mg/d，单独使用此类药物效果较差，故常与排钾利尿剂合用。④渗透性利尿剂：可经肾小球自由滤过而不被肾小管重吸收，从而增加肾小管的渗透浓度，阻止近端小管和远端小管对水钠的重吸收，以达到利尿效果。低分子右旋糖酐的常用剂量 500Ml/2～3d，甘露醇 250Ml/d，注意肾功能损害者慎用。肾病综合征患者的利尿药物首选速尿,但剂量个体差异很大;静脉用药效果较好,方法:将 100mg 速尿加入 100Ml 葡萄糖溶液或 100mL 甘露醇中,缓慢静滴 1 小时;速尿为排钾利尿剂,故常与安体舒通合用。速尿长期应用(7～10 天)后,利尿作用减弱,有时需加剂量,最好改为间隙用药,即停药 3 天后再用。建议对严重水肿者选择不同作用部位的利尿剂联合交替使用。

3.高凝状态治疗

肾病综合征患者由于凝血因子改变处于血液高凝状态,尤其当血浆白蛋白低于 20～25g/L 时,即有静脉血栓形成可能。目前临床常用的抗凝药物有:

(1)肝素:主要通过激活抗凝血酶Ⅲ(ATⅢ)活性。常用剂量 50～75mg/d 静滴,使 ATⅢ 活力单位在 90% 以上。有文献报道肝素可减少肾病综合征的蛋白尿和改善肾功能,但其作用机理不清楚。值得注意的是肝素(MW65600)可引起血小板聚集。目前尚有小分子量肝素皮下注射,每日一次。

(2)尿激酶(UK):直接激活纤溶酶原,导致纤溶。常用剂量为 2～8 万 U/d,使用时从小剂量开始,并可与肝素同时静滴。监测优球蛋白溶解时间,使其在 90～120 分钟之间。UK 的主要副作用为过敏和出血。

(3)华法令:抑制肝细胞内维生素 K 依赖因子Ⅱ、Ⅶ、Ⅸ、Ⅹ 的合成,常用剂量 2.5mg/d,口服,监测凝血酶原时间,使其在正常人的 50%～70%。

(4)潘生丁:为血小板拮抗剂,常用剂量为 100～200mg/d。一般高凝状态的静脉抗凝时间为 2～8 周,以后改为华法令或潘生丁口服。

有静脉血栓形成者:①手术移去血栓。②介入溶栓。经介入放射在肾动脉端一次性注入 UK24 万 U 来溶解肾静脉血栓,此方法可重复应用。③全身静脉抗凝。即肝素加尿激酶,疗程 2～3 个月。④口服华法令至肾病综合征缓解以防血栓再形成。

4.高脂血症治疗

肾病综合征患者,尤其是多次复发者,其高脂血症持续时间很长,即使肾病综合征缓解后,高脂血症仍持续存在。近年来认识到高脂血症对肾脏疾病进展的影响,而一些治疗肾病综合征的药物如:肾上腺皮质激素及利尿药,均可加重高脂血症,故目前多主张对肾病综合征的高脂血症使用降脂药物。可选用的降脂药物有:①纤维酸类药物:非诺贝特每日 3 次,每次 mg,吉非罗齐每日 2 次,每次 mg,其降血甘油三酯作用强于降胆固醇。此药偶有胃肠道不适和血清转氨酶升高。②Hmg-CoA 还原酶抑制剂:洛伐他汀(美降脂),20mg Bid,辛伐他汀(舒降脂),5mg Bid;此类药物主要使细胞内 Ch 下降,降低血浆 LDL-Ch 浓度,减少肝细胞产生 VLDL 及 LDL。③血管紧张素转换酶抑制剂(ACEI):主要作用有降低血浆中 Ch 及 TG 浓度;使血浆中 HDL 升高,而且其主要的载脂蛋白 ApoA-Ⅰ和 ApoA-Ⅱ也升高,可以加速清除周围组织中的 Ch;减少 LDL 对动脉内膜的浸润,保护动脉管壁。此外 ACEI 尚可有不同程度降低蛋白尿的作用。

5.急性肾衰治疗

肾病综合征合并急性肾衰时因病因不同则治疗方法各异。对于因血液动力学因素所致者,主要治疗原则包括:合理使用利尿剂、肾上腺皮质激素、纠正低血容量和透析疗法。血液透析不仅控制氮质血症、维持电解质酸碱平衡,且可较快清除体内水分潴留。因肾间质水肿所致的急性肾衰经上述处理后,肾功能恢复较快。使用利尿剂时需注意:①适时使用利尿剂:肾病综合征伴急性肾衰有严重低蛋白血症者,在未补充血浆蛋白就使用大剂量利尿剂时,会加重低蛋白血症和低血容量,肾功能衰竭更趋恶化。故应在补充血浆白蛋白后(每日静脉用 10~50g 人体白蛋白)再予以利尿剂。但一次过量补充血浆白蛋白又未及时用利尿剂时,又可能导致肺水肿。②适当使用利尿剂:由于肾病综合征患者有相对性血容量不足和低血压倾向,此时用利尿剂应以每日尿量 2000~2500mL 或体重每日下降在 1kg 左右为宜。③伴血浆肾素水平增高的患者,使用利尿剂血容量下降后使血浆肾素水平更高,利尿治疗不但无效反而加重病情。此类患者只有纠正低蛋白血症和低血容量后再用利尿剂才有利于肾功能恢复。

肾病综合征合并急性肾衰一般均为可逆性,大多数患者在治疗下,随着尿量增加,肾功能逐渐恢复。少数患者在病程中多次发生急性肾衰也均可恢复。预后与急性肾衰的病因有关,一般来说急进性肾小球肾炎、肾静脉血栓形成预后较差,而单纯与肾病综合征相关者预后较好。

(三)营养治疗

1.能量

充足的能量可提高蛋白质的利用率,氮热比＝1：200 适宜,能量供应按 35kcal/(kg・d)。

2.蛋白质

因蛋白质大量丢失,传统的营养治疗主张高蛋白膳食[1.5~2.0g/(kg・d)]。但临床实践证明,当能量供给 35kcal/d,蛋白质供给 0.8~1.0g/(kg・d)时,白蛋白的合成率接近正常,蛋白质的分解下降,低蛋白血症得到改善,血脂降低,可达到正氮平衡。如能量供给不变,蛋白质供给＞1.2g/(kg・d),蛋白质合成率下降,白蛋白分解更增加,低蛋白血症未得到纠正,尿蛋白反而增加。这是因为高蛋白饮食可引起肾小球高滤过,促进肾小球硬化。高蛋白饮食可激活肾组织内肾素-血管紧张素系统,是血压升高,血脂升高,肾功能进一步恶化。所以,肾病综合症患者蛋白质适宜的供给量在能量供给充足的条件下,应是 0.8~10.g/(kg・d)。如用极低蛋白膳食应同时加用 10-20g/d 必需氨基酸。也有建议如采用正常蛋白膳食[1.0g/(kg・d)],可加用血管紧张素转换酶抑制剂(ACE),可减少尿蛋白,也提高血清白蛋白。

3.碳水化合物

应占总能量的 60％。

4.脂肪

高血脂和低蛋白血症并存,应首先纠正低蛋白血症;脂肪应占总能量≤30％,限制胆固醇和饱和脂肪酸摄入量,增加不饱和脂肪酸和单不饱和脂肪酸摄入量。

5.水

明显水肿者,应限制进水量。进水量＝前一日尿量加 500-800mL。

6.钠

一般控制在 3~5g/d,水肿明显者应根据血总蛋白量和血钠水平进行调整。

7.钾

根据血钾水平及时补充钾制剂和富钾食物。

8.适量选择富含维生素 C、维生素 B 类的食物。

9.增加膳食纤维,能辅助降低血氨,减轻酸中毒。

第四节　尿路感染

尿路感染(UTI)简称尿感，是指各种病原微生物在尿路中生长、繁殖而引起的炎症性疾病，多见于育龄期妇女、老年人、免疫力低下及尿路畸形者。

根据感染发生部位可分为上尿路感染和下尿路感染，前者系指肾盂肾炎，后者主要指膀胱炎。肾盂肾炎、膀胱炎又有急性和慢性之分。根据有无尿路结构或功能的异常，又可分为复杂性和非复杂性尿感。复杂性尿感是指伴有尿路引流不畅、结石、畸形、膀胱-输尿管反流等结构或功能的异常，或在慢性肾实质性疾病基础上发生的尿路感染。不伴有上述情况者称为非复杂性尿感。

一、病因和发病机制

(一)病原微生物

革兰阴性杆菌为尿路感染最常见致病菌，其中以大肠埃希菌最为常见，约占全部尿路感染的85%，其次为克雷伯杆菌、变形杆菌、柠檬酸杆菌属等。约5%～15%的尿路感染由革兰阳性细菌引起，主要是肠球菌和凝固酶阴性的葡萄球菌。大肠埃希菌最常见于无症状性细菌尿、非复杂性尿路感染或首次发生的尿路感染。医院内感染、复杂性或复发性尿感、尿路器械检查后发生的尿感，则多为肠球菌、变形杆菌、克雷伯杆菌和铜绿假单胞菌所致。其中变形杆菌常见于伴有尿路结石者，铜绿假单胞菌多见于尿路器械检查后，金黄色葡萄球菌则常见于血源性尿感。腺病毒可以在儿童和一些年轻人中引起急性出血性膀胱炎，甚至引起流行。此外，结核分枝杆菌、衣原体、真菌等也可导致尿路感染。近年来，由于抗生素和免疫抑制剂的广泛应用，革兰阳性菌和真菌性尿感增多，耐药甚至耐多药现象呈增加趋势。

(二)发病机制

1.感染途径

(1)上行感染：病原菌经由尿道上行至膀胱，甚至输尿管、肾盂引起的感染称为上行感染，约占尿路感染的95%。正常情况下前尿道和尿道口周围定居着少量细菌，如链球菌、乳酸菌、葡萄球菌和类白喉杆菌等，并不致病。某些因素如性生活、尿路梗阻、医源性操作、生殖器感染等可导致上行感染的发生。

(2)血行感染：指病原菌通过血运到达肾脏和尿路其他部位引起的感染。此种感染途径少见，不足2%。多发生于患有慢性疾病或接受免疫抑制剂治疗的患者。常见的病原菌有金黄色葡萄球菌、沙门菌属、假单胞菌属和白色念珠菌属等。

(3)直接感染：泌尿系统周围器官、组织发生感染时，病原菌偶可直接侵入到泌尿系统导致感染。

(4)淋巴道感染：盆腔和下腹部的器官感染时，病原菌可从淋巴道感染泌尿系统，但罕见。

2.机体防御功能

正常情况下，进入膀胱的细菌很快被清除，是否发生尿路感染除与细菌的数量、毒力有关外,还取决于机体的防御功能。机体的防御机制包括:①排尿的冲刷作用;②尿道和膀胱黏膜的抗菌能力;③尿液中高浓度尿素、高渗透压和低 pH 值等;④前列腺分泌物中含有的抗菌成分;⑤感染出现后,白细胞很快进入膀胱上皮组织和尿液中,起清除细菌的作用;⑥输尿管膀胱连接处的活瓣具有防止尿液、细菌进入输尿管的功能。

3.易感因素

(1)尿路梗阻:任何妨碍尿液自由流出的因素,如结石、前列腺增生、狭窄、肿瘤等均可导致尿液积聚,细菌不易被冲洗清除,而在局部大量繁殖引起感染。尿路梗阻合并感染可使肾组织结构快速破坏,因此及时解除梗阻非常重要。

(2)膀胱输尿管反流:输尿管壁内段及膀胱开口处的黏膜形成阻止尿液从膀胱输尿管口反流至输尿管的屏障,当其功能或结构异常时可使尿液从膀胱逆流到输尿管,甚至肾盂,导致细菌在局部定植,发生感染。

(3)机体免疫力低下:如长期使用免疫抑制剂、糖尿病、长期卧床、严重的慢性病和艾滋病等。其中,女性糖尿病患者尿路感染及无症状性细菌尿的发病率较无糖尿病者增加 2～3 倍。

(4)神经源性膀胱:支配膀胱的神经功能障碍,如脊髓损伤、糖尿病、多发性硬化等疾病,因长时间的尿液潴留和(或)应用导尿管引流尿液导致感染。

(5)妊娠:约 2%～8% 妊娠妇女可发生尿路感染,与孕期输尿管蠕动功能减弱、暂时性膀胱-输尿管活瓣关闭不全及妊娠后期子宫增大致尿液引流不畅有关。

(6)性别和性活动:女性尿道较短(约 4cm)而宽,距离肛门较近,开口于阴唇下方是女性容易发生尿路感染的重要因素。性生活时可将尿道口周围的细菌挤压入膀胱引起尿路感染。避孕药的主要成分壬苯聚醇可破坏阴道正常微生物环境而增加细菌尿的发生。前列腺增生导致的尿路梗阻是中老年男性尿路感染的一个重要原因。包茎、包皮过长是男性尿路感染的诱发因素。

(7)医源性因素:导尿或留置导尿管、膀胱镜和输尿管镜检查、逆行性尿路造影等可致尿路黏膜损伤,如将细菌带入泌尿道,易引发尿路感染。据文献报道,即使严格消毒,单次导尿后,尿感发生率约为 1%～2%,留置导尿管 1 天感染率约 50%,超过 3 天者,感染发生率可达 90% 以上。

(8)泌尿系统结构异常:如肾发育不良、肾盂及输尿管畸形、移植肾、多囊肾等,也是尿路感染的易感因素。

(9)遗传因素:越来越多的证据表明,宿主的基因影响尿路感染的易感性。反复发作尿感的妇女,其尿感的家族史显著多于对照组,这类患者由于阴道和尿道黏膜细胞具有特异的、更多数目的受体,结合大肠埃希菌的数量是非反复发作尿感妇女的 3 倍。另外,编码 Toll 样受体、IL-8 受体的宿主应答基因突变也与尿路感染反复发作有关。例如中性粒细胞表面 IL-8 受体 CXCR1 表达减少会削弱其防御尿感的能力。

4.细菌的致病力

细菌进入膀胱后能否引起尿感,与其致病力有很大关系。以大肠埃希菌为例,并不是它的所有菌株均能引起症状性尿感,能引起者仅为其中的少数菌株,如 O、K 和 H 血清型菌株,它们具有特殊的致病力。大肠埃希菌通过菌毛将细菌菌体附着于特殊的上皮细胞受体,然后导致黏膜上皮细胞分泌 IL-6、IL-8,并诱导上皮细胞凋亡和脱落。致病性大肠埃希菌还可产生溶血素、铁载体等对人体杀菌作用具有抵抗能力的物质。

二、流行病学

除婴儿和老年人外,女性尿路感染发病率明显高于男性,比例约 8∶1。未婚女性发病率约 1%～3%;已婚女性发病率增高,约 5%,与性生活、月经、妊娠、应用杀精子避孕药物等因素有关。60 岁以上女性尿感发生率高达 10%～12%,多为无症状性细菌尿。除非存在易感因素,成年男性极少发生尿路感染。50 岁以后男性因前列腺肥大的发生率增高,尿感发生率也相应增高,约为 7%。婴儿中,因男性先天性尿路异常发生率高于女性,故尿路感染的发病率高。

三、病理解剖

急性膀胱炎的病理变化主要表现为膀胱黏膜血管扩张、充血、上皮细胞肿胀、黏膜下组织充血、水肿及炎症细胞浸润,重者可有点状或片状出血,甚至黏膜溃疡。

急性肾盂肾炎可单侧或双侧肾脏受累,表现为局限或广泛的肾盂、肾盏黏膜充血、水肿,表面有脓性分泌物,黏膜下可有细小脓肿,于一个或几个肾乳头可见大小不一、尖端指向肾乳头、基底伸向肾皮质的楔形炎症病灶。病灶内可见不同程度的肾小管上皮细胞肿胀、坏死、脱落,肾小管腔中有脓性分泌物。肾间质水肿,内有白细胞浸润和小脓肿形成。炎症剧烈时可有广泛性出血,较大的炎症病灶愈合后局部形成瘢痕。肾小球一般无形态学改变。合并有尿路梗阻者,炎症范围常广泛。

慢性肾盂肾炎双侧肾脏病变常不一致,肾脏体积缩小,表面不光滑,有肾盂、肾盏粘连,变形,肾乳头瘢痕形成,肾小管萎缩及肾间质淋巴-单核细胞浸润等慢性炎症表现。

四、临床表现

尿路感染的概念比较广泛,其临床表现比较广泛。尿路感染根据感染部位不同,可分为肾盂肾炎、膀胱炎、尿道炎;根据有无尿路功能或器质上的异常,又有复杂性和非复杂性尿路感染之别;根据炎症的性质不同,又可分为急性和慢性尿路感染。但尿路感染仍有它的共同临床表现:

(1)尿路刺激征,即尿频、尿急、尿痛、排尿不适等症状。这些症状,不同的患者表现为轻重程度不一。急性期炎症患者往往有明显的尿路刺激征;但在老年人、小儿及慢性尿路感染患者,则通常尿路刺激症状较轻,如轻度的尿频,或尿急,或排尿不适等。

(2)全身中毒症状,如发热、寒战、头痛等。主要见于上尿路感染患者,特别是急性尿路感染及伴有尿路梗阻的患者尤为多见。

(3)尿常规检查可有白细胞、红细胞甚或蛋白。

(4)血常规可能有白细胞升高。

(5)尿细菌培养阳性。

（一）急性肾盂肾炎

(1)起病急骤。

(2)寒战、畏寒。

(3)发热。

(4)全身不适、头痛、乏力。

(5)食欲减退、恶心、呕吐。

(6)尿频、尿急、尿痛。

(7)腰痛、肾区不适。

(8)上输尿管点压痛。

(9)肋腰点压痛。

(10)肾区叩击痛。

(11)膀胱区压痛。

（二）慢性肾盂肾炎

(1)急性发作时的表现可与急性肾盂肾炎一样,但通常要轻得多,甚至无发热、全身不适、头痛等全身表现,尿频、尿急、尿痛等症状也不明显。

(2)水肿。

(3)高血压:肾盂肾炎可导致高血压,不过一般都是慢性肾盂肾炎才有可能,急性一般不会。

五、分类

1.根据感染发生的部位,尿路感染分为上尿路感染和下尿路感染

上尿路感染:主要指肾盂肾炎,即肾实质和肾盂的感染性炎症,是由于细菌入侵肾脏所致。肾盂肾炎临床上分为急性肾盂肾炎和慢性肾盂肾炎。急性肾盂肾炎多数是致病菌经膀胱、输尿管而到达肾脏,引起炎症,主要表现急性间质性炎症和肾小管上皮细胞不同程度的坏死。关于慢性肾盂肾炎的定义,目前,多数学者认为:过去此诊断过于滥用,认为慢性肾盂肾炎应仅限于肾盂、肾盏有明确的炎症、纤维化和变形者。如果用此诊断标准,则绝大部分慢性肾盂肾炎是在尿路梗塞、尿流不畅或膀胱——输尿管返流的基础上附加尿路感染所致。如果没有上述情况,尿路感染常不会引起严重的慢性肾脏疾患。因此,急慢性肾盂肾炎的鉴别,不应该由其病程长短或反复发作的次数来划分,而应该由影像学显示肾盂肾盏是否有变形来区别。

下尿路感染:主要为尿道炎和膀胱炎,其感染性炎症仅局限于尿道和膀胱。常见的致病菌为大肠杆菌和葡萄球菌,多数为继发性的,女性较多见。常见的诱因有尿道梗阻、邻近器官的炎症、膀胱或尿道器械检查、创伤、手淫等。

临床表现:下尿路感染的主要表现分:起病多急骤,尿频,尿急,尿痛,或有黏液性分泌物。检查尿液有脓细胞、少量红细胞。

治疗：包括：①增强机体抵抗力，治疗原发病灶并消除诱发因素；②多饮水，热水落石出或1：50000高锰酸钾溶液坐浴；③抗感染：可选用增效联磺1克，每天2次，庆大霉素片8万单位，每天3次，诺氟沙星0.2克，每天3次，严重者可静脉滴注氨苄青霉素2～4克或丁胺卡那霉素0.4～0.6克；④尿道刺激症状明显者，可用适量解痉止痛药，如山莨菪碱5～10毫克，每天3次口服，或阿托品片0.3～0.6毫克，每天3次。

2.根据有无尿路功能上或解剖上的异常，尿路感染分为复杂性尿路感染和单纯性尿路感染

复杂性尿路感染是指：①尿路有器质性或功能性异常，引起尿路梗阻，尿流不畅；②尿路有异物，如结石、留置导尿管等；③肾内有梗阻，如在慢性肾实质疾病基础上发生的尿路感染，多数为肾盂肾炎，可引起肾组织损害。长期反复感染或治疗不彻底，可进展为慢性肾功能衰竭（CRF）。

单纯性尿路感染则无上述情况，不经治疗其症状及菌尿可自行消失，或成为无症状性菌尿。Pawlowski等在4596例尸检中发现慢性肾盂肾炎者仅占3.1%，因此认为：成人肾盂肾炎如属单纯性，很少引起终末期肾病（ESRD）或病理上的慢性肾盂肾炎。

3.根据病史，尿路感染又分为初发和再发，后者又分为复发和再感染

初发性尿路感染即第一次发作；复发是指治疗不彻底，常在停药后6周内再次发作，与原初感染的细菌同株同血清型，多见于肾盂肾炎。

再感染是指原初感染已治愈，由不同菌株再次感染，常发生在原初治疗停药6周之后，多见于膀胱炎。再发频繁者必须寻找原因。

过去临床中研究的尿路感染，多指一般细菌，尤其是大肠杆菌引起的感染。近年来，随着医学研究的发展，对L-型细菌、真菌、寄生虫尿路感染以及男性、小儿、妊娠期、慢性肾衰并发的尿路感染等特殊的尿路感染有了新的认识。

六、并发症

1.肾乳头坏死

肾乳头坏死可波及整个锥体，由乳头尖端至肾皮质和髓质交界处，有大块坏死组织脱落，小块组织可从尿中排出，大块组织阻塞尿路。因此肾盂肾炎合并肾乳头坏死时，除肾盂肾炎症状加重外，还可出现肾绞痛、血尿、高热、肾功能迅速变坏，并可并发革兰氏阴性杆菌败血症。

2.肾周围炎和肾周围脓肿

肾包膜与肾周围筋膜之间的脂肪组织发生感染性炎症称为肾周围炎，如果发生脓肿则称为肾周围脓肿。本病多由肾盂肾炎直接扩展而来（90%），小部分（10%）是血源性感染。本病起病隐袭，数周后出现明显临床症状，患者除肾盂肾炎症状加重外，常出现单侧明显腰痛和压痛，个别患者可在腹部触到肿块 3.感染性肾结石：感染性肾结石由感染而成，是一种特殊类型的结石，约占肾结石的15%～20%，其主要成分是磷酸镁铵和磷灰石。感染性肾结石治疗困难，复发率高，如不妥善处理，则会使肾盂肾炎变为慢性，甚至导致肾功能衰竭。

3.革兰氏阴性杆菌败血症

革兰氏阴性杆菌败血症中，由尿路感染引起者占55%。主要表现，起病时大多数患者可

有寒战、高热、全身出冷汗,另一些患者仅有轻度全身不适和中等度发热。稍后病势可变得凶险,患者血压很快下降,甚至可发生明显的休克,伴有心、脑、肾缺血的临床表现,如少尿、氮质血症、酸中毒及循环衰竭等。

七、诊断

(1)婴幼儿常见尿臭,尿频,排尿中断或啼哭,夜间遗尿,顽固性尿布疹,伴发热,萎靡等。

(2)年长儿尿频急痛,排尿困难,腹痛或腰痛,可有发热,尿臭和夜间遗尿。

(3)慢性或反复发作者病程常>6月,可伴低热,消瘦,贫血,甚至高血压或肾功能不全。

(4)离心尿白细胞≥5个/HP,尿白细胞排泄率20万~40万/h为可疑,≥40万/h有诊断意义。尿菌落计数1万~10万/mL,女性为可疑,男性有诊断意义,>10万/mL可确诊。

(5)ACB、Uβ_2m、尿溶菌酶测定有助于区别上下尿路感染。

(6)X线、B超检查也有助于诊断。

尿路感染需要做哪些检查:

(1)肋腰点压痛、肾区叩击痛。

(2)尿常规检查,尿中白细胞增多、脓尿。

(3)尿沉渣涂片染色,找到细菌。

(4)尿细菌培养找到细菌。

(5)尿菌落计数>10的5次/mL,有尿频等症状者,>10的2次/mL也有意义;球菌10的3次~10的4次/mL也有诊断意义。

(6)一小时尿沉渣计数白细胞>20万个。

(7)血常规示白细胞升高,中性粒细胞核左移。

(8)血沉增快。

八、治疗

(1)对症支持治疗。

(2)针对病原体的治疗(头孢唑啉钠,诺氟沙星)。

(3)维持水电解质平衡。

(4)对所有患者均鼓励多喝水,喝水少的患者应给予输液,保证每日尿量在2000mL以上。

(5)部分尿路感染患者可配合服用现代中药治疗如银花泌炎灵片。

尿路感染的治疗原则:治疗尿路感染应首先明确病情是急性还是慢性,还要明确是上尿路感染还是下尿路感染,是由何种致病菌引起的及致病菌对药物的敏感程度如何,对肾功能造成多大的影响,有无泌尿系统梗阻及膀胱输尿管反流等诱因等。治疗时应遵循下列原则。

(1)首先按常见病原菌给予敏感抗生素。

(2)治疗前行尿培养,然后根据药敏结果及时调整用药。

(3)尽可能选择尿液或靶器官中浓度高的抗生素。

（4）疗程要足够。抗菌药物的使用要持续到症状消失、尿培养转阴后2周。

（5）避免滥用抗生素，特别是避免使用肾毒性药物。

（6）必须同时消除诱发因素。若存在尿路畸形或功能异常者，应予以矫正或做相应处理。

（7）加强机体免疫功能。

（8）反复发作配合中药巩固治疗，如银花泌炎灵片等。

第六章　内分泌代谢系统疾病

第一节　垂体瘤

　　垂体瘤是一组来自腺垂体和神经垂体及胚胎期颅咽管囊残余鳞状上皮肿瘤。垂体瘤约占颅内肿瘤的10％,临床上有明显症状的垂体瘤约占中枢神经系统肿瘤的30％,尸解发现的无症状性垂体瘤和微腺瘤更多,因而垂体瘤是颅内的常见肿瘤。其中以来自腺垂体瘤占大多数,来自神经垂体的星形细胞瘤或神经节神经瘤及垂体转移癌罕见,部分患者因其他疾病而作头颅CT/MRI检查时意外发现(垂体意外瘤)。有些垂体瘤随着机体的病理生理变化而发生形态改变,如TSH瘤和PRL瘤分别在原发性甲减或妊娠期体积增大。此外,垂体瘤的临床表现和预后有性别差异。

　　垂体瘤可发生于任何年龄,以40～50岁居多,根据北京协和医院的统计,男女两性比例为1.2∶1,81.2％的患者在30～50岁之间。

一、分类

(一)按激素分泌功能分类有助于指导治疗

　　正常垂体细胞和增生的垂体细胞为多克隆性,而垂体瘤细胞为单克隆性扩增;大多数功能性及无功能性腺瘤属于单克隆起源,一般来源于某单个突变细胞的无限制性增殖。根据肿瘤细胞有无合成和分泌激素的功能,将垂体瘤分为功能性垂体瘤(激素分泌性垂体瘤)和无功能性垂体瘤,激素分泌性垂体瘤多为良性单克隆腺瘤。一般按肿瘤分泌的激素命名,如PRL瘤、GH瘤、ACTH瘤、TSH瘤、LH/FSH瘤及混合瘤等。但当垂体瘤来源于较原始的干细胞或双形态成熟细胞时,可分泌多种激素,如同时分泌PRL、TSH和ACTH。临床上,以无功能性垂体瘤最常见(约50％,但亦可能分泌少量的LH/FSH),其次为PRL瘤(约30％)、GH瘤(10％～22％)和ACTH瘤(5％～8％),TSH瘤与LH/FSH瘤少见;在老年人群中,以无功能腺瘤最常见(60.7％),其次为GH瘤(13.1％)和PRL大腺瘤(8.1％)。

　　术后病理组织切片和免疫细胞化学分析能查出肿瘤分泌激素的类型。必须强调,免疫染色阳性只反映某一激素有储存,不一定与该激素的合成或释放增多相关。用垂体激素原位杂交技术能检测出激素的mRNA或蛋白质,但有时血中激素水平升高,因而应将病理分类与内分泌功能分类结合起来分析,才能指导临床诊疗。必要时,需根据肿瘤细胞的超微结构特征来协助分类,超微结构可显示出细胞颗粒的形态及不同腺瘤细胞的细胞器(如线粒体)变化,因为有些特征性结构(如 PRL 瘤伴淀粉样物质沉积)只有在电镜下才能发现。

(二)按影像特征分类有助于制定手术方案

根据肿瘤扩展情况和发生部位,可将垂体瘤分为鞍内、鞍外和异位 3 种;根据肿瘤的大小可分为微腺瘤(<10mm)和大腺瘤(≥10mm)两类;根据肿瘤的生长类型可分为扩张型和浸润型两种。此种分类对决定垂体瘤的治疗方案和预后估计相当重要。

二、病因和发病机制

(一)家族遗传性垂体瘤与基因突变相关

约 5% 的垂体瘤为家族性,其中一半的家族性垂体瘤属于 1 型多发性内分泌腺肿瘤(MEN-1)和 Carney 复合症的一部分;其他类型的家族性垂体瘤统称为家族性单一性垂体瘤(FIPA)。McCune-Albright 综合征、多发性内分泌腺肿瘤综合征、Camey 复合症、家族性 GH瘤和家族性 PRL 瘤的病因已经基本明确,分别与 Csα、memn、1 型 α 亚基蛋白激酶 A(PRKAR1A)、AIP 和 p27(CDKNT1B)基因突变有关。GH 瘤和 Camey 复合症的发病与CNAS1 种系突变的关系密切,而散发性垂体瘤编码的 PRKAR1A 活性增强。所以,似乎所有类型的垂体瘤均与环一磷酸腺苷信号增强有关。

FIPA 的共同特点是:①发病年龄相对较小;②肿瘤体积较大;③约 15% 的患者存在芳(香)烃受体相互作用蛋白基因(AIP)突变。

(二)功能性垂体瘤与激素分泌失常相关

1.下丘脑功能紊乱

下丘脑促垂体激素和垂体旁分泌或自分泌激素可能在垂体瘤形成的促进阶段起一定作用。GHRH 有促进 GH 分泌和 GH 细胞有丝分裂作用,分泌 GHRH 的异位肿瘤或转 GHRH基因动物可引起垂体 GH 瘤。某些生长因子,如 PTHrP、PDGF、TGFα、TGFβ、IL、IGF-1 等在垂体瘤中有高水平表达,它们可能以旁分泌或自分泌方式促进垂体瘤细胞的生长和分化。神经生长因子(NGF)缺乏对于 PRL 瘤的发生和发展起一定促进作用。在正常腺垂体的发育阶段,NGF 具有促进 PRL 细胞分化和增殖作用。

下丘脑抑制因子的作用减弱可促进某些垂体瘤的发生。Cushing 综合征患者在作肾上腺切除术后,皮质醇对下丘脑 CRH 分泌的负反馈抑制减弱,CRH 分泌增多,继而发生 ACTH瘤(Nelson 综合征),说明缺乏正常的靶腺激素负反馈机制及随后的下丘脑调节功能紊乱对垂体瘤的发生起了促发作用。

2.促激素分泌失常

PRL 瘤、GH 瘤、LH/FSH 瘤、TSH 瘤、ACTH 瘤等的发病可能与相应的促激素(PIF、多巴胺、GHRH、GnRH、TRH、CRH 等)分泌失常有关,由于促激素分泌过多或下丘脑释放因子/下丘脑释放抑制因子分泌失衡而导致相应垂体细胞增生。在特定条件下,相应垂体激素失去有效反馈抑制作用,也可形成结节或肿瘤。例如,异位肿瘤分泌 GHRH(支气管类癌、胰岛细胞瘤、小细胞型肺癌等,异位 GHRH 综合征)可引起垂体 GH 细胞增生或形成 GH 瘤,而异位肿瘤分泌 CRH 出现垂体 ACTH 细胞和 GH 细胞增生或 ACTH 瘤(异位 CRH/ACTH 综合征）。有时,非内分泌组织的恶性肿瘤还分泌 MSH、LPH、CLIP、β-内啡肽,如果肿瘤分泌异位激素的功能够强,时间较久,则足以使垂体的相应细胞形成增生性结节或肿瘤。

3.靶激素分泌失常

靶激素分泌减少或靶激素对垂体的抑制作用减弱是功能性垂体瘤的重要原因。一般认为,由于相应的靶激素失去对垂体激素的有效反馈抑制作用而形成结节或肿瘤。例如,原发性甲减时,因 T_3/T_4 缺乏或对垂体 TSH 细胞的抑制作用有抵抗,TSH 细胞呈代偿性增生肥大,并在一定条件下形成 TSH 的自主性分泌,严重者形成结节或 TSH 瘤。类似的情况亦见于肾上腺皮质功能减退症,特别是双侧肾上腺皮质切除后(Nelson 综合征)。

(三)多种假说解释无功能性垂体瘤的发病机制

无功能性垂体瘤(NFPA)的病因和发病机制未明,曾提出过多种发病机制假说。NFPA通常来源于 LH/FSH 细胞或 ACTH 细胞,虽然无激素分泌增多的临床表现,但其本质是LH/FSH 瘤、ACTH 瘤或 GH 瘤。因此,应将功能性垂体瘤和 NFPA 作为一个激素分泌谱来看待,它们的区别只是 NFPA 处于谱的最低处,而功能性垂体瘤处于该谱的最顶端。

1.无功能腺瘤的生物学行为

用免疫组化方法发现,无功能腺瘤的生物学行为有以下 6 种类型:①分泌无生物活性的糖蛋白激素 α 亚基(α-亚基瘤);②分泌生物活性的糖蛋白激素 β 亚基(β-亚基瘤);③ACTH 瘤,但因激素产生或翻译后的修饰过程存在缺陷,血液循环中 ACTH 仍正常;来源于 ACTH 细胞的 NFPA 表现为 Golgi 体的 ACTH 分泌颗粒包装障碍、细胞内分泌颗粒分泌无能、分泌的ACTH 分子无活性(前体大分子)或 ACTH 翻译与翻译后缺陷(缺乏激素原转换酶)。④LH/GH/ACTH 阳性反应(隐匿型 LH 瘤/GH 瘤/ACTH 瘤);⑤免疫组化阴性的裸细胞瘤。⑥腺垂体意外瘤无临床表现,仅在头颅影像检查时被意外发现。

无功能性垂体腺瘤还有两个较突出的生物学行为特点:一是虽然不出现激素分泌过多的临床症状,但在肿瘤体积达到一定程度时,因压迫垂体或脑组织而出现相应症状(20%～25%),其中最常见的表现是视觉损害和腺垂体功能减退;二是无功能腺瘤尽管存在生长抑素受体,但一般对生长抑素的反应很差,而对替莫唑胺有较好疗效,其原因在于该药可影响 DNA修复酶——0-6-甲基鸟嘌呤-DNA 甲基转换酶的活性。

2.肿瘤抑制基因沉没和凋亡基因不适当甲基化

一般认为,垂体瘤与细胞获得增殖能力(尤其是肿瘤抑制基因失活)有关,一些研究提示,垂体瘤与甲基化相关的肿瘤抑制基因沉没或与垂体瘤凋亡基因(PTAG)的不适当甲基化有关。肿瘤抑制基因沉没和凋亡基因不适当甲基化的病因未明,可能与下列因素有关:①遗传性因素:如 MEN-1 突变、垂体瘤转录因子 prop-1 过量、Camey 复合症等;②下丘脑因素:如GHRH 过量、CRH 过多、某些下丘脑激素受体活化性突变等;③垂体因素:如某些信号转导分子(gsp、CREB)突变,或 FGF-2、EGF、NGF 等生长因子过多,癌基因激活、GHRH、TRH 等;④环境因素:如 E_2、放疗;⑤靶腺(甲状腺、性腺、肾上腺)功能衰竭。

3.细胞缺陷和下丘脑调控失常

有关垂体瘤细胞缺陷和下丘脑调控失常的发病机制曾提出过两种学说(垂体细胞自身缺陷学说和下丘脑调控失常学说)。现基本统一起来,认为垂体瘤的发展可分为起始阶段和促进阶段。在起始阶段,垂体细胞自身缺陷是起病的主要原因;在促进阶段,下丘脑调控失常等因素发挥了主要作用。即某一垂体细胞发生突变,导致癌基因激活和(或)抑癌基因失活。然后,在内外因素的促进下,单克隆突变细胞不断增殖,逐渐发展为垂体瘤。与其他肿瘤不同的是,垂体瘤常常伴有表观遗传学异常。

4.癌基因诱导的细胞衰老机制紊乱

垂体微腺瘤又称为隐性垂体瘤,垂体微腺瘤相当常见,但仅极少数发展为较大肿瘤,其原因是绝大部分微腺瘤在早期即出现生长静止,这一现象称为癌基因诱导的细胞衰老(OIS),OIS 起源于癌基因损伤,是组织抗增殖信号网络活化的结果。因为正常人存在 OIS 机制,即使发生了微腺瘤,也可以被长期抑制而不增殖,但如果因为某种原因使 OIS 机制紊乱,则可由微腺瘤进展为大腺瘤。

细胞发生变异的原因为癌基因激活和(或)抑癌基因失活。现已查明的主要癌基因有 c～myc、Rb、gsp、gip2、ras、hst 及垂体瘤转型基因(PTTG)等;抑癌基因有 MEN-1、p53、Nm23 及 CDKN2A 等。其中 gsp 基因在 40% 的 GH 瘤、10% 的无功能腺瘤和 6% 的 ACTH 瘤中呈阳性。gsp 基因及 gip2 基因激活使内源性 GTP 酶活性被抑制,于是 Gs 蛋白及 Gi2 蛋白 α-亚基持续活化,后两者可分别看成是 gsp 癌基因和 gip2 癌基因的产物。这些癌基因产物可直接引起核转录因子如 AP-1、CREB 和 Pit-1 活化,使激素分泌增多并启动肿瘤生长。此外,癌基因激活导致胞内 cAMP 增加,后者刺激 cyclin(细胞周期蛋白)D1 和 D3 产生 cdk2 和 odk4,促进细胞由 G1 期进入 S 期。cAMP 还诱导 ras 癌基因激活,ras 癌基因与 c-myc 基因协同作用,阻止 pRb 与 E2F 结合,使细胞循环周期受阻,加快细胞由 G1 期进入 S 期。大多数垂体瘤组织缺乏 CR6(正常垂体组织高表达),这可能是垂体瘤发病的因素之一。另一方面,多种垂体瘤的发病机制涉及抑癌基因 P16/CDKN2A 的失活,该基因的 CpG 岛发生频繁甲基化是导致失活的重要原因。

但是,无功能性与功能性垂体瘤在肿瘤形成的本质上可能并无区别。临床上的无功能性垂体瘤均为单克隆性嫌色(嫌色细胞瘤)特征。在一般情况下,肿瘤分泌的 LH/FSH 不足以使血 LH/FSH 浓度升高,而血 α 亚基和铬粒素 A 增高。但在特定情况下,因肿瘤分泌的 LH/FSH 量较大而引起临床症状(LH/FSH 瘤)。

三、临床表现

主要包含 3 方面:①肿瘤向鞍外扩展压迫邻近组织结构的表现;②因肿瘤周围正常垂体组织受压或破坏,引起不同程度的腺垂体功能减退的表现;③一种或几种垂体激素分泌亢进的临床表现。

1.压迫症状

(1)头痛:见于 1/3～2/3 的患者,胀痛为主,间歇性加重。头痛部位多在两颞部、额部、眼球后或鼻根部。引起头痛的主要原因是鞍膈与周围硬脑膜因肿瘤向上生长而受到牵连所致;当肿瘤穿破鞍膈后,疼痛可减轻或消失;肿瘤压迫邻近的痛觉敏感组织如硬脑膜、大血管壁等,可引起剧烈疼痛,呈弥散性,常伴有呕吐。垂体瘤梗死可出现剧烈头痛,伴恶心、呕吐以及意识改变。

(2)视神经通路受压:垂体肿瘤可引起以下 5 种类型视野缺损及视力减退:①双颞侧偏盲,最常见的视野缺损类型,约占 80%,因垂体肿瘤压迫视交叉的前缘,损害了来自视网膜鼻侧下方、继而鼻侧上方的神经纤维。患者视力一般不受影响。②双颞侧中心视野暗点,占 10%~15%,由于垂体瘤压迫视交叉后部,损害了黄斑神经纤维。③同向偏盲,较少见,因肿瘤向后上方扩展或由于患者为前置型视交叉导致一侧视束受压所致。患者视力正常。④单眼失明。见于垂体瘤向前上方扩展或患者为后置型视交叉变异,扩展的肿瘤压迫一侧视神经引起该侧中央视力下降甚至失明,对侧视野和视力正常。⑤一侧视力下降对侧颞侧上部视野缺损,由于向上扩展的肿瘤压迫一侧视神经近端与视交叉结合的部位。

因视神经受压,血液循环障碍,视神经逐渐萎缩,导致视力减退。视力减退与视野缺损的出现时间及病情程度不一定平行。

2.垂体激素分泌减少的表现

(1)表现一般较轻,进展缓慢,直到腺体有 3/4 被破坏后,临床才出现明显的腺垂体功能减退症状。但在儿童患者中,垂体激素减少的症状可能较为突出,表现为身材矮小和性发育不全,有时肿瘤影响到下丘脑和神经垂体,血管加压素的合成和排泌障碍引起尿崩症。

(2)出现腺垂体功能减退症时,性腺功能减退约见于 3/4 的患者,其次为甲状腺功能减退症,但以亚临床型甲状腺功能减退症较为多见,如不出现严重应激,肾上腺皮质功能通常正常,但在严重应激时,由于垂体 ACTH 储备不足,可能出现急性肾上腺功能减退。

(3)通常面色苍白,皮肤色素较浅,腋毛、阴毛稀少,毛发稀疏、细柔,男性患者的阴毛可呈女性分布。女性患者闭经、月经稀少,性欲减退,男性除性欲减退、性功能障碍外,尚可出现生殖器官萎缩,睾丸较软。

(4)垂体瘤尤其是大腺瘤易发生瘤内出血,诱发因素多为外伤、放射治疗等。垂体瘤有时可因出血、梗死而发生垂体卒中,其发生率为 5%~10%。垂体卒中起病急骤,表现为额部或一侧眶后剧痛,可放射至面部,并迅速出现不同程度的视力减退,严重者可在数小时内双目失明,常伴眼外肌麻痹,尤以第Ⅲ对脑神经受累最为多见,也可累及第Ⅳ对、第Ⅵ对脑神经。严重者可出现神志模糊,定向力障碍、颈项强直甚至昏迷。有的患者出现急性肾上腺皮质功能衰竭的表现。CT 或 MRI 示蝶鞍扩大。

3.垂体激素分泌增多的表现

由于不同功能腺瘤分泌的激素不同,临床表现各异,相应的垂体激素分泌增多。

4.其他症状

当肿瘤向蝶鞍两侧扩展压迫海绵窦时可引起海绵窦综合征(第Ⅲ、Ⅳ、Ⅴ及Ⅵ对脑神经损害)。损害位于其内侧的眼球运动神经时,可出现复视。一般单侧眼球运动神经麻痹较少见,如发生则提示有浸润性肿瘤侵犯海绵窦可能。第Ⅵ对脑神经因受颈内动脉保护,受损的机会较少。若肿瘤侵犯下丘脑,可出现尿崩症、嗜睡、体温调节紊乱等一系列症状。如肿瘤压迫第三脑室,阻塞室间孔,则引起脑积水和颅内压增高,头痛加剧。

四、辅助检查

1.实验室检查

可根据患者的临床表现选择相应的垂体激素基础值和动态试验。一般应该检查 6 种腺垂体激素,当某一激素水平变化时应检查相应的靶腺或靶器官、组织的激素水平。

2.影像学检查

高分辨率 CT 和 MRI 可显示直径＞2mm 的微腺瘤。极少数高度怀疑垂体瘤而 CT 和 MRI 阴性的病例,可以于岩下窦取血进行肿瘤相对定位。CT 的优点是对骨质显像清楚,能观察周围骨质受肿瘤侵犯和破坏的情况,也能发现肿瘤是否有钙化灶。CT 显示垂体瘤呈等密度或低密度表现,等密度肿瘤通常显影不佳,与正常垂体组织分界不清。MRI 对软组织显影良好,其能更好地显示肿瘤及其与周围组织的解剖关系,是垂体瘤影像学检查的首选。垂体微腺瘤在 MRI 检查 T_1 相多表现低信号或等信号,在 T_2 相为高信号,直接征象为垂体内小结节,间接征象为垂体上缘隆起,垂体高度增加,垂体柄偏斜,鞍底塌陷。垂体大腺瘤在 T_1 相多为等信号,T_2 相呈等信号或高信号,向上生长的肿瘤可有明显的鞍膈切迹,肿瘤向上生长可压迫视交叉和垂体柄,向后上方可压迫脑干,向下可使蝶鞍加深、蝶窦受侵犯,向侧方压迫可浸润海绵窦,大腺瘤内可出现出血或坏死,呈 T_1 相高信号改变,与周围等信号或低信号形成鲜明对比。

3.视力、视野检查

可以了解肿瘤向鞍上扩展的程度。

五、诊断

诊断一般并不困难。根据临床表现、内分泌功能实验室检查和影像学改变一般可做出诊断。但部分微腺瘤,激素分泌增多不显著,激素检测值高出正常范围上限不多,可能较难做出诊断。

六、鉴别诊断

1.颅咽管瘤

最常见的先天性肿瘤,可发生于任何年龄,以儿童和青少年多见,视野缺损不对称,往往先出现颞侧下象限缺损。诉头痛,可出现发育迟缓,性功能障碍,闭经、男性可有性欲减退。下丘脑损害者伴多种下丘脑功能紊乱的表现,如尿崩症、多食、发热、肥胖等。头颅 MRI 呈多种不同信号强度,实质性者 T_1 加权图像为等信号而 T_2 加权图像为高信号。

2.淋巴细胞性垂体炎

多见于妊娠或产后妇女,病因未明,可能是病毒引起的自身免疫性疾病。临床表现有垂体功能减退症和垂体肿块。确诊有赖病理组织检查。

3.视神经胶质瘤

多见于儿童,尤以女孩多见,视力改变常先发生于一侧,视力丧失发展较快,无内分泌功能障碍。

4.异位松果体瘤

多见于儿童及青少年,患者可出现视力减退、双颞侧偏盲,渴感消失、慢性高钠血症等下丘脑功能紊乱的表现。

5.其他

垂体腺瘤还需和另一些伴蝶鞍增大的疾病相鉴别,如空泡蝶鞍综合征、鞍上生殖细胞瘤、垂体转移癌等。

七、治疗

应根据患者的年龄、一般情况、肿瘤的性质和大小、扩展和压迫的情况及以往的治疗、对生育和发育的影响进行综合考虑,并需要多学科包括神经外科、内分泌科、肿瘤外科等协作。主要目的是:①尽可能去除肿瘤组织;②缓解肿瘤引起的占位效应;③纠正肿瘤自主性的高分泌功能,缓解临床表现;④尽可能保持垂体的固有功能,恢复受到影响的激素分泌紊乱,恢复下丘脑-垂体-靶腺之间的自身调节功能;⑤防治肿瘤复发和临床、生化检查无复发。治疗手段主要包括手术治疗、药物治疗和放射治疗3种。除了PRL瘤,垂体肿瘤以经蝶手术治疗为主。垂体大腺瘤和侵袭性肿瘤若手术不能完全切除干净,需辅助放疗和药物治疗。

1.手术治疗

主要为经蝶手术切除,手术的优点是创伤小,并发症少而且轻,住院时间短,术后恢复快,可迅速减轻或解除由肿瘤压迫引起的一系列临床症状。经额手术仅用于少数对经蝶手术有禁忌证的患者。经蝶手术的主要指征为鞍内肿瘤、伴脑脊液漏的肿瘤、垂体卒中、向蝶窦扩张的肿瘤、向鞍上轻度扩张的肿瘤、囊性肿瘤放液后向鞍内塌陷者。手术的并发症较少见,包括一过性尿崩症、垂体激素分泌不足、脑脊液漏、术后出血、脑膜炎和永久性尿崩症。

2.放射治疗

主要用于手术辅助治疗。

(1)主要指征:①手术后肿瘤残余比较大,药物不能控制;②肿瘤于术后复发;③鞍上病变,患者拒绝经额手术;④影像学检查阴性,但临床表现和生化检查明显异常者,也可放射治疗。根据患者的病情,目前有多种放射治疗方法可供不同医疗单位进行选择。

(2)常规放射治疗法:使用^{60}Co治疗机或直线加速器给予垂体肿瘤位置以适当剂量的外照射。该种类高能射线装置完全取代了传统的深部X线治疗机。适用于手术或药物治疗后的辅助治疗及复发病例。标准的设野是等中心三野照射,分割剂量为每次180~200cGy,总剂量45~50Gy。上述条件下脑坏死及视神经损伤发生率相对较低。对PRL腺瘤药物治疗后和GH腺瘤、ACTH腺瘤及无功能垂体腺瘤术后放射治疗均显示出良好控制效果。对放疗后复发再次放疗病例总剂量应控制在100Gy以下并间隔1年以上。

(3)重粒子放射治疗:治疗装置包括α粒子、负π介子、快中子及质子束等回旋加速器。质子束治疗总剂量为35~100Gy,12次照射,2周内完成。由于该类装置价格昂贵,国外应用较多。

(4)立体定向放射外科:γ刀技术将现代影像学、立体定向聚焦和放射治疗巧妙地结合为一体,实现了对病灶的单次大剂量照射。主要适应证为:①直径<10mm的垂体微腺瘤;②直径>10mm的大腺瘤,但视力、视野无明显受损,MRI检查肿瘤和视交叉之间应有3mm以上的距离;③手术残留或肿瘤复发患者;④高龄,身体状况不能耐受手术者。微腺瘤和中小垂体瘤周边剂量应控制在25~30Gy以内,以免治疗后出现视神经损伤及垂体功能低下。垂体大腺瘤,瘤体靠近视交叉者,应确保视神经吸收剂量<10Gy,一般可采取降低视神经周围覆盖曲线,重点治疗远离视交叉的瘤组织。

(5)放射治疗主要并发症:部分或全垂体功能低下。据报道称约50%的放疗患者发生全垂体功能低下。其他一些研究发现35%~45%的患者出现ACTH缺乏,40%~50%的患者出现GnRH缺乏,5%~20%出现TSH缺乏。在放疗前应充分评估垂体功能,在放疗后应密切随访,如果发生垂体功能不全,应及早给予替代治疗。其他的并发症包括视神经和视交叉的放射性损伤,大脑皮质放射性损伤,放射诱发肿瘤等。

3.药物治疗

最常用的药物是多巴胺激动药(溴隐亭、卡麦角林)和生长抑素类似物。前者可在PRL瘤、GH瘤、ACTH瘤,以及(JnRH瘤中使用,但在PRL瘤和GH瘤中使用最多,特别是对PRL瘤,多巴胺激动药卡麦角林是2011年内分泌学会分会临床实践指南(GCS)治疗PRL瘤的首选药物;后者主要用于GH瘤、TSH瘤,以及GnRH瘤。药物治疗是PRL瘤和GH瘤的主要治疗方法,其他肿瘤仅作为辅助治疗。

八、预后

绝大部分为良性肿瘤,预后良好,垂体癌罕见。

第二节 肢端肥大症和巨人症

肢端肥大症与巨人症主要是由于垂体腺瘤持久的分泌过多生长激素(GH)所致。少数病例是由于垂体GH分泌细胞增生或异位GH分泌瘤、GHRH分泌瘤。起病于骨骺闭合之前引起巨人症,在骨骺闭合之后发病导致肢端肥大症,起病于骨骺闭合前延续到骨骺关闭之后则为肢端肥大巨人症。

一、诊断标准

男女发病概率接近,可发生于任何年龄,好发年龄为30~50岁,平均诊断年龄40~50岁。

(一)临床表现

多起病隐匿,起初并无明显自觉症状,待出现外貌改变、功能异常等症状后才寻求诊治。

GH可使蛋白质合成增加、细胞增殖和分化加速,刺激组织增生,由于GH受体广泛分布于皮肤及其附属器、皮下纤维组织、脂肪细胞、骨骼肌细胞、成骨细胞、血管内皮细胞、中层平滑肌细胞以及神经轴突的施万细胞,因此 GH 分泌增加可导致全身组织器官的肥大和广泛的心血管、呼吸、内分泌和代谢病变。

临床表现主要包括 GH/IGF-1 分泌过多引起的生物学效应及肿瘤压迫症状。

GH/IGF-1 分泌过多可引起皮肤软组织增生、面容改变、肢端肥大、骨关节变化。皮肤粗厚,皮脂腺、汗腺分泌亢进。呈现特殊面容:头围增大、头颅皮肤增厚呈沟回状、眉弓和颧骨过长、鼻宽舌大、唇肥厚、下颌增大突出、齿间隙增宽、咬合困难,可有颞颌关节炎、声带变粗厚、发音低沉。手脚粗大、肥厚、手指变粗,不能做精细动作。整体骨骼变大,体重增加,负重关节可见骨刺形成,软骨增生。关节痛是本病的常见症状,主要由于关节软骨增生不均衡,滑膜增生,关节腔狭窄,关节面摩擦受损所致。巨人症于青春期前发病,全身各部分成比例异常增大,成年后渐有肢端肥大症外貌。

GH 和 IGF-1 升高可引起心血管疾病、糖尿病、阻塞性睡眠呼吸暂停、肺疾患、钙磷代谢异常、恶性病变等并发症。心血管疾病为肢端肥大症患者最主要死因之一,表现为高血压,心肌肥厚、心脏扩大,以心室肥大为主,心室腔呈向心性肥大,心室舒张功能障碍,充盈减少,心肌间质纤维增生,冠心病和动脉粥样硬化。GH 能动员周围脂肪的分解,减少体内糖类的利用和氧化,影响肝脏葡萄糖代谢,引起胰岛素抵抗和糖耐量异常。GH 分泌增多引起的舌根肥大、咽喉部黏膜肥厚,下颌骨肥大变形导致上呼吸道阻塞,是患者出现睡眠呼吸暂停的主要原因。GH 促进肾脏合成 1,25-二羟维生素 D_3 合成,增加胃肠钙磷吸收,此外,GH 和 IGF-1 还直接刺激肾小管对磷的重吸收,引起血磷升高,血钙处于正常高限或正常。临床观察到 GH 瘤患者恶性肿瘤的发病率升高,但 GH 和 IGF-1 是否促进肿瘤的发生仍存在争议。

此外,可合并泌乳素(PRL)分泌过多,女性出现月经不调、溢乳、不育,男性则有性欲减退和阳痿。

GH 瘤 75%～95% 为大腺瘤,压迫周围组织,产生头痛、视野缺损等症状。

GH 瘤患者总体病死率是普通人群的 2～4 倍,50% 的患者寿命不到 50 岁,90% 的患者寿命小于 60 岁,平均寿命减少约 10 年。死亡的主要原因为心血管疾病、呼吸道疾病和恶性肿瘤。

(二)辅助检查

1.血 GH、IGF-1 水平

基础 GH 水平比正常升高数倍至数十倍,多在 2.5ng/mL 以上,GH 脉冲分泌峰频率增多 2～3 倍,口服葡萄糖抑制实验中 GH 对葡萄糖无反应或部分抑制。

IGF-1 血浆浓度稳定,单次 IGF-1 测定可帮助判断有无 GH 分泌异常。但是 IGF-1 的正常范围受到性别、年龄、试剂盒和测定方法的影响。IGF-1 升高,与 GH 意义相似,二者是诊断肢端肥大症、监测其病情进展或治疗反应的最重要的生化指标。

2.腺垂体及其靶腺功能测定

可了解垂体其他功能受损情况。

3.影像学检查

下丘脑垂体区 MRI(或 CT 扫描)可见垂体瘤及有无腺瘤鞍外生长,亦可探查异位病变,通过增强 MRI 可发现直径 2mm 的病变,CT 扫描对微腺瘤的敏感性较差,对软组织的空间关系显示也较差,一般仅作为辅助。X 线平片可见全身骨骼过度生长。

4.其他检查

活动期血磷、尿钙、血清碱性磷酸酶增高,常伴糖耐量减退或糖尿病。发现低血糖或血钙显著增高,应考虑 MEN1。

二、治疗

治疗原则是:①去除或破坏肿瘤或抑制其生长,消除压迫症状;②使 GH 和 IGF-1 值降至正常,恢复对 TRH 和 GHRH 的正常反应;③减轻症状、体征及代谢改变;④消除并发症,预防肿瘤复发。

1.手术治疗

对肿瘤伴有视力下降、视野缺损或垂体卒中或伴脑积水、颅内压增高者,应及时手术治疗:可经蝶窦手术或经颅底手术。大多数患者可经蝶窦手术;瘤体较大,尤其是肿瘤向鞍上或鞍外生长,引起视神经严重受压和视力、视野改变等压迫症状时,选择经颅底手术。对伴有继发性肾上腺皮质功能低下的患者,手术前后应给予应激剂量的肾上腺皮质激素。术后基础血浆 GH 应<5μg/L,葡萄糖负荷后血浆 GH 应<2μg/L 可作为治愈标准。

2.放射治疗

多用于身体状况不适合手术及手术未能将肿瘤全部切除的患者。放疗时配合奥曲肽治疗可提高疗效。

3.药物治疗

(1)多巴胺受体激动药:常用的多巴胺受体激动药有溴隐亭、长效溴隐亭、培高利特、麦角乙胺、卡麦角林。抑制 GH 分泌所需剂量大于抑制 PRL,因此治疗肢端肥大症所需剂量大于泌乳素瘤,并且对 GH 及 PRL 水平同时增高者疗效较好。如溴隐亭每天总剂量可达 60mg,培高利特每天剂量可达 3.0mg。如与奥曲肽联合应用,则治疗效果更好。多数患者血 GH 下降50%,随之症状消失,出汗减少,软组织肿胀症状减轻,性功能可有所改善,糖耐量好转。部分患者的 GH 瘤体积缩小。溴隐亭只抑制 GH 的分泌,不破坏肿瘤,停药后 GH 可迅速上升,肿瘤增大,故建议应用溴隐亭治疗的同时给予放射治疗,每年停药一段时间,观察 GH 是否反跳,如无反跳出现,可考虑停药,然后继续观察。

(2)生长抑素类似物:奥曲肽,皮下注射的常用剂量为 50~200μg,每天 3 次,以后根据血 GH 浓度、临床症状、患者耐受性逐渐增加剂量,一般每 4 周增加 50~100μg,最大总剂量不超过每天 1.5mg。治疗 1 周后大多数患者的多汗、头痛、关节痛、疲乏无力及感觉异常等症状有不同程度缓解。皮肤增厚、软组织肿胀、肢端肥大也可改善,垂体大腺瘤可缩小。长效制剂可确保奥曲肽浓度持续维持在较高水平。每 4 周肌内注射 20mg 或 30mg。一般肌内注射 2~3 次后,血 GH 达到稳态。

(3)生长抑素类似物缓释药:生长抑素类似物缓释药兰乐肽较奥曲肽对 GH 有更高的选择性抑制作用,很适合肢端肥大症和巨人症。1 次注射完后,起作用可维持 2 周。一般每 2 周肌内注射 30~90mg,根据血 GH 和 IGF-1 调整剂量。注射后药物释放速率和血药浓度恒定,停药后无反跳现象。醋酸奥曲肽（商品名善龙）是近年来应用于临床的更长效生长抑素类似物，可以每4周注射1次，起始量可用20mg，治疗3个月后剂量应当根据血清GH和生长因子C(IGF-1)的浓度，以及临床症状和体征决定。如果3个月后临床症状和体征，以及生化参数(GH和IGF-1)尚未完全控制(GH>2.5μg/L)，剂量应当增至30mg，每隔4周给药1次。如GH≤2.5μg/L，则继续使用20mg治疗，每4周给药1次。如果使用20mg治疗3个月后，GH的浓度持续低于1μg/L，IGF-1的浓度正常，以及临床上肢端肥大症的可逆症状和体征消失，本品的剂量可降至10mg。鉴于如此低的剂量，要密切观察监测血清GH和IGF-1的浓度，以及临床症状和体征。有研究对比醋酸奥曲肽比兰乐肽的患者耐受性好，但两者在缩小肿瘤体积和降低生长激素分泌方面没有显著差异。由于长效生长抑素类似物的研究进展，甚至有学者建议将生长激素类似物作为肢端肥大症的首选治疗。

对于不适合外科手术、放疗、多巴胺激动药治疗或治疗无效的患者，或在放疗发挥充分疗效前病情处于潜在反应阶段的患者，建议在开始上述使用本品治疗前，先短期使用皮下注射善宁以评估奥曲肽治疗的耐受性和疗效。

(4)衰退期并发腺垂体功能减退，可用激素替代治疗。

三、预防

目前最佳的疾病控制定义为IGF-1水平在年龄矫正后的正常范围，以及随机GH水平<1.0μg/L(采用超敏检测法)，肢端肥大症在手术切除GH分泌瘤后，口服葡萄糖抑制试验GH最低水平<0.4μg/L时可确定为疾病得到控制。

四、预后

手术和放射治疗可获得满意的临床疗效，女性患者甚至可恢复生殖能力。各种治疗可以改善患者的症状和生活质量，但骨骼变化是不可逆的。未得到治疗的肢端肥大症患者的寿命较正常人短。患者常死于心脑血管病、糖尿病并发症及垂体功能衰竭。

第三节 腺垂体功能减退症

垂体或下丘脑的多种病损可累及腺垂体的内分泌功能，当垂体的全部或绝大部分被毁坏后，产生一系列内分泌腺功能减退表现，主要累及的靶腺为性腺、甲状腺及肾上腺皮质，临床上称为腺垂体功能减退症。成人腺垂体功能减退症又称为Simmond病。最常见的病因为产后垂体缺血性坏死(由Harold Leenung Sheehan首次报道，故亦称为Sheehan综合征)及垂体瘤。按发病部位和病因，可将腺垂体功能减退症分为原发性腺垂体功能减退症和继发性腺垂体功能减退症两类，前者又可分为先天性(遗传性)腺垂体功能减退症和获得性腺垂体功能减退症两种。

一、病因与发病机制

腺垂体功能减退症多见于成年（21～40 岁）女性，其病因有：①垂体病变或发育异常致腺垂体激素分泌减少；②下丘脑病变导致腺垂体激素释放激素分泌不足；③下丘脑-垂体的联系（垂体门脉系统）中断，下丘脑促腺垂体激素不能到达腺垂体而引起功能减退。

（一）血管病变造成垂体坏死

血管病变造成的垂体坏死分为产后垂体坏死和非产后垂体坏死两种。

1.产后缺血性垂体坏死

为女性腺垂体功能减退的常见病因，发病机制未明，临床主要分为 2 种情况。

（1）分娩大出血或其他并发症：容易造成垂体坏死与妊娠及分娩时垂体的变化有关，分娩后，垂体增生肥大的因素突然消失，垂体迅速复旧，腺垂体血流量减少。在此种情况下发生周围循环衰竭，腺垂体因缺血而坏死（Sheehan 综合征）。由于神经垂体的血液供应不依靠垂体门脉系统，一般不被累及，但如果缺血严重而持久可同时累及神经垂体而并发尿崩症。分娩时大出血与循环虚脱使腺垂体动脉痉挛而闭塞。这些动脉除有少数分支直接供应垂体外，在垂体柄周围分成微血管，后者进入下丘脑正中隆突和垂体柄，与该处的神经分泌纤维紧密相接，便于下丘脑神经激素进入微血管内；微血管再汇合成垂体门脉系统供应腺垂体。动脉闭塞后，垂体门脉血源供应断绝，而动脉痉挛可能与休克时交感神经兴奋或与使用麦角碱、AVP 或其他缩血管药物有关。

随着现代产科技术的进步，典型而严重的 Sheehan 综合征已经少见，代之以非典型的轻度Sheehan 综合征，而且可以在分娩后数年才发病，如果能排除原发性甲减、甲旁减、糖尿病、多囊卵巢综合征等疾病，那么毛发脱落、乏力、月经稀少或闭经的最大可能是分娩事件遗留下来的腺垂体功能减退症。

（2）弥散性血管内凝血：子痫、胎盘早期剥离、羊水栓塞、感染性休克可引起弥散性血管内凝血（DIC）。垂体最常成为 DIC 的损伤组织而导致坏死，血液循环不易恢复与前述的垂体迅速复旧，血流量减少以及腺垂体血液供应主要依靠垂体门脉而非动脉有关。

2.产后非缺血性垂体坏死

除产后垂体缺血性坏死外，其他血管病变亦可成为腺垂体功能减退的病因，如糖尿病大血管和微血管病变、海绵窦血栓形成、颞动脉炎、颈动脉瘤、抗中性粒细胞胞质抗体（ANCA）性血管炎等。

（二）颅内病变和全身疾病引起非产后腺垂体功能减退症

1.颅内肿瘤

为引起腺垂体功能减退症的另一重要病因，成年人最常见者为垂体瘤，儿童最常见者为颅咽管瘤。其他下丘脑-垂体瘤的扩张性生长、卒中或压迫垂体也可引起本症。

2.空泡蝶鞍综合征

常并发腺垂体功能减退；发生垂体功能减退后，空泡蝶鞍的程度常进一步加重，两者互为因果。

3.颅脑创伤或垂体柄离断

严重颅脑创伤是腺垂体功能减退症的重要原因,称为"颅脑创伤后腺垂体功能减退症"。据报道,28%~69%的颅脑创伤患者可并发程度不等的腺垂体功能减退症,且在急性期伴有高钠血症或低钠血症(AVP 缺乏或 AVP 分泌过多)。腺垂体功能减退症可在颅脑创伤的急性期、恢复期或在颅脑创伤数月至数年后发病。颅脑创伤可引起急性腺垂体大片梗死,或由于垂体柄折断及垂体门脉中断而发病,病变累及垂体柄者常同时并发尿崩症。这些患者大多因颅骨骨折累及颅底或垂体窝,垂体坏死使预后更为严重。幸存者在遇有各种应激时,常发生垂体危象。垂体手术亦可引起腺垂体功能减退,近年开展的立体定位放射手术已经使该并发症明显下降。

垂体柄离断引起垂体柄离断(断裂)综合征导致永久性 GH 缺乏和血清葛瑞林明显升高(下丘脑损害的结果)。因而,高葛瑞林血症可作为垂体柄离断综合征的诊断线索和依据之一。

4.头颈部放射治疗

下丘脑-垂体卒中对放射性特别敏感,头颈部放射治疗后数年常出现腺垂体功能减退症。由于下丘脑受损,而腺垂体功能减退是继发性的,TRH 兴奋后,血 TSH 峰值延迟。放射线通过离子化肿瘤细胞的 DNA 而发挥治疗作用。放射线破坏细胞 DNA 的空间结构或产生自由基,导致细胞死亡,离子型放射线也引起正常神经细胞和神经胶质细胞变性、脱髓鞘和死亡;由于血管变性与内皮细胞死亡改变了血管通透性,引起组织水肿和纤维化。放射治疗所致的下丘脑,垂体损伤可分为早发性和迟发性两类,部分表现为全垂体功能减退,多数表现为 GH 缺乏(32%)、LH/FSH 缺乏(27%)、ACTH 缺乏(21%)或 TSH 缺乏(9%)。

放射性垂体损伤的另一种结局是青春期发育异常,一般可有以下几种表现:①青春期发育提前:属于中枢性性早熟的表现之一;②青春期发育加速:其特点是青春期发育的启动年龄基本正常,但发育和进展的速度加快,女性从乳腺开始发育到月经初潮的时间短于 18 个月,而男性的睾丸体积在 1 年内达到 10mL 以上;③线性生长减慢:青春期发育的启动时间正常,但发育的进展缓慢,其最终身高一般低于预计高度;④青春期发育延迟:放射性损害较重,这些患者除了青春期发育延迟外,以后往往发生低促性腺激素性性腺功能减退症;⑤青春期发育停止;⑥青春期发育的启动时间正常或甚至提前,但发育到达一定阶段后不再进展,这些患者常并发永久性 CHD。

成年女性患者接受大剂量放射治疗后,可并发月经紊乱、继发性闭经、卵巢功能减退、骨质疏松或卵巢早衰;男性患者多出现性欲减退、阴茎勃起障碍、精子数目下降、睾酮水平降低、肌肉消瘦和骨质疏松。放射治疗还可以引起 ACTH、TSH、CH 缺乏及高泌乳素血症,出现相应的临床表现。

5.自身免疫性垂体损害

垂体自身免疫性损害可能存在多种临床情况,有些自身免疫性垂体损伤是全身疾病在垂体的表现。

(1)淋巴细胞性垂体炎:淋巴细胞性垂体炎为垂体的自身免疫性炎症性疾病,部分病例与其他自身免疫性疾病并存。可见于任何年龄,以分娩期女性多见。而非妊娠妇女和男性很少发病。典型者的表现为头痛、突眼(海绵窦炎)、尿崩症、视野缺损和垂体功能减退(ACTH 和

TSH 缺乏,LH、FSH 和 GH 多正常),有时可伴有淋巴细胞性甲状腺炎、Addison 病或恶性贫血。MRI 有较特异表现,有些患者糖皮质激素治疗无效;MRI 显示垂体均匀性增大而肿瘤不典型或伴有自身免疫性疾病时,要注意排除淋巴细胞性垂体炎可能。

(2)免疫球蛋白 G4 相关性系统性疾病:免疫球蛋白 G4 相关性系统性疾病(IgG4 RSD)是近年来新确立的一种自身免疫性疾病,多见于中老年男性;IgG4 RSD 的主要表现为自身免疫性胰腺炎,可伴有唾液腺、肺、肝、胆管、肾、腹膜后等组织的自身免疫性炎症。常合并有漏斗-垂体炎和尿崩症。垂体肥大伴有垂体柄增厚,部分患者合并有肥厚性硬脑膜炎和鼻窦炎。患者对糖皮质激素的反应良好。血清免疫球蛋白 G4 明显升高,受累组织有明显 IgG4 阳性浆细胞浸润。采用补充/替代剂量的糖皮质激素(氢化可的松)对部分患者有效。

(3)新生儿肝炎:为先天性腺垂体功能减退的病因之一,主要表现为甲减和肾上腺皮质功能减退,经补充/替代治疗后,新生儿肝炎可逐渐恢复正常。在临床上,对久治不愈的新生儿肝炎患者要考虑并发腺垂体功能减退症可能。

(4)产后自身免疫性垂体炎:近年发现,有些产妇并无分娩困难、出血、昏厥或感染史,但产后无乳汁分泌,并常伴有厌食、嗜睡、性欲减退、活动能力低下等症状,有的患者以贫血为主要表现。经垂体功能的动态试验证实有轻度腺垂体功能减退症,称为产后自身免疫性垂体炎,其病因未明,可能与垂体自身免疫性病变有关。另一种情况是产后自身免疫性垂体炎合并产后甲状腺炎,两种疾病可同时或先后发作,提示两者在病因上存在联系。

(5)特发性腺垂体功能减退症:部分腺垂体功能减退患者无明确病因可查,一般认为是由于某种自身免疫反应导致垂体退化萎缩所致。

6.垂体感染

微生物感染可通过不同方式使腺垂体受损,垂体脓肿可直接毁坏垂体,颅底脑膜炎可影响下丘脑激素的转运,脑炎可影响下丘脑神经激素的合成与分泌。严重全身性感染(如伤寒)也可引起本症。

7.全身性疾病

可引起腺垂体功能减退症的全身性疾病很多,常见的有:①浸润性病变(如白血病、淋巴瘤、黄色瘤、结节病、血色病等),其中结节病可有广泛下丘脑浸润,而垂体本身并无明显损害;②严重营养不良(如神经性厌食、胃切除或蛋白-热卡营养不良症);③长期而严重的神经症可伴有轻度腺垂体功能减退症;④可卡因相关性垂体功能减退症为血管病变的一种表现,其特点是全垂体功能减退症伴或不伴尿崩症;⑤糖尿病。

(三)下丘脑-腺垂体畸形/发育不良导致腺垂体功能减退

在垂体的胚胎发育过程中,需要许多控制细胞发育的因子参与调节。如果相关的发育因子缺乏即可引起垂体激素缺乏性垂体功能减退症。主要有两种类型,一是调节垂体发育的基因突变或缺失引起腺垂体发育不良和腺垂体激素分泌不足;二是先天性畸形累及下丘脑-垂体。先天性腺垂体发育或结构异常主要见于:①垂体发育不良与垂体不发育;②先天性腺垂体功能减退症伴神经垂体异位可能是先天性腺垂体功能减退症的一种特殊类型。腺垂体功能减退为部分性,多为 GH 和(或)ACTH 缺乏;尿崩症为中枢性。Lukezic 等报道 15 例年龄为 13～38 岁先天性腺垂体功能减退症伴神经垂体异位患者(男 12 例,女 3 例),其中 11 例有多种垂体激素分泌缺陷,4 例为单一性 GHD,无一例患者有口干、多饮和多尿。5 例高渗盐水试验异常,说明这些患者中有相当部分患者伴有亚临床 AVP 分泌障碍和渴感功能的减退。

1.脑中线-视神经发育不良症

脑中线-视神经发育不良症(SOD)亦称 deMorsier 综合征,属于罕见的先天性发育异常性疾病。临床上以脑中线发育异常、视神经发育不良和下丘脑-垂体发育障碍三联征为特征。该综合征首次报道于 1941 年,发病率占活婴的 1/10000。

多数 SOD 病例为散发性,家族性者少见。近年发现,同源框基因 Hesx1 和 SOX2 突变产生 SOD 表型,HESX1(OMIM 601802)基因纯合子突变(常染色体隐性遗传)或杂合子突变(常染色体显性遗传)。SOX2 突变引起下丘脑性低促性腺激素性腺功能减退症(GnRH 缺乏所致)和眼发育障碍(如无眼、小眼等),即无眼-食管闭锁-生殖器异常综合征。目前鉴定了 13 个不同的突变位点,导致胚胎第 4～6 周前神经板形态发生和前脑发育不良。但是,Hesx1 和 SOX2 突变仅能解释小部分病例的病因,其他相关基因突变有待研究。

视神经发育不良是患者就诊的主要原因,发生率约 70%,突出表现是视力减退和眼球震颤。中枢神经中线异常主要包括胼胝体不发育、小脑发育不全、脑裂、透明隔缺如等。MRI 可见脑组织形态异常、部分脑结构缺乏和神经垂体异位(75%～80%)。检查可见脑电图异常,严重患者可能存在癫痫、偏瘫、智力障碍等。临床表现具有显著的异质性,主要包括双侧视神经发育不良、眼球震颤、躯体发育延迟、神经和下丘脑-垂体发育障碍(如垂体细小神经垂体异位、垂体柄变薄或缺乏、空泡蝶鞍等),垂体激素缺乏较常见,是先天性垂体功能减退的最主要原因。垂体激素缺乏相当常见(62%～80%),按照发生频率依次为 GH 缺乏(85%)、ACTH 缺乏(48%)、TSH 缺乏(33%)、LH/FSH 缺乏(8%)。儿童期出现者症状重,偶尔发生垂体功能减退症危象。但一般症状不明显,多数需要用动态试验才能确诊。

2.其他临床综合征

除 HESX1 与 SOX2 外,引起脑结构发育障碍、躯体畸形和复合型垂体激素缺乏(CPHD)的发育因子还有 LHX3(颈项短小与强直)、LHX4(小脑发育异常)、OTX2(小眼-无眼)、SOX3(智力障碍)、TBCE(甲旁减-精神迟钝-同质异型)、PITX2、pit1、PROP1、XIX6、POUIF1、TBX19 等。引起单基因表达的发育因子有 GH1、GHRHR、GnRHR1、TBX19(TPIT)、PMOC、TSHβ、HRHR、LHβ/FSHβ 等。这些发育因子突变导致单一垂体激素缺乏,而其他激素的合成与分泌正常。此外,约半数患者伴有神经垂体异位。少数病例存在两种或更多的致病因素。

(1)发育调节因子突变:主要见于:①KAL-1 突变(FSH 和 LH 缺乏);②Laurence-Moon 综合征(FSH 和 LH 缺乏);③Prader-Willi 综合征(FSH 和 LH 缺乏)。

(2)激素受体突变:主要有:① ACTH 受体(ACTH 缺乏);②GHRH 受体(GHD);③GnRH 受体(FSH 和 LH 缺乏症);④瘦素受体和黑皮素受体(LH 和 FSH 缺乏症)。

(3)转录因子突变:参与垂体发育的转录因子很多,这些转录因子突变可导致腺垂体功能减退症:①pit-1 基因突变:导致先天性 GH、PRL 和 TSH 缺乏,其特点是垂体正常或萎缩;②腺垂体特异性配对的同型结构域转录因子-1(Prop-1)基因突变:引起多种腺垂体激素(GH、TSH、PRL、LH 和 FSH)缺乏,MRI 可发现蝶鞍高度下降、容积缩小(或正常),有时明显增大或伴神经垂体异位;③DAX1 突变:导致肾上腺发育不良和 LH 与 FSH 缺乏;④T-Pit 突变:引起 ACTH 缺乏所致的继发性肾上腺皮质功能减退症,患者伴有肥胖,毛发可变为红色;⑤秃顶-神经缺陷-内分泌病综合征(ANE 综合征)是新近鉴定的一种常染色体隐性遗传性综合征,病因与核糖体合成相关蛋白 RBM28 突变有关。除男性乳腺发育外,主要表现为复合型垂体激素(GH、LH、FSH、ACTH、TSH、PRL 等)缺乏(CPHD),其他临床特征包括皮肤损害(秃顶、面部多发性皮肤痣、皮肤囊肿、皮肤色素沉着)、先天性神经发育缺陷、智力障碍、进展型运动功能障碍、牙齿异常。

二、诊断标准

腺垂体功能减退起病缓慢,临床症状较轻时常常被忽视,因此凡有引起腺垂体功能减退症原发疾病者,如下丘脑/垂体肿瘤、颅面部发育异常、颅脑炎症性病变、颅脑创伤或手术、空泡蝶鞍综合征和既往有围产期相关大出血或血压改变等患者,都应进行腺垂体功能减退症的筛查。

腺垂体功能减退症的诊断主要依据临床表现、血中激素水平测定和腺垂体功能试验。如靶腺激素水平降低而垂体促激素水平正常或降低可以确诊为腺垂体功能减退症,对轻症患者可行腺垂体功能试验协助诊断。

(一)临床表现

1.垂体-靶腺轴功能减退症候群

本症的临床表现取决于各种腺垂体激素减退的速度及相应靶腺萎缩的程度。一般生长激素(GH)及 PRL、促性腺激素缺乏最早表现;其次为促甲状腺激素(TSH)、促肾上腺皮质激素(ACTH)缺乏。

(1)促性腺激素和泌乳素分泌不足症候群:产后无乳,乳腺萎缩,长期闭经与不育为本症的特征。毛发常脱落,尤以腋毛、阴毛为明显,眉毛稀少或脱落。男性胡须稀少,伴阳痿。性欲减退或消失,如发生在青春期前可有第二性征发育不全。女性生殖器萎缩,宫体缩小,会阴部和阴部黏膜萎缩,常伴阴道炎。男性睾丸松软缩小,肌力减退。

(2)促甲状腺激素分泌不足症候群:属继发性甲状腺功能减退,但临床表现较原发性甲状腺功能减退轻,患者常诉畏寒,皮肤干燥而粗糙,较苍白、少光泽、少弹性、少汗等。较重病例可有食欲减退、便秘、精神抑郁、表情淡漠、记忆力减退、行动迟缓等。心电图示心动过缓、低电压、心肌损害、T 波平坦、倒置等表现。

(3)促肾上腺皮质激素分泌不足症候群:患者常有极度疲乏,体力软弱。有时厌食、恶心、呕吐、体重减轻、脉搏细弱、血压低。重症病例有低血糖症发作,对外源性胰岛素敏感性增加。肤色变浅,由于促肾上腺皮质激素——促脂素(ACTH-β LPH)中黑色素细胞刺激素(MSH)减少所致,故与原发性肾上腺皮质功能减退症的皮肤色素沉着不同。

(4)生长激素(GH)不足症候群:成人症状较为复杂,儿童可引起生长障碍。

(5)垂体内或其附近肿瘤压迫症候群:最常见者为头痛及视神经、视交叉受损引起偏盲甚至失明等。MRI 示蝶鞍扩大,床突被侵蚀与钙化点等病变,有时有颅压增高症候群。垂体瘤或垂体柄受损,由于多巴胺作用减弱,PRL 分泌偏高。

2.病史采集及体检

有视野颞侧偏盲伴头痛者常是鞍区占位病变;有突发头痛伴恶心、呕吐史者可能是垂体瘤卒中;有糖尿病伴高龄者可能是血管病变;有产后大出血病史者常是希恩综合征。

3.较少见的表现

儿童可有生长发育障碍;老年人可因纳差伴乏力和低血钠而确诊;部分病例可同时伴有尿崩症。

4.垂体危象

在全垂体功能减退的基础上,各种应激如感染、败血症、腹泻、呕吐、失水、饥饿、寒冷、急性心肌梗死、脑血管意外、手术、外伤、麻醉使用镇静药、安眠药、降糖药以及靶腺激素替代治疗中断等均可诱发垂体危象。临床呈现:①高热型(>40℃);②低温型(<30℃);③低血糖型;④循环衰竭型;⑤水中毒型;⑥混合型。各种类型可伴有相应的症状,突出表现为消化系统、循环系统和神经精神方面的症状,诸如高热、循环衰竭、休克、恶心、呕吐、头痛、神志不清、谵妄、抽搐、昏迷等严重垂危状态。

(二)辅助检查

可疑患者需进行下丘脑-垂体-靶腺激素测定,兴奋试验将有助于了解靶腺激素的储备及反应性,可明确病变部位(下丘脑或垂体)。对于下丘脑-腺垂体的病变可用 MRI 辨别,行鞍区薄层扫描加动态增强更为精确。

1.下丘脑-垂体-性腺轴功能检查

女性主要测定血 FSH、LH 及雌二醇;男性测定血 FSH、LH 和睾酮。黄体生成激素释放激素(LHRH)兴奋试验可协助定位诊断,如静脉注射 LHRH $100\sim200\mu g$ 后于 0 分钟、30 分钟、45 分钟、60 分钟抽血测 FSH、LH,正常多在 $30\sim45$ 分钟时出现高峰。如 FSH、LH 虽有升高,但反应较弱或延迟提示病变在下丘脑,如无反应,提示为腺垂体功能减退。

2.下丘脑-垂体-甲状腺轴功能检查

T_3、T_4、FT_3、FT_4、TSH 均低于正常,如疑为下丘脑病变所致时,需作 TRH 兴奋试验。

3.下丘脑-垂体-肾上腺皮质轴功能检查

24 小时尿 17-羟皮质类固醇,游离皮质醇及血皮质醇均低于正常,血 ACTH 可降低。CRH 兴奋试验有助于确定病变部位,垂体分泌 ACTH 功能正常者,静脉注射 CRH 后,15 分钟 ACTH 可达高峰,垂体 ACTH 分泌功能减退者此反应减退或无反应。

4.下丘脑-垂体-生长激素轴功能检查

80% 以上的患者 GH 储备降低。但正常人 GH 的分泌呈脉冲式,有昼夜节律,且受年龄、饥饿、运动等因素的影响,故一次性测定血清 GH 水平并不能反映 GH 的储备能力。胰岛素耐受性试验(ITT)是诊断 GH 缺乏的"金标准",但对于 60 岁以上,且存在心、脑血管潜在疾病的患者不宜采用。生长激素释放激素(GHRH)兴奋试验可助明确病变部位。

5.鞍区磁共振(MRI)薄层扫描加动态增强检查

对鞍区占位病变最具诊断价值。CT 对鞍区疾病的诊断价值不大。必要时加做眼底、视力和视野检查。可行 DXA 骨密度检查了解骨质疏松症情况。

（三）鉴别诊断

1.神经性厌食

多为年轻女性，主要表现为厌食、消瘦、精神抑郁、固执、性功能减退、闭经或月经稀少、第二性征发育差、乳腺萎缩、阴毛及腋毛稀少、体重减轻、乏力、畏寒等症状。内分泌功能除性腺功能减退较明显外，其他垂体功能正常。

2.多靶腺功能减退

如 Schimidt 综合征患者有皮肤色素加深及黏液性水肿，而腺垂体功能减退者往往皮肤色素变淡，黏液性水肿罕见，腺垂体激素升高有助于鉴别。

三、治疗原则

（一）营养及护理

患者宜进高热量、高蛋白及富含维生素膳食，还需提供适量钠、钾、氯，但不宜过度饮水。尽量预防感染、过度劳累与应激刺激。

（二）靶腺激素替代治疗

成人全腺垂体功能减退症患者大多数宜用靶腺激素替代治疗，即在糖皮质激素和 L-T$_4$ 替代治疗的基础上，男性加用睾酮治疗，女性加用雌激素和孕激素治疗，如需维持生育功能者应改为 HCG、HMG 或 HCG 加 FSH 治疗。

1.糖皮质激素替代治疗

最为重要，且应先于甲状腺激素的补充，以免诱发肾上腺危象。糖皮质激素的剂量应个体化，服法应模仿生理分泌，如每日上午 8 时服全日量 2/3，下午 4 时服 1/3 较为合理。随病情调节剂量，如有感染等应激时，应加倍口服。危象及严重应激时可静脉用糖皮质激素。

2.甲状腺激素替代治疗

需从小剂量开始，如用干甲状腺片，从小剂量开始，每日 10～20mg 起始，每 2～3 周增加 20mg；如用 L-T$_4$，起始每日 12.5～25μg，每 2～3 周增加 25μg，均需在测定甲状腺功能后调整剂量，直至甲状腺功能正常。对年老、心脏功能欠佳者，如立即应用大剂量甲状腺激素，可诱发心绞痛，对同时有肾上腺皮质功能减退者应用甲状腺激素宜慎重，需同时补充小量糖皮质激素及甲状腺激素。

3.性激素替代治疗

育龄期妇女，病情较轻者需采用雌孕激素联合人工月经周期治疗。可每天口服乙烯雌酚 0.5～1.0mg 或炔雌醇 0.02～0.05mg，连续服用 25 天，在最后 5 天（21～25 天），每天同时加用甲羟孕酮（安宫黄体酮）6～12mg 口服，或每天加黄体酮 10mg 肌内注射，共 5 天。在停用黄体酮后，可出现撤退性子宫出血，周期使用可维持第二性征和性功能。必要时可用人绒毛膜促性腺激素（HCG）以促进生育。如下丘脑疾病引起者还可用 LHRH（以微量泵作脉冲式给药）和氯米芬，以促进排卵。男性患者可用十一酸睾酮 250mg 每月肌内注射 1 次。可改善生育，促进第二性征发育，增强体力。亦可联合应用 HMG 和 HCG 以促进生育。

4.生长激素替代治疗

1996 年美国 FDA 正式批准基因重组人生长激素（rhGH）用于治疗成人生长激素缺乏症

（AGHD）。但 GH 替代治疗剂量尚无统一的标准，具有高度个体化特点。目前有限资料提示 rhGH 能使 AGHD 患者生活质量、骨密度显著改善及降低心血管疾病危险因素，但 GH 治疗是否会导致肿瘤的复发及恶性肿瘤的发生目前仍无太多循证医学证据。

（三）垂体危象处理

1.补液

快速静脉注射 50% 葡萄糖溶液 40～60mL，继以 10% 葡萄糖生理盐水滴注，以抢救低血糖症及失水等。液体中加入氢化可的松，每日 200～300mg，或用地塞米松注射液作静脉或肌内注射，亦可加入液体内滴入，以解除急性肾上腺皮质功能减退危象。

2.周围循环衰竭及感染

有循环衰竭者按休克原则治疗，有感染败血症者应积极抗感染治疗。

3.低温或高热

低温与甲状腺功能减退有关，可用热水浴疗法，电热毯等使患者体温逐渐升至 35℃ 以上，并给予小剂量甲状腺激素。高热者用物理降温法，并及时去除诱发因素，慎用药物降温。

4.水中毒

可口服泼尼松 10～25mg 或氢化可的松 40～80mg，以后每 6 小时用 1 次。不能口服者静脉用氢化可的松 50～200mg（地塞米松 1～5mg）。

5.禁用或慎用药物

禁用或慎用吗啡等麻醉剂、巴比妥安眠剂、氯丙嗪等中枢神经抑制剂及各种降血糖药物，以防止诱发昏迷。

四、预后

轻者可带病延至数十年，但常呈虚弱状态。轻症患者经适当治疗后，其生活质量可如正常人。重症患者通常因重度感染等严重应激危及生命。

恰当的靶腺激素替代治疗可以提高腺垂体功能减退症患者的生活质量，但除了 IGF-1 可以作为可靠的生物学指标来检测 GH 替代治疗的疗效外，大多数激素没有可靠的生物学指标来检测、指导替代治疗，只能根据测得的激素水平、临床症状来评估替代治疗是否恰当。

第四节　原发性甲状腺功能亢进症

甲状旁腺功能亢进症（甲旁亢）可分为原发性、继发性、三发性和假性 4 类。原发性甲状旁腺功能亢进症（PHPT；简称原发性甲旁亢）是由于甲状旁腺本身病变引起的 PTH 合成和分泌过多。继发性甲旁亢是由于各种原因所致的低钙血症刺激甲状旁腺，使之增生肥大，分泌过多 PTH 所致，见于肾病、骨质软化症和小肠吸收不良或维生素 D 缺乏与羟化障碍等疾病。三发性甲旁亢是在继发性甲旁亢的基础上，由于腺体受到持久刺激，部分增生组织转变为腺瘤伴功能亢进，自主分泌过多的 PTH，常见于慢性肾病和肾脏移植后。假性甲旁亢是由于某些器官，如肺、肝、肾和卵巢等的恶性肿瘤,分泌类 PTH 多肽物质或前列腺素、破骨性细胞因子等致血钙增高,而患者的血清 PTH 正常或降低。

原发性甲旁亢的年自然发病率 2.5～3.0/10 万。据血钙测定的筛查结果,本病的发病率为就诊人数的 0.1％,而采用血钙筛查后的年发病率较前增加了 4 倍。女性多于男性,约 2∶1～4∶1。60 岁以上的女性明显高于其他年龄组。发病高峰 30～50 岁,但也可见于幼儿和老年人。尸检发现,7％的老年人有甲状旁腺结节或腺瘤,颈部放射治疗史者的发病率增至 4％～11％。通常,原发性甲旁亢呈散发性,偶尔呈家族性或为多发性内分泌肿瘤(MEN)综合征的一种表现。

一、病因、病理和病理生理

(一)部分遗传性原发性甲旁亢的病因已经阐明

大多数原发性甲旁亢的病因尚不完全明了,目前的研究主要集中在家族性原发性甲旁亢的致病基因搜寻方面,包括 MEN-1、MEN-2 和家族性甲旁亢并下腭肿瘤等。现已发现甲状旁腺腺瘤细胞有多条染色体变异,11 号染色体转位时,PTH 基因的调节区失活,因而使 cyclin D1(PRAD1)过表达。颈部放疗与甲状旁腺腺瘤也有一定关系。一些甲状旁腺腺瘤患者的维生素 D 受体基因功能明显降低,表达量减少。

1.散发性甲状旁腺腺瘤

甲状旁腺腺瘤(癌)的病因主要与 PTH 分泌细胞的某些基因突变有关,肿瘤抑制基因缺失使细胞凋亡被抑制,细胞过度生长;经克隆性扩张而形成腺瘤。甲状旁腺腺癌的发展迅速,血钙明显升高且对一般治疗无反应。异位甲状旁腺腺瘤罕见,但可导致长期漏诊或误诊。甲状旁腺腺瘤可异位至前纵隔、后纵隔、胸骨后或舌下等处。部分散发性甲状旁腺腺瘤(癌)具有较强的遗传背景。例如在葡萄牙裔家系中,有些患者合并有甲状旁腺腺瘤或腺癌,致病基因(1q22-q31)第 3 号外显子 Val184Glu 突变、抑癌基因缺失(包括视网膜母细胞瘤、遗传性乳腺癌和甲状旁腺肿瘤)或杂合性缺失(LOH),称为常染色体显性家族遗传性散发性原发性甲旁亢。

2.MEN-1

为 memn 突变所致,可同时或先后发生多个内分泌腺(甲状旁腺、腺垂体、胰岛等)肿瘤,95％以上的 MEN-1 患者最终发生甲状旁腺腺瘤或增生。与散发性原发性甲旁亢不同的是,遗传性原发性甲旁亢更易出现高胃泌素血症和顽固性消化性溃疡。甲状旁腺腺瘤亦可见于 MEN-2a(RET 基因突变所致的甲状腺髓样癌、嗜铬细胞瘤和甲状旁腺腺瘤)中。偶尔,原发性甲旁亢亦见于遗传性原发性甲旁亢-颌骨肿瘤综合征、Wilm 综合征或多囊肾。MEN-1 肿瘤来源于内分泌腺、神经内分泌细胞或非内分泌腺组织。甲状旁腺肿瘤是 MEN-1 的最主要组分,甲状旁腺病变常见而首发,可为增生或腺瘤,目前无腺癌报道。MEN-1 中的甲旁亢的临床表现与一般原发性甲旁亢相同,但往往 4 个甲状旁腺同时受累,虽为良性病变,手术切除后却易复发。

3.家族型甲状腺髓样癌伴原发性甲旁亢

见于各种年龄,好发于中年患者,女性多于男性;甲状腺髓样癌常为双侧性、多发性病变,可分为 3 种类型：① MEN-2A 包括甲状腺髓样癌、嗜铬细胞瘤及甲状旁腺功能亢进症；②MEN-2B 包括甲状腺髓样癌、嗜铬细胞瘤及黏膜神经瘤；③与 MEN 无关的家族类型甲状腺髓样癌伴原发性甲旁亢。

在 MEN-2A 中，多数首先出现甲状腺髓样癌，病变为多灶性，血清降钙素明显升高。如果分泌其他肽类激素如前列腺素和血管活性肠肽，则有腹泻、腹痛和颜面潮红等临床表现。

4.1 型多发性神经纤维瘤病伴原发性甲旁亢

是一种因神经嵴细胞异常导致的多系统损害性常染色体显性遗传病，1 型患者可伴有原发性甲旁亢。但与散发性原发性甲旁亢相比，患者更容易出现骨软化症。多发性神经纤维瘤病伴甲状腺髓样癌可能是 MEN-2B 的特殊类型。

5.自身免疫性原发性甲旁亢

钙受体基因缺失的纯合子患有新生儿重症原发性甲旁亢，杂合子表现为家族性低尿钙性高钙血症（FHH），而功能获得性突变导致家族性高尿钙性低钙血症。Kifor 等报道的 4 例病例中，有的表现为 PTH 依赖性高钙血症，有的却患有低尿钙症，或合并有过敏型肠炎或淋巴细胞性甲状腺炎。但事实上，所有病例均因抗钙受体抗体所致，只是抗体所起的作用不同（刺激下抗体或抑制性抗体）而已，因而又有人称之为自身免疫性低尿钙性高钙血症（AHH）。有的患者存在自身免疫性多内分泌腺病综合征表现，伴有银屑病、成年性哮喘、Coomb 阳性溶血性贫血、类风湿关节炎、眼色素层炎、类天疱疮、硬化性胰腺炎、自身免疫性垂体炎/尿崩症等。

（二）原发性甲旁亢分为腺瘤/增生/腺癌三种病理类型

1.甲状旁腺腺瘤

多为单个腺瘤（＞80％），极少数（1％～5％）有 2 个或 2 个以上的腺瘤，偶尔为腺癌；6％～10％为异位（胸腺、甲状腺、心包膜或食管后）腺瘤。腺瘤大小相差悬殊（100mg～60g），常伴有囊性变。血清钙及 PTH 不高。光镜下，瘤细胞呈团簇样生长（Diff-Quik 染色），细胞均一，胞质中嗜曙红颗粒丰富。Papanicolaou 染色可见胞质的细小颗粒、核圆居中，核仁显著。电镜下，腺瘤由透亮主细胞、过渡型嗜酸细胞及嗜酸细胞构成，存在脂肪细胞及脂肪小滴。当手术发现为多个甲旁腺病变时，应探查所有的甲状旁腺，排除遗传性综合征可能。研究发现，多数甲状旁腺腺瘤和甲状旁腺增生为单克隆性病变，20％～40％的腺瘤伴有周期蛋白 Dl 过表达，8％伴有周期蛋白 D1 基因（CCND1）易位，25％～40％伴 MEN-1（menin）基因丢失，约半数伴有其他基因失活性突变（如 HRPT2）。

2.甲状旁腺增生

多发性甲状旁腺病/增生的病因未明，患者不存在刺激甲状旁腺增生的因素（如血钙降低或维生素 D 缺乏）。与甲状旁腺腺瘤不同的是，甲状旁腺增生为多克隆性。有的原发性甲旁亢类型的血清钙正常而血 PTH 升高，但找不到继发性甲旁亢的依据，估计是由于甲状旁腺原发性透明细胞或主细胞增生所致。所有腺体均受累，但可以某个腺体增大为主。手术至少要活检 1 个以上的腺体，若第 2 个腺体也有病变，则能确立原发性增生的诊断；相反如第 2 个腺体正常，则增大的腺体多为腺瘤。

3.甲状旁腺腺癌

少见（约 1％），坚硬，呈灰白色，可有包膜和血管浸润或局部淋巴结和远处转移，喉返神经、食管及气管常遭侵犯。癌细胞均一、被纤维小梁分隔成叶状,内有包囊和血管,有丝分裂明显。细胞多形性,核大,深染,呈退行性肉瘤样生长(HE 染色)。甲状旁腺癌可分为功能性和非功能性两类,非功能性甲状旁腺癌患者的血钙与 PTH 正常,可能与肿瘤的 PTH 合成与分泌机制障碍或产生大量 PTH 原或前 PTH 原有关。

(三)PTH 分泌增加/钙受体表达下调/FGF23 增多引起病理性骨吸收

病理性骨吸收时,血 ALP 增加是由于 PTH 过多、破骨细胞与成骨细胞活性增强和骨转换升高所致,但由于骨特异性 ALP 所占比例较小,不少患者的血 ALP 正常。骨骼改变以骨吸收增加为主,但在病变的早期或损害较轻时可表现为骨质疏松或骨质疏松伴骨质软化,后者的发生很可能与钙和 VD 不足有关。PTH 抑制肾小管重吸收碳酸氢盐,尿呈碱性。肾脏生成 $1,25\text{-}(OH)_2D$ 增高伴肠钙吸收增多,形成肾石。高氯性酸中毒使血游离钙增加,加重高钙血症,同时也增加骨盐的溶解和骨吸收。

1.PTH 分泌增加

主要特点是相对性的不适当 PTH 分泌,表现为高血钙对大多数腺瘤无抑制作用或 PTH 分泌的钙调定点改变,使抑制 PTH 分泌所需的钙浓度比正常人高得多,引起骨转换增加和骨皮质骨密度低下;在很高 PTH 浓度时,引起骨膜下骨吸收和囊性变("棕色瘤"和"纤维囊性骨炎")。过多的 PTH 不但使骨钙溶解释放入血,也使肠吸收钙加强,导致血钙升高。当血钙浓度超过肾阈值时,从肾小球滤过的钙增多,尿钙排出增加。虽然 PTH 能促进远端肾小管对钙的重吸收,但由于钙滤过负荷增高,同时 PTH 抑制近端肾小管对磷的重吸收,仍出现高尿钙、高尿磷及低血磷状态。PTH 增加引起骨组织的骨重建周期缩短,重建部位和重建腔隙加大,骨的代谢转换加快,故出现皮质骨多孔和骨量下降。骨的净吸收主要发生在皮质骨内层,而骨的净获得主要见于小梁骨。因此,局部的矿化骨量可正常、降低或增加。早期的骨量丢失主要发生于骨皮质,而以骨松质为主的脊椎骨密度仍可正常。

在过多 PTH 的作用下,开始的血浆和细胞外液离子钙升高仅为间歇性,随后可发生严重而持续性高钙血症。血钙过高还可导致迁徙性钙化(如软骨、关节滑膜、肌腱、韧带、角膜、心肌、动脉壁和胃黏膜等处),引起关节疼痛等症状。高浓度钙离子刺激胃泌素分泌,胃酸分泌增加,形成多发性胃十二指肠溃疡;高钙血症激活胰蛋白酶原,引起胰腺自身消化和氧化应激反应,导致急性胰腺炎。

2.钙受体表达下调

骨和肾脏及肠管组织均表达高水平的钙受体(CaR)。甲状旁腺的 CaR 作用是:①抑制 PTH 分泌;②抑制 PTH 基因表达;③抑制甲状旁腺细胞增生。肾脏 CaR 的作用是:①近曲小管 CaR 拮抗 PTH,引起磷利尿;②抑制 NaCl 重吸收;③抑制 Ca^{2+} 和 Mg^{2+} 重吸收;④抑制 AVP 介导的水重吸收。原发性甲旁亢患者的这些组织钙受体表达均明显减少,可能是 PTH 升高后钙受体降调节的结果。能激活并抑制 PTH 分泌的拟钙化合物能调节钙受体功能,降低血钙和血 PTH 水平,抑制 PTH 细胞增生,提高骨密度。

3.FGF23 增高

FGF23(排磷素)是调节磷和维生素 D 代谢的重要因子。摄入磷过多或应用维生素 D 后,血清 FGF23 升高,并通过尿排磷增加防止血磷升高和维生素 D 中毒。当 PTH 升高或肾功能减低时,血 FGF23 水平增高。FGF23 在存在辅因子 klotho 的情况下,与受体结合后诱导尿磷排泄,并抑制软组织钙化和肾脏 1,25-$(OH)_2D$ 的合成。FGF23 还直接作用于甲状旁腺,抑制 PTH 合成与分泌。慢性肾病时,虽然 FGF23 升高,但不能抑制 PTH 分泌,也不能促进磷排泄,呈现 PTH 对 FGF23 的抵抗状态,其原因是增生的甲状旁腺不能表达足够的 klotho-FGFR1 复合物。

二、临床表现

起病多缓慢,80%～85%的患者没有明显的临床症状,有症状者 50%为绝经后妇女。原发性甲状旁腺功能亢进症的临床表现与血钙升高的程度与速度有关。主要表现在骨骼和泌尿系统,包括广泛性骨吸收、多发性肾结石和消化性溃疡等。

1.高钙血症症状

高血钙引起的表情淡漠、嗜睡、抑郁、注意力不集中、记忆力减退等精神异常;软弱、无力等神经、肌肉系统症状;恶心、便秘、食欲缺乏、腹胀腹痛、消化性溃疡、胰腺炎等消化系统症状;另外,高钙血症可引起心动过缓、Q-T 间期缩短、高血压等心血管症状等。严重高钙血症可引起高钙危象,常见于恶性肿瘤所致高血钙,常因急性心力衰竭或肾衰竭而猝死。临床上,当血钙≥3.75mmol/L 必须做高血钙危象处理。

2.泌尿系统症状

长期高血钙可影响肾小管浓缩功能,患者可出现多尿、多饮、腰痛、泌尿系统结石、肾脏钙化等。反复泌尿系统结石或肾脏钙化表现为肾绞痛、血尿等,易合并泌尿系统感染,诊断或治疗不及时可导致肾功能损害。

3.骨骼病变

高 PTH 致骨转换亢进引起的骨关节症状如广泛骨关节疼痛(伴明显压痛,多从下肢和腰部开始逐渐发展到全身)、骨骼广泛脱钙、骨膜下吸收(为甲状旁腺功能亢进症可靠征象,常发生于指骨,骨皮质呈不规则锯齿样或花边状)、骨囊性变(易发生在掌骨、肋骨、下颌骨、骨盆骨等处,局限性膨隆并有压痛)、破骨细胞瘤(又称棕色瘤,为甲状旁腺功能亢进症特异表现,当甲状旁腺功能亢进症病因去除后可消失)、病理性骨折(常见于四肢长骨、肋骨、脊椎骨、锁骨、骨盆骨)、骨质疏松、颅骨颗粒状高密度影及其他软组织钙化等。严重者可有骨畸形,如肩关节下垂、驼背、"鸡胸"及骨盆三叶草畸形等。

4.其他

血钙过高可导致迁移性钙化,钙在软组织沉积,引起非特异性关节痛,多累及手指关节或近段指间关节。异位钙化也可致眼角膜病、结膜及鼓膜钙化等。重症患者可出现贫血,因骨髓组织为纤维组织填充所致。

三、诊断

(一)可疑诊断标准
有以下因素者需高度怀疑原发性甲状旁腺功能亢进症。

(1)原因未明的骨质疏松或病理性骨折,尤其伴有骨膜下骨皮质吸收或牙槽骨板吸收或长骨、肋骨棕色瘤者。

(2)反复发生的泌尿系结石。

(3)不明原因的消化性溃疡、便秘和胰腺炎者。

(4)伴有口渴、多尿和骨痛的精神异常者。

(5)阳性家族史或新生儿手足搐搦症者的母亲。

(6)长期应用抗惊厥药或噻嗪类利尿药有高钙血症者。

(二)诊断步骤

1.定性诊断

主要依赖生化(高血钙、低血磷和高尿钙、磷)和血 PTH 检测。如有典型的甲状旁腺功能亢进症生化改变,但血 PTH 水平偏低,应警惕与恶性肿瘤相关的 PTH 相关肽(PTHrP)引起的高血钙。

2.定位诊断

对手术治疗相当重要,^{99m}Tc MIBI 扫描显像,诊断符合率为 82％～94％,是最理想的定位诊断手段,但检查前需注意口服甲状腺激素(如 L-T$_4$)或碘剂 5～7 天,封闭甲状腺的放射性核素摄取功能。其他可选用:①颈部高分辨率超声检查:诊断正确率约 80％;②放射性核素检查:包括^{125}I 和^{75}Se 蛋氨酸计算机减影技术、^{99m}Tc 和^{201}Tl 双重放射性核素减影扫描;③颈部和纵隔 CT 扫描:对颈部的病变甲状旁腺定位意义不大,但可用于除外纵隔病变;④选择性甲状腺静脉取血测 iPTH:血 iPTH 的峰值点反映病变甲状旁腺的位置,增生和位于纵隔的病变时,双侧甲状腺上中下静脉血的 iPTH 值常无明显差异。此项检查虽为创伤性检查,但特异性强、操作亦不复杂,定位诊断率达 70％～90％。至于选择性甲状腺动脉造影由于动脉造影可能发生严重的并发症,已多数不被采用。

四、鉴别诊断

(一)高钙血症

临床常见高钙血症鉴别要点。

1.肿瘤

常见于肺、肝、甲状腺、肾、肾上腺、前列腺、乳腺和卵巢恶性肿瘤,主要通过溶骨性转移或分泌 PTH 相关蛋白质(PTHrP)、前列腺素和破骨细胞刺激因子等引起高钙血症,并非甲状旁腺本身病变引起。其特点是血钙显著升高而 PTH 水平正常或降低,通常有原发肿瘤的特征性表现。多见于老年人,疾病进展快。

2.多发性骨髓瘤

主要为局限性溶骨性高钙血症,可有局部和全身骨痛、骨质破坏及高血钙。有特异性免疫球蛋白升高、血沉增快、尿本-周蛋白阳性、血尿轻链升高,骨髓可见瘤细胞。血 ALP 正常或轻度升高,血 PTH 和 PTHrP 正常或降低。

3.结节病

结节病是一种多系统受累的肉芽肿性疾病,可累及全身所有器官。肺和胸内淋巴结受累最为常见。其病理特征是一种非干酪性、类上皮细胞性肉芽肿。临床上可有高血钙、高尿钙、低血磷和ALP增高，与甲状旁腺功能亢进症相似，但无普遍性骨骼脱钙，有血浆球蛋白增高、血清血管紧张素转换酶增高，PTH正常或降低。X线可见肺门及纵隔淋巴结对称性肿大，伴或不伴肺内网状、片状或结节状阴影。糖皮质激素为其主要治疗手段。

4.佝偻病

主要的特征是生长着的长骨干骺端软骨板和骨组织钙化不全，维生素D不足使成熟骨钙化不全。血钙、磷正常或降低，ALP、PTH升高，尿钙、磷排出减少。X线在儿童主要表现为尺桡骨远端干骺端增宽、杯口状、边缘不齐呈毛刷样改变，成年人有椎体畸形、假骨折或骨盆变性等特征性改变。

5.甲状腺功能亢进症

甲状腺激素分泌过多可导致骨吸收增加，部分患者有轻度高钙血症、尿钙增多，伴骨质疏松，血PTH多数降低，部分正常，临床合并甲状腺功能亢进症表现。

6.维生素A、维生素D过量

有明确的用药史。维生素A过量可有头痛、脱发、头发干枯、皮肤干燥瘙痒等。维生素D中毒皮质醇抑制试验有助于诊断。

7.家族性低尿钙

为常染色体显性遗传疾病，由于甲状旁腺、肾脏和其他器官细胞的钙敏感受体突变导致甲状旁腺细胞钙调定点偏移，使得人体需要更高的血钙才能抑制PTH的分泌。表现为出生时高钙血症，血磷降低，PTH正常或轻度升高。该疾病手术后高钙血症容易复发，除非所有甲状旁腺切除致甲状旁腺功能减低。手术是该病治疗的禁忌证。

8.三发性甲状旁腺功能亢进症

有长期继发性甲状旁腺功能亢进症病史，有高钙血症并低磷血症，常见于慢性肾功能不全患者。

（二）血PTH明显升高伴血钙正常

1.继发性甲状旁腺功能亢进症

见于肾功能不全、骨软化症、肾小管性酸中毒、小肠吸收不良综合征或维生素D缺乏等疾病，血钙正常或降低，血磷升高或正常。

2.原发性甲状旁腺功能亢进症

合并骨质软化症或佝偻病者。

（三）骨骼病变

1.肾性骨营养不良

由慢性肾功能衰竭导致的骨代谢病，表现为钙磷代谢障碍，酸碱平衡失调，骨骼畸形并可引起继发性甲状旁腺功能亢进。骨骼方面表现为骨质疏松、骨软化、纤维囊性骨炎、骨硬化及转移性钙化。血钙正常或降低，血磷升高，尿钙减少或正常，ALP、血清镁和血尿素升高。

2.原发性骨质疏松症

血清钙、磷及碱性磷酸酶正常，X线无甲状旁腺功能亢进症特征性骨膜下骨吸收改变。

3.骨巨细胞瘤

原发性甲状旁腺功能亢进症 X 线可表现为破骨细胞瘤,需与骨巨细胞瘤鉴别。骨巨细胞瘤好发于股骨下端和胫骨上端。X 线片表现为骨端的溶骨性破坏,偏心,可有膨胀,无钙化和成骨。血生化无特征性改变。

五、治疗

(一)手术治疗

唯一有确切效果的治疗方法是手术切除甲状旁腺肿瘤或增生,因此,原则上采用手术治疗。

(1)有下列情况者建议手术:①血清钙明显增高(>2.8～3mmol/L);②既往有威胁生命的高血钙发生者;③其他原因不能解释的肌酐清除率降低到正常值 70% 以下;④有肾结石;⑤尿钙明显升高(>400mg/24h);⑥骨量持续下降(低于同年龄、同性别、同种族组 2SD);⑦年轻患者(年龄<50 岁,尤其是绝经前妇女)。另外,对于要求手术治疗者、不能长期随访监测者,以及合并其他疾病不适宜内科治疗者,也应考虑外科治疗。

(2)无症状性原发性甲状旁腺功能亢进症患者有以下一个或多个条件时可考虑手术治疗①血清钙高于正常范围高值 1.0mmol/L 以上;②肾小球滤过率<60mL/min;③任何部位的骨密度 T 值<-2.5,或既往有脆性骨折史者;④年龄 50 岁以下者。

(3)术前需控制血钙在安全范围,一般在 3.5mmol/L 以下,改善营养,纠正酸中毒。注意补充中性磷酸盐以增加骨盐沉积,缩短术后骨病和血生化恢复时间。择期手术者可口服阿仑膦酸钠 70mg,每周 1 次,若合并高胃酸或严重消化不良反应,可静脉滴注唑来膦酸 5mg 加于生理盐水中,20～30 分钟滴完,静脉滴注前注意充分饮水、利尿。

(4)术中可根据腺瘤切除后 0.5 分钟、10 分钟、15 分钟静脉采血测 PTH 判断病灶是否完全切除,若 PTH 降低不足 50% 或未降低,提示还存在分泌 PTH 的腺瘤,需继续寻找病灶。术中注意预防高钙危象。

(5)同时需低钙饮食,严重时可血液透析,紧急情况下可用氢化可的松或地塞米松静脉滴注。

(6)术后监测并防治低钙血症及高 PTH 血症。术后出现低钙血症原因:①骨饥饿和骨修复,切除病变组织后,血 PTH 骤降,大量钙和磷迅速沉积于骨;②剩余甲状旁腺组织由于长期高血钙抑制而功能减退,多为暂时性;③部分骨骼或肾脏对 PTH 作用抵抗,多见于合并肾衰竭、维生素 D 缺乏、肠吸收不良或严重低镁血症;低钙血症开始于术后 24 小时内,最低值出现在手术后 2～3 天,可持续 1～2 天,甚至 3～4 个月。大部分患者在 1～2 个月内血钙可恢复至 2mmol/L 以上。出现低钙血症时,可补充钙剂(1.5～3.0g/d)并同时补充维生素 D。严重者可静脉缓慢推注 10% 葡萄糖酸钙 10～20mL。术后完全恢复骨矿化需 1～2 年,应持续补充钙剂及适量维生素 D 至骨密度正常。如果低钙症状持续 1 个月以上,提示永久性甲状旁腺功能减退症。

(二)急性高钙血症的处理措施

(1)积极补液及维持电解质平衡,24 小时内输注生理盐水 2～6L,并补充钾盐及镁盐。

（2）利尿：呋塞米 20～40mg 肌内注射或 40～100mg 静脉注射。

（3）抑制骨吸收，降钙素降血钙起效快，但作用短暂，一般临时使用，可用鲑鱼降钙素 4～8U/kg，肌内注射，每 6～12 小时 1 次或用密盖息 50～100U/次，肌内注射，每天或隔天 1 次。双膦酸盐作用较慢持久，多用于严重高钙血症者，尤其适用于恶性肿瘤引起的高钙血症。唑来膦酸 5mg 静脉滴注 30 分钟或帕米膦酸60～90mg静脉滴注 3 小时。

（三）随访观察或内科治疗

（1）对那些血清钙仅轻度升高、无任何症状和器官损害的患者可随访观察或内科治疗。①每 6～12 个月临床随访 1 次，测定血钙、血肌酐和 PTH 水平，每年检测松质骨和皮质骨密度；②日常多饮水；③避免使用噻嗪类利尿药和锂盐类药物；④避免长期卧床或不活动；⑤每天钙摄入量＜1000mg，但避免过分低钙饮食，以免进一步刺激 PTH 的分泌；⑥可适当选用口服双膦酸盐、雌激素等药物。一般而言，约 25% 这类患者的病情呈进展性。

（2）对病情较重，但一般情况不佳、年老、体弱、未确诊等无法进行手术的患者，可以选用降钙素肌内注射、双膦酸盐口服或静脉注射、雌激素等，以暂时缓解症状。

（3）对于那些有严重或急性高血钙（≥3.5～4.0mmol/L）、临床症状明显患者，应迅速静脉应用大量生理盐水、髓襻利尿药（呋塞米等）、双膦酸盐和降钙素，必要时可行透析治疗。病情稳定后手术治疗。

（四）药物治疗

根据药物作用机制，内科治疗药物可分为：①抑制骨钙动员药物：包括双膦酸盐、降钙素和雌激素等；②促进尿钙排泄药物：如髓襻利尿药等；③抑制 PTH 分泌药物，如钙敏感受体激动药等；④PTH 受体阻滞药；⑤维生素 D 受体阻滞药。

钙敏感受体激动药通过与甲状旁腺细胞膜上钙敏感受体结合，抑制 PTH 分泌，可有效治疗原发或继发性甲状旁腺功能亢进症；PTH 受体阻滞药抑制 PTH 对骨、肾等靶组织的生理作用；维生素 D 受体阻滞药抑制肠道钙的吸收。但这 3 类药物尚仍在临床试验阶段，未开始临床应用。目前临床治疗药物主要是双膦酸盐、降钙素、雌激素和髓襻利尿药等。

（1）双膦酸盐为焦磷酸盐类似物，基本分子结构为 P—C—P（磷—碳—磷），两个侧链（R_1、R_2）与碳分子相连，是其物理化学和生物活性作用的基础，R_1 侧链为 OH 基时，有较高的骨矿亲和力，R_2 侧链基团起抑制骨吸收的作用。现有药物除双氯双膦酸盐外，R_1 侧链均为 OH基，仅 R_2 侧链不同。其中，R_2 侧链上含氨基或含 N 环形结构基团的药物，称为含氮双膦酸盐，分属第 2 代、第 3 代双膦酸盐，抗骨吸收效果较强。

双膦酸盐在血中与血浆蛋白结合，人体内没有分解双膦酸盐的酶，以原样从尿中排出。血内半衰期很短，均在 6 小时以内清除。骨内半衰期为几个月到几年，阿仑膦酸钠在骨内存留时间＞10 年。双膦酸盐进入体内后选择性浓聚在骨表面，和钙化的骨基质及羟磷灰石晶体紧密结合，使之不易被破骨细胞破坏。同时，可抑制破骨细胞的形成、激活和寿命，阻碍破骨细胞活性，从而抑制破骨细胞介导的骨吸收，缓解骨痛，降低骨转换速率，减少骨溶解；另外，有不同程度的抑制骨矿化，致骨软化的作用。

临床上主要用于治疗骨质疏松、Paget 骨炎、多发性骨髓瘤和骨转移肿瘤等溶骨性病变引起高血钙、疼痛等。可增加骨密度，减少骨折，对抑制肿瘤骨转移、缓解疼痛改善生活质量有良好的作用。

国际上已有多种双膦酸盐药物。国内可见的有：氯膦酸盐、依替膦酸盐、帕米膦酸钠、阿仑膦酸钠、利塞膦酸钠、伊班膦酸盐和唑来膦酸盐。第 1 代的双氯双膦酸盐和依替膦酸盐抑制骨矿化的相对效能较高，第 2 代的阿仑膦酸钠等几乎没有抑制骨矿化作用，抑制骨吸收与抑制骨矿化的相对效能约为 1000：1，第 3 代的伊班膦酸盐和唑来膦酸盐抑制骨吸收效能更高。

双膦酸盐多可口服或静脉给药。口服可能通过肠壁细胞旁路吸收，吸收率为 1‰～5‰，食物可减少吸收率，肠道内钙可与药物结合而明显影响吸收。因此，一般要求空腹给药，服药后 1 小时才进食，不能用牛奶和饮料送服。双氯双膦酸盐和依替膦酸盐抑制骨矿化作用较强，可用于抗异位钙化和骨化的治疗，用于抑制骨吸收时，宜小量间歇给药，如依替膦酸盐，200mg，每天 2 次，连续 2 周后停 11 周，然后重新第 2 个疗程。阿仑膦酸钠等抑制骨矿化作用弱，抑制骨吸收和缓解骨痛效果较强，可连续每天或每周用药。一般而言，口服双膦酸盐对于高血钙的急性期或长期治疗效果不甚理想。

静脉用药起效较快，作用时间长，主要用于绝经后骨质疏松症、急性高血钙、骨肿瘤的治疗。可用的包括双氯双膦酸盐、帕米膦酸钠、伊班膦酸盐和唑来膦酸盐。用药 1～2 天后可见血钙降低，效果可持续 1～6 周，以后可再次给药。需要说明的是根据药物结构及机制不同，目前唑来膦酸主要临床应用有所差异，择泰、卓莱、艾瑞宁等为不含氮的唑来膦酸盐，其作用时间相对短，主要应用恶性肿瘤引起的高钙血症，一般用法为 4mg 用 0.9% 氯化钠或 5% 葡萄糖溶液 100mL 稀释，进行不少于 15 分钟的静脉输注，可单次使用或每 3～4 周使用 1 次。国外研究显示，在中度至重度的恶性高血钙（≥3.00mmol/L）患者，单剂量 5 分钟静脉推注不含氮的唑来膦酸盐 4～8mg，约 50% 病例在 4 天后血钙恢复正常，88% 在 10 天后完全缓解，效果持续 30～40 天。而密固达为含二氮的唑来膦酸盐，与骨表面结合力强，且脱离率低，另外对法尼基焦磷酸（FPP）合成酶有强大抑制作用，使破骨细胞作用减弱凋亡，有强大的抗骨吸收作用，且其可循环再吸附，作用时间长，目前主要用于绝经后骨质疏松及 Paget 病患者。HORIZON-PFT 研究显示 3 年内每年 1 次注射密固达可以有效降低椎体、非椎体、髋部等部位骨折风险，同时提升骨密度。其用法为：5mg/100mL 不少于 15 分钟静脉滴注，使用前需检测肾功能（肌酐清除率＞35mL/min）、纠正低钙血症、心电图除外严重房颤人群，用药前充分水化，日常注意补充钙剂和维生素 D，1 年注射 1 次，连续使用 3 年。

双膦酸盐药物有较好的耐受性，常见的不良反应包括发热、感冒样症状、头痛、皮疹、贫血、结膜炎、恶心、呕吐、厌食、食管刺激或损害、骨关节痛、肾功能损害、血肌酐、尿素氮升高和低血磷等。不同的药物其不良反应的多少和程度，有一定的差异。一般发热、头痛、流感样症状可通过 OCT 解热镇痛药缓解。由于人体内没有分解双膦酸盐的酶，药物以原样从尿中排出，肾功能不全患者须慎用，肌酐清除率＜35mL/min 的患者不宜使用或须减量。

（2）降钙素（CT）：是由甲状腺滤泡旁细胞（C 细胞）所分泌的含 32 个氨基酸的多肽。CT 与 PTH、1,25(OH)$_2$ 维生素 D 一起构成钙调节激素，共同维持正常骨代谢和血钙浓度，其分泌受血钙浓度调节。自然界存在多种降钙素，有共同的结构特征：氨基端第 1 个与第 7 个氨基酸残基(Cys)通过二硫键相连组成环状结构,碳基端为脯氨酸。但不同种属的降钙素生物学效价有明显差异,鲑鱼降钙素的降血钙能力是人和猪降钙素的20～40倍。降钙素在血浆中的半衰期很短,人和猪CT半衰期少于15分钟,主要在肾脏(人、鲑鱼、鳗鱼)和肝脏(猪、牛、羊)灭活。

通过与特异性受体结合,降钙素的生理作用包括:①抑制破骨细胞活性和数量,直接抑制骨吸收,并调节成骨细胞活性而促进骨形成过程;②与肾组织特异性受体结合,激活腺苷酸环化酶,抑制近端肾小管对钙、磷重吸收,尿钙、磷排泄增加;③小剂量抑制、大剂量促进肠道钙吸收,一般作用不明显;④可能通过与下丘脑疼痛调控系统中的降钙素受体结合,增加内啡肽浓度或作用,起中枢性止痛作用。临床上使用的降钙素如下。

①人工合成的鲑鱼降钙素(密盖息):皮下或肌内注射0.5～1小时后达血浆浓度高峰,半衰期为70～90分钟。有针剂(50,100U/amp)和鼻喷剂(约700U/2mL,50U/次)2种剂型。可经皮下、肌内、静脉注射和鼻喷4种途径给药。适应证和用量:高血钙危象:5～10U/(kg·d),加入生理盐水500mL缓慢静脉滴注(6小时或以上),或分2～4次缓慢静脉推注。慢性高钙血症:5～10U/(kg·d),1次或分次肌内注射;或每天200～400U,分次鼻喷。其他适应证包括骨质溶解所引起的骨痛、Paget骨病、各种原因的骨质疏松症和神经营养不足症(50～200U/d,每天或隔天皮下、肌内注射、静脉滴注或鼻喷)。另外,对急性胰腺炎有一定辅助作用(300U,24小时静脉滴注,连续6天)。

②鳗鱼降钙素衍生物:将合成鳗鱼降钙素结构中的二硫键用烯键取代。生物学效价比鲑鱼降钙素高2倍。对光和热稳定,可室温保存。半衰期皮下注射为1.5小时,肌内注射4.8小时。剂型为针剂(10,20U/amp)。限于皮下、肌内注射。高钙血症:原则上40U/次,早、晚各1次,肌内注射,根据血钙和年龄适当增减。其他适应证包括骨质疏松性骨痛、Paget骨病,根据症状,通常10～20U/次,肌内注射,2次/周。

降钙素治疗高钙血症起效迅速,降钙作用与血钙水平正相关,可在2～4小时内降低血钙0.25～0.5mmol/L,但可短时间内(3～4天)出现耐药性,可能与受体的饱和结合有关,暂时停药一段时间,或合用糖皮质激素(泼尼松,30～60mg/d),治疗反应可恢复。长时间应用少数患者可能产生抗体。故常作为联合用药,在双膦酸盐等药物起效前短期应用。

不良反应主要包括恶心、呕吐;脸部、手掌潮红、热感;心悸;头痛、眩晕、耳鸣等,多与剂量有关。有建议睡前用药或用药前口服抗呕吐药物可减少不良反应。极少病例可有全身过敏性反应。过敏体质者须做皮试。

③雌激素:对于PTH介导的骨吸收有拮抗作用,可改善PHPT的骨损害,而PTH水平下降并不明显。绝经妇女,如无雌激素使用的禁忌证如子宫和乳腺疾病,使用较大剂量雌激素(每天0.625～1.25mg雌激素+5mg甲羟孕酮;或30～50mg乙炔雌醇)治疗,血钙平均可下降0.5～1.0mg/dL(0.125～0.25mmol/L)。适用于血钙轻度升高、症状轻微的绝经妇女患者。

④依普黄酮(IP):7-异丙氧基异黄酮,为异黄酮衍生物。在人体内没有雌激素活性,但能协同雌激素促进降钙素分泌,增加雌激素活性;可通过降低成骨细胞对PTH的反应性,抑制前破骨细胞的募集、分化和成熟破骨细胞分化,表现抗骨吸收作用。另外,可刺激胶原蛋白表

达，促进骨基质矿化沉积，表现刺激骨形成作用。此药主要用于绝经后妇女和老年性骨质疏松的治疗。但有研究表明，口服 1200mg/d，可有效降低尿钙和羟脯氨酸分泌。可试用于血钙轻度升高、症状轻微的绝经妇女患者。此药餐后服用，可提高药物吸收。

⑤光辉霉素：为抑制 RNA 合成的肿瘤化疗细胞毒作用药物。可快速抑制破骨细胞活性。每天 15～25μg/kg，部分患者可在 12～24 小时内有效降低血钙，疗效持续 1～3 周。可用于高血钙的长期治疗。但骨髓抑制、肾功能和肝脏损害等不良反应限制了其临床应用，已被双膦酸盐类药物所取代。

⑥硝酸镓：通过吸附和减少骨基质中羟磷灰石溶解性抑制骨吸收。200mg/m²，连续输注 5～10 天，可在 1～2 天内逐步降低血钙，6～10 天内达到正常范围。主要不良反应为肾毒性，肾功能不全和肌酐＞2.5mg/dL 患者不宜使用。

⑦阿米福汀：美国 FDA 1996 年批准上市的第 1 个广谱选择性细胞保护剂。通过直接与烷化剂、铂类化疗药物的活化代谢产物结合而解除毒性，清除放疗和化疗中产生的自由基，松解拓扑异构酶引起的 DNA 超螺旋结构，与 DNA 核蛋白质结合，改变染色质核小体间的结构而不易被降解等机制，减少正常组织细胞凋亡。能在放疗和化疗中选择性保护正常组织，对多种化疗药物如：顺铂、环磷酰胺等引起的正常组织损伤具有保护作用，明显改善患者对化疗、放疗的耐受性，提高其生活质量。

本药具有直接抑制 PTH 分泌、抑制溶骨性骨吸收，以及减少肾小管钙重吸收的作用。但作用短暂，需连续静脉滴注以维持降低血钙的疗效。目前用于治疗高钙血症的临床经验不多。

本品为无菌冻干粉末，可溶于水。每小瓶含无水 amifostine 375mg 或 500mg，静脉注射前先分别以 7.3mL 或 9.7mL 的无菌生理盐水配制。不良反应较少，相对安全。不良反应包括：a.恶心、呕吐：用药前可给予地塞米松 5～10mg 静脉滴注及 5HT₃ 受体拮抗药；b.一过性的血压轻度下降，多在 5～15 分钟内可缓解，用药期间及用药后 15 分钟需采用平卧位，如滴速过快可发生低血压；c.头晕、乏力，多可耐受。少数患者可出现轻度嗜睡、喷嚏、面部潮热感等。以上症状均可短时间内缓解。

⑧磷酸盐：口服或静脉应用磷酸盐可有效控制高血钙，作用机制包括抑制破骨细胞活性和促进骨矿物沉积。常用口服剂量为元素磷 1000～1500mg/d，分次使用，最大量不超过 3000mg/d，静脉用量不超过 1000mg/d。须密切监测电解质和肾功能。血钙磷乘积超过 40 可导致软组织异位钙化，因此，血钙水平超过 3mmol/L 不宜长期应用，肾功能不全者忌用。另外，磷酸盐治疗可能增加肾结石危险，须多饮水。

⑨髓襻利尿药：促进钠和钙的排泄。常用于急性高血钙危象。须在充分水化，血容量正常或恢复的基础上使用。应注意大量利尿药可以使钾离子和镁离子排泄增多，低钾可诱发心律失常，低镁可以促进 PTH 的释放。一般使用呋塞米 20～40mg，每天 3～4 次。禁忌使用噻嗪类利尿药，该药减少肾对钙离子的排泄而加重高钙血症。

⑩西咪替丁：可阻止 PTH 生成和释放，可用于术前准备或轻至中度患者的内科治疗。每天 200mg，6 小时 1 次，可有效降低血钙。但停药后可出现反跳。肾功能不全患者慎用。

必须强调的是，上述内科药物治疗只是对症治疗，仅适合于无症状或症状轻微，血钙轻至中度升高的病例的长期应用,或重症病例的短期治疗。双膦酸盐和降钙素对原发甲状旁腺功能亢进的治疗效果,比其他原因(如肿瘤)引起的高钙血症的治疗效果差;雌激素可增加甲状旁腺功能亢进症绝经后妇女的骨密度,但对血清钙浓度影响不大。钙敏感受体激动药抑制 PTH 分泌,可有效治疗原发或继发性甲状旁腺功能亢进症,但尚未开始临床应用。因此,一旦诊断明确、症状明显,外科手术治疗仍是原发性甲状旁腺功能亢进治疗最根本、有效的治疗方法。

(五)血液透析

一般很少用透析来治疗 PHPT,但是如果患者出现急性血钙升高或肾功能衰竭,手术前为暂时稳定病情可采用低钙和无钙的透析液进行透析。

参考文献

[1]葛均波,徐永健,王辰.内科学(第9版)[M].北京:人民卫生出版社,2018.

[2]王辰,王建安.内科学(第3版)[M].北京:人民卫生出版社,2015.

[3]周仲瑛.中医内科学[M].北京:中国中医药出版社,2019.

[4]吴春虎.内科学速记(第3版)[M].北京:中国医药科技出版社,2020.

[5]尤黎明,吴瑛.内科护理学实践与学习指导[M].北京:人民卫生出版社,2018.

[6]张伯臾,董建华,周仲瑛.中医内科学(第5版)[M].上海:上海科学技术出版社,2018.

[7]殷凯生.内科学[M].北京:科学出版社,2019.

[8]厉有名,胡申江.内科学新进展(第2版)[M].杭州:浙江大学出版社,2019.

[9]林果为,王吉耀,葛均波.实用内科学(第15版)[M].北京:人民卫生出版社,2017.

[10]罗仁,曹文富.中医内科学(第2版)[M].北京:科学出版社,2019.

[11]王永炎.中医内科学[M].上海:上海科学技术出版社,2018.

[12]余小萍,方祝元.中医内科学(第3版)[M].上海:上海科学技术出版社,2018.

[13]王莉慧,刘梅娟,王箭.消化内科护理健康教育[M].北京:科学出版社,2019.

[14]石岩.中医内科学[M].北京:科学出版社,2020.

[15]王新月.中医内科学核心知识点全攻略[M].北京:中国医药科技出版社,2019.

[16]王肖龙.内科学(第2版)[M].上海:上海科学技术出版社,2019.

[17]陈若冰.内科护理[M].北京:中国中医药出版社,2016.

[18]胡艺.内科护理学[M].北京:科学出版社,2019.

[19]张小来,陆一春.内科护理(第3版)[M].北京:科学出版社,2020.

[20]魏秀红,张彩虹.内科护理学[M].北京:中国医药科技出版社,2016.

[21]王大新,王加凤.内科护理学[M].济南:科学出版社,2018.

[22]李晓明,范贤明,徐勇.内科疾病及相关诊疗技术进展(第2版)[M].北京:北京大学医学出版社,2020.

[23]谭严,李大权,邓意志.内科护理(第2版)[M].北京:科学出版社,2019.

[24]陈艳成.内科学[M].重庆:重庆大学出版社,2016.

[25]万晓燕.内科护理[M].武汉:湖北科学技术出版社,2017.

[26]胡月琴,章正福.内科护理(第2版)[M].南京:东南大学出版社,2015.

[27]梁蓉,韩英.内科学[M].北京:中国医药科技出版社,2018.